AF356078

NOUVELLE MÉTHODE

DE PRATIQUER

L'OPÉRATION CÉSARIENNE,

ET

PARALLÈLE de cette Opération & de la Section de la symphyse des os pubis;

PAR M. LAUVERJAT,

Membre du Collège & de l'Académie royale de Chirurgie, Associé à celle de Wilna en Lithuanie, &c.

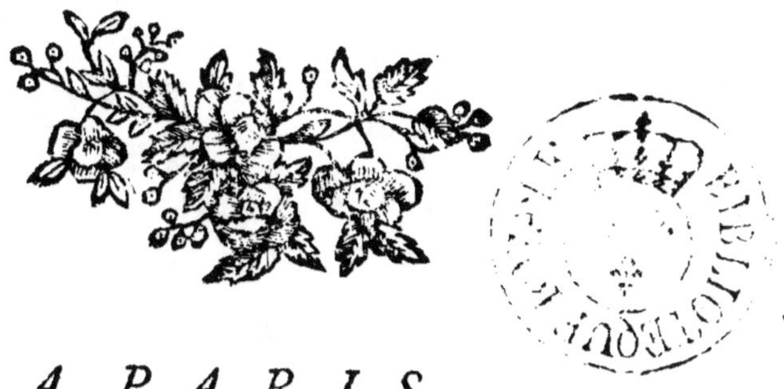

A PARIS,

Chez MÉQUIGNON l'aîné, Libraire, rue des Cordeliers, près des Ecoles de Chirurgie.

M. DCC. LXXXVIII.

Avec Approbation, & Permission du Roi.

A MONSIEUR

LOUSTAUNAU,

Conseiller d'Etat , premier Chirurgien du Roi en survivance, Chirurgien des Enfans de France , premier Chirurgien de MONSIEUR, de Monseigneur Comte d'ARTOIS, & de Madame ADÉLAÏDE, &c.

MONSIEUR,

UNE conduite soutenue dans une carrière aussi pénible que celle que vous avez embrassée , est une preuve convaincante de votre amour pour la Chirurgie & pour l'humanité. Mon Ouvrage ne pouvoit donc être

a ij

reçu plus favorablement du Public, qu'en paroissant sous vos auspices.

La permission que vous m'en avez donnée, Monsieur, est un nouveau titre que vous vous assurez sur mes sentimens : ceux dont vous êtes pénétré pour tout ce qui porte le nom de Chirurgien, m'engageroient sans doute à être ici leur interprète ; mais la crainte d'en affoiblir l'expression & de blesser votre modestie, me contraignent au silence.

J'ai l'honneur d'être,

MONSIEUR,

Votre très-humble & très-obéissant serviteur,

LAUVERJAT.

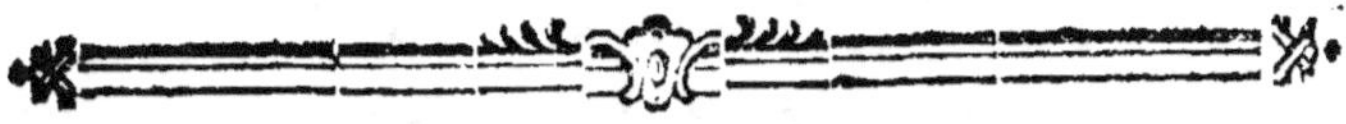

INTRODUCTION.

DE toutes les fonctions de l'économie animale, la plus pénible eſt l'accouchement, lors même qu'il ſuit l'ordre naturel; combien ne devient-il pas épineux, quand, par des obſtacles imprévus, cet ordre eſt interverti ? Que la main alors ſuffiſe, ou que l'inſtrument devienne néceſſaire pour terminer l'accouchement, le plus ſouvent, l'enfant ne parcourt pas moins la voie naturelle : quelquefois elle ne peut lui livrer paſſage. Cette circonſtance malheureuſe fit trop long-temps périr, dans le ſein de leurs mères, des enfans qu'une main propice auroit pu conſerver : trop long-temps on ignora comment opérer ce bienfait ; & l'humanité friſſonnoit d'horreur à l'aſpect des victimes qu'on immoloit. Enfin, un de ces génies tutélaires nés pour le bien de l'humanité, oſa leur tracer un chemin qui ſembloit répugner à la nature.

Ce moyen hardi de tirer l'enfant du viſcère qui alloit devenir ſon tombeau, fut nommé *ſection céſarienne*. Cette opération, ſans doute indiſpenſable dans tous les temps, eſt une des plus récentes en

Chirurgie (1), parce qu'autrefois l'art des accouchemens étoit livré à un sexe timide & peu propre à imaginer un moyen qui exige autant d'intrepidité que de savoir. Quoi qu'il en soit, ce n'étoit point assez de l'avoir imaginé, il falloit le perfectionner.

Des hommes célèbres s'en sont occupés; des siècles se sont écoulés, sans que l'on ait atteint le but desiré. L'opération césarienne, qui tient, pour ainsi dire, du prodige dans son exécution & dans ses effets, a dû, à la vérité, causer aux Chirurgiens plus de surprise que d'enthousiasme (2); aussi la plupart l'ont d'abord rejettée, & ceux qui l'ont enfin admise, ne s'y sont décidés qu'après un laps de temps, durant & depuis lequel elle n'a été pratiquée que très-rarement : delà la disette d'observations, & la lenteur des progrès sur ce point important de l'art.

Depuis quelques années, elle a excité

---

(1) Si l'on en croit une Brochure qui traite de l'opération césarienne faite à Mad. *Dumoulins*, cette opération n'avoit point été pratiquée à Paris avant l'année 1740.

(2) De tout temps les Chirurgiens ont été très-circonspects à adopter & à publier les découvertes, même celles nées dans le sein de la Chirurgie.

plus particuliérement l'attention des Chirurgiens ; & l'on s'étoit flatté de rencontrer, dans l'incifion de la ligne blanche, des avantages que n'offroit point celle des mufcles abdominaux ; mais bientôt détrompé. l'on a été, plus que jamais, incertain fur le parti à prendre.

Chacun a les yeux fixés fur l'Académie, pour qu'elle diffipe l'incertitude, & on l'attend avec d'autant plus de raifon, qu'elle a déjà prouvé, dans un de fes Mémoires, la poffibilité & les fuccès de cette opération pratiquée fur le vivant, & indiqué, dans un autre, les cas qui la néceffitent : mais cette Compagnie favante, qui ne fe décide qu'après des preuves conftatées & foutenues, n'a point encore prononcé fur la méthode à fuivre, parce que celles en ufage n'ont point mérité fon fuffrage.

Puiffe celle que je publie fixer fon opinion, & écarter des mères le péril imminent auquel elles ont été expofées jufqu'ici ! Mon objet alors fera rempli, & j'aurai rendu à l'humanité un fervice important, dont elle fera redevable à la Chirurgie.

PLAN GÉNÉRAL DE L'OUVRAGE.

Depuis long-temps j'ai senti l'inutilité,
je dis plus, l'inconvénient des Ouvrages
nouveaux, où l'on ne trouve rien de neuf;
ils abusent le lecteur crédule, & font perdre
un temps précieux au jeune praticien &
à l'étudiant, qui, après avoir lu ces sortes
d'Ouvrages, ne savent que ce qui avoit
été dit. Depuis plus d'un siècle, il n'est
aucune partie de la Chirurgie qui ait fait
enfanter plus de volumes, que celle qui
a pour objet l'Art des Accouchemens;
& si l'on excepte quelques Auteurs, qui
sont en très-petit nombre, c'est toujours
Mauriceau, même souvent défiguré. N'auroit-il pas mieux valu remplir les lacunes
qu'on remarque dans l'Ouvrage de ce
grand homme, développer ce qui peut
y être obscur, étendre ce qui y est trop
concis, relever enfin les erreurs qui ont
pu échapper à *Mauriceau?* Par cette marche, son Traité fût demeuré, à juste
titre, la pierre fondamentale de l'art d'accoucher; chacun eût publié promptement
ses découvertes; cette branche première
de la Chirurgie eût fait des progrès ra-
pides; on fût enfin parvenu, sans grossir
les Bibliothèques de volumes inutiles, à

avoir un Traité complet fur cette partie effentielle de l'art de guérir.

Cet objet, dont j'ai toujours été pénétré, m'a déterminé à ne faire part que de mes découvertes. Jufqu'ici, fi l'on excepte un petit Ouvrage fur la fection de la fymphyfe, & des Réflexions inférées dans le Journal de Médecine, fur l'abus de la faignée pendant la groffeffe, & fur-tout lorfqu'il y a hémorragie utérine, &c. je me fuis fait un devoir de dépofer, dans le fein de l'Académie royale de Chirurgie, toutes mes productions ; c'eft un devoir que j'ai rempli, c'eft une reftitution que je lui ai faite ; & en cela j'ai flatté fa noble ambition à fervir fes femblables.

Aujourd'hui, perfiftant dans ma manière de voir, & ne pouvant me diffimuler les dangers prefque inféparables de l'opération céfarienne, telle qu'elle eft pratiquée ; la perte de la plupart des femmes qui la fubiffent ; la quantité de citoyens dont l'Etat eft privé, perte inappréciable, puifque la population eft le plus grand bien d'un Etat ; la fituation affreufe & critique des perfonnes difformes que l'on confine dans les cloîtres, fans vocation, & prefque toujours contre leur gré ; le defir agréable & naturel de fe reproduire, qui domine tout être fenfible, & que ces fortes de perfonnes font obligées d'étouffer ; enfin, le danger qui les menace, fi, banniffant toute crainte, elles s'expofent à devenir mères : toutes ces confidérations fe préfentant en foule à mon ame fenfible, j'ai confacré le peu de temps que me laiffe la pratique des accouchemens, pour méditer l'opération céfarienne, & pour en écarter le danger, par une nouvelle méthode de la pratiquer. J'ai choifi ce fujet de préférence, parce que c'eft une des erreurs de *Mauriceau*, qui a toujours regardé la fection céfarienne, fur le vivant, comme meurtrière : j'y ai joint le Parallèle de cette opération & de la fection de la fymphyfe des os pubis, d'après lequel on pourra fe convaincre du cas à faire de l'une & de l'autre opérations. Ces deux objets, auxquels je me fuis borné, établiront la divifion de cet Ouvrage en deux parties : la première traite de l'opération céfarienne ; la feconde eft le Parallèle de cette opération & de la fection de la fymphyfe des os pubis.

PLAN DE LA PREMIÈRE PARTIE.

On trouve dans le premier Chapitre, la définition & la divifion de l'opération céfarienne. Nous en diftinguons de deux efpèces; l'une, que nous nommons *vaginale*, parce qu'elle fe pratique en introduifant, par le vagin, l'inftrument qui doit incifer les bords de l'orifice, ou une partie du corps de la matrice; l'autre, *abdominale*, vu qu'on ne parvient à la matrice qu'après avoir incifé les mufcles de l'abdomen.

Le premier Article de ce Chapitre traite des caufes qui néceffitent l'opération céfarienne. Nous avons cru devoir citer celles alléguées par les Auteurs, afin de mieux faire diftinguer celles qui leur étoient échappées, & qui cependant exigent la plus grande célérité pour l'opération : telles font les convulfions, &c.

Le fecond Chapitre expofe les dimenfions du baffin. Nous avons cru devoir renvoyer notre Lecteur aux Auteurs qui traitent de la partie anatomique. Nous ne l'examinons qu'eu égard aux accouchemens.

Dans l'Article premier, il eft queftion des vices du baffin, que nous avons divifés en effentiels & en accidentels.

La Section première expofe les vices effentiels; la feconde, les vices accidentels. Nous entendons par vice effentiel, lorfque les parties dures qui entrent dans la ftructure du baffin ne font pas auffi éloignées qu'elles doivent l'être; par vice accidentel, tout ce qui eft étranger aux parties qui conftituent effentiellement le baffin, & qui diminue les dimenfions de celui qui étoit primitivement bien conformé.

Nous faifons mention, dans le Chapitre troifième, des caufes qui font varier la terminaifon de l'accouchement; tels font le terme de la groffeffe, le volume de la tête des enfans, le nombre de ceux-ci, l'influence des parens fur leurs enfans, la vie où la mort de ces derniers; enfin, l'augmentation ou la diminution des dimenfions du baffin.

Les Sections qui fuivent ce Chapitre, expofent chacune des caufes citées ci-deffus & leurs réfultats.

Dans le Chapitre quatrième, nous traitons des vices des parties molles qui peuvent mettre obftacle à l'accouchement, & néceffiter l'opération céfarienne.

Tous ces vices font expofés féparément dans les Articles & les Sections de ce Chapitre; tels font le carcinome, la callofité, l'état cartilagineux des bords de l'orifice de la matrice, les tumeurs fquirreufes, les polypes qui prennent leur accroiffement dans ce viſcère, l'adhérence des parois de ſon col, celle des bords de ſon orifice interne; la clôture de celui-ci par une membrane particulière; l'adhérence ſimultanée des parois du vagin, du col & des bords de l'orifice externe de la matrice; les brides calleuſes du vagin & des grandes lèvres.

Le cinquième Chapitre traite de la hernie. Il eſt diviſé en deux Articles, dont le premier fait mention de la hernie ſans adhérence, & le ſecond, de la hernie avec adhérence. Dans l'un & l'autre cas, nous penſons que l'opération céſarienne peut devenir néceſſaire, & nous avons cru devoir nous écarter de l'opinion de quelques Auteurs très-diſtingués.

Le Chapitre ſixième a pour objet l'obliquité de la matrice. Quoique perſonne, que je ſache, n'ait avancé que l'obliquité de la matrice pût néceſſiter l'opération céſarienne, une longue expérience nous a convaincus qu'il eſt des cas, & nous les avons expoſés, où elle rend cette opération indiſpenſable. C'eſt un point important qui reſtoit à traiter; & nous penſons en cela, avoir enrichi l'art.

Ce Chapitre eſt diviſé en un Article & trois Sections.

Le premier fait mention de l'obliquité contre nature de la matrice ; la section première en établit les causes ; la seconde, les signes ; la troisième , les moyens propres à s'opposer ou à corriger l'obliquité de la matrice. On lit à la suite de cette Section des observations qui étayent notre opinion sur la nécessité de l'opération césarienne , lorsque l'obliquité contre nature n'a pu être évitée ni corrigée.

Le septième Chapitre traite des convulsions. Ce point plus important encore que celui de l'obliquité, parce qu'il est beaucoup plus fréquent , envisagé sous le point de vue sous lequel nous le considérons , fixera sans doute l'attention des praticiens qui se détermineront, comme nous, à pratiquer l'opération césarienne, par laquelle ils conserveront des êtres qui périssent presque toujours par la lenteur, l'insuffisance ou le danger des moyens usités.

Ce Chapitre est divisé en deux Articles & en deux Sections.

Dans le premier Article, nous rapportons le sentiment des Auteurs sur les convulsions.

Le second traite des causes & des moyens curatifs des convulsions.

La première Section établit les causes qui affectent primitivement la matrice.

La feconde, celles qui agiffent primitivement fur le cerveau.

Dans le Chapitre huitième, nous expo-
fons les foins à donner à la femme qui doit
fubir l'opération céfarienne.

On trouve dans l'Article que renferme
ce Chapitre, ce qu'il convient de faire,
pour que l'opération céfarienne foit fuivie
de fuccès.

Le neuvième Chapitre indique la manière de pratiquer l'opération céfarienne,
les précautions à prendre avant, pendant
& immédiatement après cette opération.

Il eft divifé en trois Articles. Dans le
premier, font les diverfes opinions des
Auteurs fur l'opération céfarienne.

Le fecond eft un examen de l'incifion
latérale & de celle de la ligne blanche.

Dans le troifième, on voit notre manière
de pratiquer l'opération céfarienne, que
nous varions felon les cas : elle eft étayée
par plufieurs fuccès.

Dans le dixième Chapitre font indiqués
les moyens propres à prévenir & à combattre les accidens qui peuvent furvenir
après l'opération céfarienne.

Des deux Articles que ce Chapitre renferme, le premier traite de l'épanchement
qui pourroit fe faire pendant ou après

l'opération ; ce qui, dans notre manière d'opérer, n'aura probablement jamais lieu.

Le second & dernier Article fait mention de l'inflammation, de la gangrène de la matrice & de leurs caufes.

PLAN DE LA SECONDE PARTIE.

NOUS confidérons dans cette partie de l'Ouvrage, tout ce qui eft relatif à la feétion de la fymphyfe des os pubis. On y trouvera l'analyfe de ce qu'on lit dans un des Journaux de M. *Linguet* (1), & la réponfe que, comme Chirurgien, nous avons cru devoir y faire. L'homme célèbre que nous combattons, n'aura, je penfe, point à fe plaindre des armes dont nous nous fommes fervis. Nous terminons enfin cette matière par les faits & les obfervations que nous avons pu recueillir, à la fuite defquels nous avons placé nos réflexions. Si nos Leéteurs les jugent faines, nous ferons fatisfaits ; & nous efpérons que les Chirurgiens dont nous n'avons point careffé l'opinion, nous le pardonneront, puifque notre unique intention a été de nous rendre utiles, fans avoir celle de choquer perfonne.

---

(1) *Voyez* Annales politiques, &c. Tome troifième, page 187 & fuiv. 8 oétobre 1777.

NOUVELLE

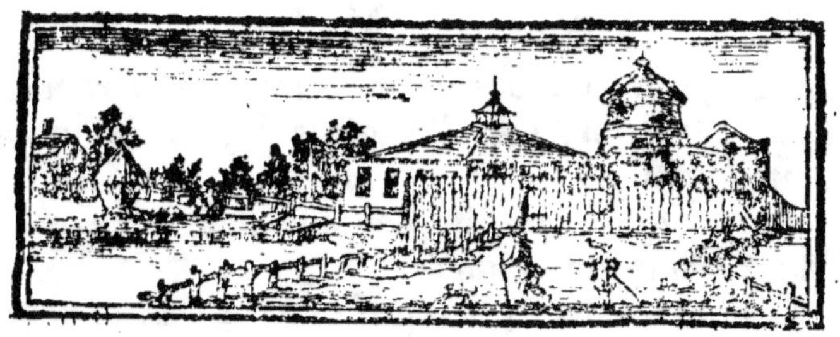

NOUVELLE MÉTHODE

DE PRATIQUER

L'OPÉRATION CÉSARIENNE.

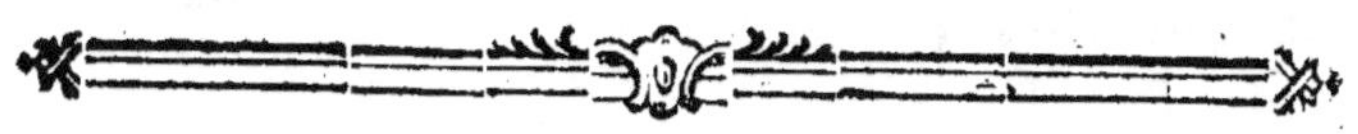

PREMIÈRE PARTIE.

De l'Opération Céfarienne.

SI la néceffité, les fuccès de l'opération céfarienne, n'étoient pas fuffifamment démontrés,
l'énumération des cas où elle a réuffi, placée
à la fin de cet ouvrage, fuffiroit pour convaincre les plus incrédules, des avantages de
cette opération, & de l'abfurdité qu'il y auroit
à bannir de l'art une reffource heureufe, qui
conferve la vie à des êtres qui la perdroient
infailliblement.

Pendant long-temps on préféra de facrifier
l'enfant aux portes de la vie, à pratiquer cette
opération. Le dirai-je? une nation favante &

A

policée tient encore à ces temps de barbarie : encore aujourd'hui l'Anglois immole d'innocentes victimes !

Parce que, dit-il, l'enfant peut être mort dans le sein de sa mère.

Comme s'il étoit impossible de s'en assurer; comme s'il n'y avoit point de cas où l'opération césarienne soit indispensable , même pour obtenir la sortie de l'enfant mort !

Parce qu'il convient de ménager les mères au risque & péril de leur enfant.

Comme si le sacrifice de l'enfant étoit d'ailleurs un certificat de vie pour la mère. Combien , hélas ! n'en a-t-il pas péri, pour tirer de leur sein, l'enfant qui venoit d'être sacrifié !

Parce que la mère périra peut-être après l'opération qui aura conservé l'enfant ;

Comme si les succès obtenus pour les mères, par l'opération césarienne, étoient un problême !

Peut-on, doit-on, sur des peut-être, se déterminer à devenir, à coup sûr, l'homicide de l'être qui nous est confié ?

Pendant long-temps on se conduisit d'après cette opinion barbare. On agita ensuite lequel de la mère ou de l'enfant il falloit sacrifier, & bientôt on hésita sur le choix de la victime.

Loin de nous cette alternative cruelle, dont on ne sauroit soutenir l'idée. Le but du Chirurgien, c'est de conserver tout être confié à ses soins. Qu'il pratique donc, lorsque la voie naturelle ne peut permettre l'accouchement , une iſſue à l'enfant, qui le mette, ainſi que ſa mère, à l'abri du péril qui les menaçoit, & il réunira l'homme & le citoyen au Chirurgien véritable.

CHAPITRE PREMIER.

Définition & diviſion de l'Opération céſarienne.

L'OPÉRATION céſarienne eſt une inciſion faite au bas-ventre, à la matrice, ou à quelqu'une de ſes dépendances, pour en tirer un ou pluſieurs enfans.

Tantôt une ſeule, d'autres fois pluſieurs de ces parties ſont inciſées ; ce qui nous engage à établir deux eſpèces d'opération céſarienne.

Par la première, que nous nommerons *vaginale*, on n'inciſera que la partie de la matrice correſpondante au vagin, quelquefois les ſeuls bords de ſon orifice. Nous indiquerons les cas où elle convient.

Nous appellerons la deuxième, *abdominale :* elle conſiſte à diviſer les parties contenantes du bas-ventre & la matrice, & eſt indiſpenſable pour les femmes dont le baſſin eſt vicié, au point de ne pouvoir permettre la ſortie de l'enfant.

ARTICLE I.

Des causes qui nécessitent l'Opération césarienne.

LES causes qui nécessitent l'opération césarienne font : les vices des os du bassin, ceux des parties molles qui livrent ordinairement passage à l'enfant, les grossesses par erreur de lieu ; la rupture, ou quelque autre ouverture accidentelle de la matrice, des trompes ou des ovaires ; la clôture de l'orifice de la matrice, les corps étrangers contenus dans ce viscère ou dans les environs ; certaines hernies ; l'anévrisme des artères vaginales ; enfin, les déviations contre nature de la matrice, & les convulsions qui affectent les femmes pendant les douleurs de l'enfantement, ou à leur approche.

CHAPITRE II.

Du Bassin bien conformé.

LES dimensions du bassin peuvent être diminuées, sans que l'opération césarienne soit nécessaire ; mais il est un point où cette diminution la rend indispensable.

Pour que l'on puisse en juger, il suffira d'examiner le bassin bien conformé, d'établir les diminutions graduelles qu'il éprouve, & d'assigner

les degrés d'étréciſſement qui forcent à recourir à l'opération céſarienne.

Le baſſin eſt la charpente oſſeuſe qui complette inférieurement le tronc, de laquelle réſulte une cavité deſtinée à permettre le paſſage
de l'enfant, du ſein de ſa mère au dehors.

Le baſſin bien conformé eſt celui dont les
dimenſions ſont telles, que la tête de l'enfant
vivant, à terme & bien conſtitué (1), peut les
franchir.

On le diviſe en deux; un grand ou ſupérieur, un petit ou inférieur : ils ſont ſéparés
par une ligne, ou bord ſaillant, connu ſous
le nom de *détroit ſupérieur.* Ce bord forme
l'entrée du petit baſſin, ou excavation du petit
baſſin, dont la ſortie eſt appellée *détroit inférieur.*

On remarque au détroit ſupérieur, quatre
étendues déſignées ſous le nom de diamètres,
un *petit* (2), un *grand,* & deux *moyens* ou
obliques.

Le *petit* eſt celui compris entre la ſymphiſe
des os pubis & la ſaillie du ſacrum. Le *grand,*
l'eſpace qui ſe trouve entre les deux bords in-
férieurs & moyens des cavités iliaques.

Les *moyens* ou *obliques,* ceux qu'on remarque

---

(1) J'entends par enfant bien conſtitué, celui dont
la tête a trois pouces & demi de petit diamètre, &
quatre pouces & demi de grand.

(2) Je crois utile de réformer le nom d'*antéro-poſtérieur,* qu'on donne au petit diamètre du détroit ſupérieur.

de l'union iléopectinée à la fymphife facro-
iliaque, du côté oppofé.

Il y a trois efpèces de baffins bien conformés ; la première comprend les *grands* ; la
feconde, les *moyens* ; la troifième, les *petits*.

Le grand baffin eft celui dont le petit diamètre a quatre pouces un quart ; le grand,
cinq pouces un quart ; les moyens, quatre
pouces trois quarts.

Le moyen baffin a cinq pouces de grand diamètre, quatre pouces trois quarts de moyens,
quatre pouces de petit.

Le petit baffin a quatre pouces & demi de
grand diamètre, quatre pouces de moyens,
trois pouces & demi de petit.

Le détroit inférieur du baffin eft formé par
les tubérofités des ifchions, par les ligamens
facro - ifchiatiques & ifchio - coccigiens , le
coccyx & le bord inférieur de la fymphife,
y compris toute l'arcade & les parties molles,
tant internes qu'externes, que doit traverfer
l'enfant.

L'intervalle des tubérofités entre elles, que
nous nommons petit diamètre du détroit inférieur, eft de quatre pouces dans les grands
baffins. J'ai vu mefurer cette étendue, en portant un pied-de-roi fur la partie inférieure &
externe de ces parties : cette manière de mefurer eft vicieufe : il faut, pour la juftefle néceffaire, prendre l'intervalle qui fe trouve entre
leur partie moyenne & interne.

Le même intervalle, dans le baffin moyen,
eft de trois pouces & demi, fouvent moins,
& n'eft que de trois pouces au plus dans le petit.

La diftance du coccyx au bord inférieur de la fymphife, reconnue pour le grand diamètre du détroit inférieur, eft ordinairement égale à la diftance des tubérofités entre elles, le coccyx dans l'état naturel ; s'il eft pouffé en arrière par la tête de l'enfant près de fortir, cette étendue peut être augmentée d'un pouce & plus (1). Si l'excavation du petit baffin n'eft point diminuée par quelque vice accidentel, elle eft ordinairement plus fpacieufe en tout fens, que les détroits, le baffin fuppofé d'ailleurs bien conformé.

Le baffin mefuré extérieurement a, pour l'ordinaire, de l'apophife épineufe de la première vertèbre du facrum à la fymphife des os pubis, fept pouces & demi d'étendue, de dix à onze pouces de la crête d'nn des os des ifles à l'autre, neuf pouces ou environ d'une épine antérieure & fupérieure à l'autre, environ cinq pouces d'une tubérofité d'un des ifchium à l'autre.

----

(1) La rétrogradation confidérable de cet os caufe quelquefois fa luxation. J'ai vu ce cas une fois. La malade fouffroit étonnamment, & ne pouvoit s'affeoir. Je réduifis le coccyx, & elle fut guérie fur le champ. C'eft une attention à laquelle l'accoucheur ne doit pas manquer.

Severin Pineau, M. Chopin, dans fa thèfe, fous la préfidence de M. Louis, nient la poffibilité & la *véracité* de la rétrogradation de cet os. Si elle n'avoit pas lieu, nombre d'enfans ne pourroient franchir le détroit inférieur.

A 4

ARTICLE I.

Des vices du Bassin.

LES vices du bassin sont essentiels, ou accidentels ; *essentiels*, lorsque les parties dures qui le constituent ne sont point aussi éloignées les unes des autres qu'elles doivent l'être : *accidentels*, lorsque quelque cause, qui lui est étrangère, en diminue les diamètres.

SECTION PREMIÈRE.

Des vices essentiels du bassin.

LE bassin peut être vicié à différens degrés, dans ses différens diamètres, & dans chacune de ses parties.

Le premier degré de vice du petit diamètre du détroit supérieur, c'est quand ce diamètre n'a que trois pouces d'étendue (1).

Le second, lorsqu'il n'en a que deux & demi.

Le troisième, quand il n'en a que deux & moins.

Le premier degré de vice du grand diamètre du détroit supérieur commence où ce diamètre n'a que quatre pouces.

Le second, lorsqu'il n'en a que trois & demi.

_____

(1) Ce vice n'exige l'opération césarienne, que lorsqu'on est forcé de tirer l'enfant par les pieds. Le particien sait que la main la plus exercée ne peut alors conserver aucun enfant de neuf mois bien constitué.

Le troifième, lorfqu'il n'en a que trois , &c.

Rarement ce diamètre éprouve-t-il ces diminutions.

L'excavation eft viciée , lorfque la partie
interne du facrum eft convexe, au lieu d'être
concave, lorfque le facrum n'a pas cinq pouces
ou environ, de fa faillie à la pointe du coccyx ;
lorfque celui-ci eft trop élevé , ou trop porté
en avant ; lorfque les éminences cotiloïdiennes
font trop convexes intérieurement.

Si les tubérofités des ifchium ne font pas
éloignées de trois pouces , le détroit inférieur
fera vicié.

Le premier degré de vice de fon petit diamètre fera à deux pouces trois quarts ; le
fecond, à deux pouces & demi ; le troifième,
à deux pouces & au-deffous.

Les différentes diminutions qu'éprouvera
l'étendue qui fe remarque entre la partie inférieure de la fymphife des os pubis & le
coccyx , établiront des degrés de vice relatifs
à ceux que nous avons énoncés pour l'intervalle des tubérofités.

Je n'indiquerai point les moyens de connoître la bonne ou la mauvaife conformation
du baffin. Je fuppofe que mes lecteurs en font
inftruits : ils peuvent d'ailleurs confulter, fur
cet objet, les ouvrages élémentaires. Mais je
dois les prémunir contre le précepte de *Levret* ,
qui veut que , pour décider l'impoffibilité abfolue de l'accouchement de l'enfant en vie ,
il faille que la main de l'accoucheur ne puiffe
être introduite dans le vuide du baffin, pour
pénétrer enfuite dans la matrice, ou au moins,

qu'il ne la puisse absolument retirer, lorsqu'il aura saisi un des pieds de l'enfant (1).

Ce précepte s'est perpétué dans plusieurs écrits ; on le retrouve dans les thèses de MM. *Levacher* & *Baudelocque*, membres du Collège de Chirurgie de Paris. On lit, dans la première, « *Ex dictis concludimus cum* **D**. *Simon, sectionem* » *cæsaream numquam celebrandam, quando ossa* » *pubis in muliere benè conformata sunt ; nullum-* » *que non naturali dispositione obstaculum partes* » *molles exhibent, quantacumque sit fœtus ampli-* » *tudo, uno verbo cæsaream operationem nullo* » *modo esse admittendam si manum introducere* » *possit Chirurgus* (2) ».

On trouve, dans celle de M. *Baudelocque*, soutenue le 5 Mars 1776, « *quo arctius cons-* » *tringitur pelvis, eo partus est operosior, et si* » *tantoperè angustetur ut manus intromitti nequeat*, » *fœtûs tum omnis omninò per illam viam recu-* » *satur exitus* (3) ».

Personne, que je sache, ne s'étoit donc élevé contre cette erreur, qu'il étoit dangereux d'accréditer, lorsqu'en 1777, soumettant au jugement de l'Académie royale de Chirurgie, quelques réflexions sur l'opération césarienne, je m'expliquai ainsi.... « J'ose pro » noncer que ce précepte a coûté & coûtera, » tant qu'on y tiendra, la vie à une infinité » de mères & d'enfans ».... Depuis cette époque, mon sentiment paroît avoir été adopté.

---

(1) *Voyez* l'Art des Accouchemens, *p.* 117, *Aph.* 656.
(2) *Voyez* la thèse de M. *Levacher.*
(3) *Voyez* la thèse de M. *Baudelocque.*

S E C T I O N I I.

Des vices accidentels du Bassin.

Les vices accidentels qui arrivent au bassin font une exostose, ou toute autre tumeur volumineuse, inhérente & inopérable, quelques concrétions dans l'inteftin rectum, ou aux environs, un calcul dans la veffie ou dans la matrice ; enfin, un enfant fitué dans l'abdomen, dans la trompe, ou dans l'ovaire.

On ne peut difconvenir que les vices expofés ne puiffent étrécir le baffin primitivement bien conformé, au point de rendre l'accouchement impoffible par la voie naturelle : nous ne furchargerons point ce tableau d'obfervations ; nous nous bornerons aux trois fuivantes.

Iᵉ OBSERVATION, *Obftacle à l'accouchement, par des matières fécales endurcies dans le rectum.*

En 1780, je fus mandé au Raincy, pour la femme du Garde-chaffe de Monfeigneur le Duc d'Orléans : elle étoit en travail depuis quatre jours. Le Chirurgien du pays lui donnoit des foins depuis ce temps, fans fuccès. Une tumeur très - volumineufe, fituée dans l'inteftin rectum, étréciffoit confidérablement l'excavation du baffin, & retenoit la tête de l'enfant. La malade ne reffentoit plus de douleurs depuis fix à fept heures : leur ceffation eft, pour l'ordinaire, un figne certain que les

efforts de la matrice font infuffifans pour vaincre
la réfiftance qui s'oppofe à la fortie de l'enfant.
J'examinai l'état de la malade , & je reconnus
que la tumeur étoit formée par un amas de
matières retenues & endurcies dans le rectum.
J'introduifis deux doigts dans le vagin , j'ap-
puyai fur ces matières , afin d'en diminuer la
folidité ; je donnai enfuite deux lavemens, qui
vuidèrent l'inteftin. Sur le champ les douleurs
fe réveillèrent , & l'accouchement fut terminé
fpontanément , en moins d'un quart-d'heure.

Si des matières fécales endurcies & retenues ,
en grande quantité , dans l'inteftin rectum , peuvent s'oppofer à la fortie de l'enfant , que ne
feroient point un calcul, une tumeur fkirreufe ,
qu'on ne pourroit déplacer , ni extirper ?

IIe OBSERVATION. *Obftacle à l'accouchement ,
par un calcul dans la veffie.*

La nommée.... à terme & en travail, manda
un Accoucheur, qui, ayant trouvé la tête de
l'enfant dans une pofition favorable, crut,
quoiqu'elle fût encore au‑deffus du détroit
fupérieur, que l'accouchement fe termineroit
bientôt ; cependant, malgré les violens efforts
de la matrice, la tête ne franchiffoit point le
détroit : cherchant alors à reconnoître la caufe
qui s'y oppofoit, l'Accoucheur fentit au-deffus
de la fymphife, un corps dur qu'il jugeoit être
un calcul urinaire ; il appella un de fes Confrères, qui fut du même avis; ils pratiquèrent
la lithotomie au haut appareil : la pierre à peine
ôtée, les douleurs qui avoient diminué redou-

blèrent, & la femme accoucha promptement & heureufement.

IIIᵉ OBSERVATION. *Obftacle à l'accouchement, par les reftes d'un enfant contenus dans l'ovaire.*

Le 13 mars 1777, la nommée.... en travail & à terme, étoit affiftée fans fuccès depuis quarante - deux heures par une Sage - femme ; M. Br... qui fut mandé, me fit appeller ; la tête de l'enfant fe préfentoit à l'excavation, dans la pofition la plus avantageufe : à la partie latérale droite de la faillie du facrum, étoit une tumeur, dont le volume étréciffoit confidérablement l'*évafure* droite du détroit fupérieur ; en conféquence, nous jugeâmes que l'expulfion de l'enfant feroit impoffible ; fon extraction par les pieds fut regardée, par mon Confrère, comme la feule reffource : je penfois, au contraire, qu'il ne pourroit être confervé que par l'opération céfarienne ; ce choc d'opinions nous décida à mander un tiers : il fut de notre avis fur l'état de la femme, & ajouta que la tumeur étoit une exoftofe, fondé fur ce que la femme avoit été attaquée de maladie vénérienne : notre manière de voir étoit la même à cet égard ; je reftai feul convaincu de la néceffité de l'accouchement céfarien : on tira donc l'enfant par les pieds, l'opération fut des plus laborieufes ; la tête fut arrêtée fur le détroit fupérieur ; les plus violens efforts ne purent le lui faire franchir, l'enfant perdit la vie ; un de fes bras ne fut dégagé qu'à l'aide du crochet du forceps, & la fortie de la tête

obtenue que par l'application difficile & réitérée de cet inftrument : on obferva que le col
de l'enfant étoit luxé.

La mère périt cinquante-deux heures après
l'accouchement.

Le cadavre fut ouvert, on trouva dans
l'abdomen une matière crétacée & des cheveux.

La tumeur que nous avions prife pour une
exoftofe étoit l'ovaire, dans lequel fe trouvoit
une matière crétacée, femblable à la précédente ; des cheveux, des portions d'os du
crâne, & la mâchoire inférieure armée de neuf
dents, forties de leurs alvéoles, & auffi blanches, auffi dures que celles d'un enfant de huit
à dix ans ; on remarquoit à l'ovaire une cre-
vaffe qui avoit donné iffue à la matière crétacée
& aux cheveux trouvés dans l'abdomen : fans
cette ouverture, qui avoit permis la fortie
d'une partie de ce que contenoit l'ovaire, on
n'auroit pu terminer l'accouchement.

Les grandes lèvres, le vagin étoient gangre-
nés, la matrice près de l'être.

Celui qui prêtera la moindre attention à
cette obfervation, regrettera, fans doute, que
l'opération céfarienne n'ait point été pratiquée.
Elle protégeoit, à coup fûr, les jours de l'enfant, & mettoit probablement à l'abri ceux
de la mère, qui jouiffoit d'une parfaite fanté,
& dont les difpofitions favorables donnoient
lieu d'efpérer la réuffite la plus complette. Il
y verra la néceffité de l'opération céfarienne,
quand des tumeurs, qui ne peuvent être déplacées ni opérées, étréciffent confidérablement
l'évafure du baffin.

Quoique tout baffin vicié néceffite l'opération céfarienne pour l'enfant vivant, à terme & bien conftitué, il ne faut pas en conclure qu'elle a été & fera toujours indifpenfable pour la fortie fpontanée de tout autre enfant. La terminaifon d'un accouchement tient à des caufes auxquelles les auteurs, qui ont traité fpécialement de l'art d'accoucher, paroiffent n'avoir point apporté toute l'attention qu'elles méritent.

CHAPITRE III.

Des caufes qui font varier la terminaifon de l'accouchement.

LES caufes qui font varier la terminaifon de l'accouchement, font : le terme de la groffeffe, le volume de la tête des enfans, leur nombre, l'influence des parens fur leurs enfans, l'augmentation des dimenfions du baffin ; enfin, la mort de l'enfant.

SECTION PREMIÈRE.

Du terme de la groffeffe.

LE terme plus ou moins avancé de la groffeffe apporte des différences fenfibles dans la terminaifon de chaque accouchement, à travers un baffin vicié ; d'où l'on doit conclure que l'opération céfarienne, indifpenfable pour l'enfant à terme, deviendra inutile pour celui de six, sept, même huit mois. L'expérience l'a plus d'une fois confirmé.

M. *Milot* ayant été mandé pour la nommée.... en travail, décida, après s'être assuré de l'étrécissement du petit diamètre du détroit supérieur, que l'enfant, qui étoit vivant & à terme, ne pouvoit franchir la voie naturelle : il pratiqua l'opération césarienne, & conserva deux êtres, que tout autre moyen eût fait périr.

La même femme est accouchée depuis, trois fois naturellement ; ce qui a donné lieu à des personnes mal intentionnées, ou peu instruites, de critiquer la conduite de M. *Milot*. Elle ne mérite cependant aucun reproche ; & le public lui rendra justice, quand il saura que ces trois enfans sont nés prématurément. J'ai vu le dernier, il ne pesoit que deux livres douze onces ; il est probable que les deux autres étoient semblables.

L'opération césarienne étoit indispensable pour le premier qui, sans doute, étoit à terme : je me suis assuré, par tous les moyens connus, des dimensions du bassin de cette femme ; le petit diamètre du détroit supérieur n'a que deux pouces & demi ; étendue qui eût rendu meurtrière toute autre opération que la césarienne.

Des faits qui démontrent la vérité que nous énonçons, avoient déterminé quelques praticiens à conseiller de prématurer l'accouchement. Les moyens employés pour y parvenir, insuffisans & dangereux, ont fait rejetter cette proposition.

propofition. Mais fi, lorfqu'on croit l'accouchement prématuré néceffaire, pour éviter une opération plus dangereufe, on faifoit baigner les femmes fréquemment & long-temps; fi, par des injections, on procuroit le relâchement des parois du col, & celui des bords de l'orifice interne, on obtiendroit, à fept & à huit mois, feuls termes où l'on doive fe le permettre, un accouchement auffi facile que celui qui remplit le mieux le vœu de la nature (1).

Il fuffiroit alors de donner aux enfans une nourrice nouvellement accouchée, & aux femmes, les fecours qu'on adminiftre pour les accouchemens les plus heureux. Ce moyen, dont il feroit criminel d'abufer, ne doit point être abfolument rejetté, puifqu'il pourra, dans certains cas, conferver les mères & les enfans, dont la vie feroit compromife par des opérations indifpenfables pour l'enfant à terme, auquel la voie naturelle eft interdite.

SECTION II.

Du volume de la tête de l'enfant.

DURANT plufieurs années, j'ai mefuré les têtes d'un grand nombre d'enfans à terme, au moment de leur naiffance; j'ai trouvé que leur circonférence étoit de dix à quatorze pouces une ligne ou deux; leur diamètre eft en raifon

---

(1) L'expérience a prononcé à cet égard.

B

de leur circonférence (1), pourvu que la con-
figuration de la tête n'ait point été changée
par une forte preffion. Si une tête de dix pouces
fe préfente donc à un baffin étroit, cette tête
pourra le traverfer fpontanément, tandis que
celle qui en aura quatorze exigera les fecours
de l'art. Ajoutez à cette différence, celle de
la folidité des os du crâne, & cette double
circonftance rendra parfaitement raifon des
variations qu'on obferve dans les accouchemens, & de l'attention que doit avoir le Chirurgien à faire choix des moyens à mettre en
ufage.

SECTION III.

De la pluralité des enfans.

LES enfans font communément d'autant plus
petits, que la matrice en contient davantage ;
ce qui facilite leur fortie à travers le baffin
qui l'auroit refufée à un feul, qui, à terme
égal, eft ordinairement plus volumineux que
des jumeaux.

La nommée B..... rachitique dès fon enfance,
avoit eu cinq enfans à terme : un Accoucheur
inftruit les avoit tirés par les pieds : tous avoient
péri, par la difficulté que la tête avoit éprouvée
à franchir le détroit fupérieur.

Je donnai des foins à cette femme pour la
fixième groffeffe, pendant laquelle les dimen-

---

(1) Il eft cependant effentiel de favoir que la différence des diamètres n'eft pas auffi frappante que celle
de la circonférence.

fions du baffin furent prifes avec les pelvimètres de MM. *Coutouï & Traifnel.* Ces pelvimètres n'affignèrent au petit diamètre du détroit fupérieur, que trois pouces moins deux lignes.

La groffeffe parvenue à terme, & le travail décide, MM. *Dubertrand & Coutouli* m'aidèrent de leurs confeils ; les parties molles étoient favorablement difpofées pour le paffage de l'enfant, qui préfentoit la main. Sa petiteffe nous faifant préfumer que cet enfant feroit moins volumineux que les précédens, nous décidâmes de le tirer par les pieds. Je le fis, mais il périt avant que la tête eut franchi le détroit fupérieur.

Cette femme devint enceinte une feptième fois. Je fus mandé à l'inftant du travail ; M. *Coutouli* m'accompagna. Les fymptomes nous firent foupçonner la préfence de deux enfans (1): je rompis les membranes ; l'enfant préfentoit la poitrine ; il me parut peu volumineux ; je fus chercher les pieds, & je le tirai vivant & avec facilité. Le fecond fut tiré de la même manière, & avec le même fuccès.

M. *Sigault* avoit promis à cette dame qu'elle auroit un enfant vivant, fi elle vouloit fe foumettre à la feſion de la fymphife. Si je l'euffe pratiquée, j'aurois aifément perfuadé à ceux qui ne font pas de l'art, que je devois à cette opération la réuffite que je venois d'obtenir.

____

(1) L'édématie extrême des extrémités inférieures & celle des grandes lèvres, &c.

2

Section IV.

De l'influence des pères & mères sur leurs enfans.

QUOIQU'IL foit prouvé que des pères &
mères fluets peuvent donner l'être à des enfans volumineux, il ne s'enfuit pas moins que
leur grandeur, leur petiteffe, leur groffeur &
leur mincité n'influent fur le volume de l'enfant, & conféquemment fur la terminaifon de
l'accouchement. Des obfervateurs exacts l'ont
écrit avant moi (1). Je n'ai donc d'autre mérite
que de fixer plus qu'ils ne l'ont fait, l'attention des praticiens fur cet objet.

En 1776, la nommée B........ parvenue au
terme de fa première groffeffe, fouffroit depuis
trois jours les douleurs de l'enfantement, fans
qu'elles produififfent l'effet defiré : les douleurs
ceffèrent, & je fus mandé par la fage-femme :
l'enfant étoit mort ; fa tête, fortement appuyée
fur le détroit fupérieur, ne put être faifie avec
le forceps. Je vuidai le crâne, & malgré cet
avantage, l'accouchement ne fut terminé
qu'avec beaucoup de difficulté. L'enfant étoit
très-volumineux, & tenoit en cela du père. Les
parties génitales de la mère furent affectées de
gangrène, & la matrice, de l'inflammation la
plus vive. Ces accidens cédèrent aux moyens
que je prefcrivis.

En 1780, cette femme me confulta pour une

---

(1) *Voyez Mauriceau*, &c.

feconde groffeffe, & m'affura que, malgré le danger auquel elle avoit été expofée par le premier accouchement, elle n'avoit que des craintes raifonnables pour celui-ci, parce que le père de ce fecond enfant étant très-fluet, l'enfant feroit petit. J'ignore où elle avoit puifé cette vérité ; mais l'événement la réalifa.

Je fus mandé dès que les douleurs de l'enfantement fe firent reffentir. Malgré la prévention favorable fur la petiteffe de l'enfant, je priai M. *Coutouli* de m'accompagner. L'extérieur de la dame B.... eft fait pour donner des craintes à l'Accoucheur inftruit. Elle n'a que trente-huit pouces de hauteur ; fa cuiffe droite, qui a été luxée dès le bas âge, couvre le pénil & la vulve, & fe porte fur la cuiffe gauche, où elle refte immobile.

La partie antérieure & latérale droite du petit baffin eft très-étrécie par la faillie offeufe dépendante du déplacement de la tête du fémur. Le côté gauche eft dans l'état naturel ; la colonne épinière eft contournée, & les jambes très-arquées. Cet état nous fit craindre d'être forcés de frayer à l'enfant une route artificielle : mais comme il n'étoit menacé d'aucun danger, nous temporifâmes.

Pendant quatre heures, la tête fut retenue par la faillie dont il a été parlé : elle franchit enfin cet obftacle, fe préfenta au détroit inférieur, & l'accouchement fut bientôt terminé. L'enfant étoit vivant & très-petit.

Ce n'eft que par furabondance que j'ai rapporté ces deux faits, qui prouvent combien le volume des parens influe fur celui des enfans :

on fait de refte que l'expérience a prononcé à cet égard.

SECTION V.

De la mort de l'enfant.

Si, comme nous croyons l'avoir démontré, la petiteffe de la tête influe fur la poffibilité de l'accouchement à travers un baffin vicié, la mort de l'enfant n'y contribue pas moins. Dans cet inftant, les vaiffeaux fe vuident, le cerveau s'affaiffe, les os du crâne deviennent vacillans ; la tête plus compreffible alors, eft réduite à un très petit volume par les efforts de la matrice, & traverfe le baffin, qu'elle n'auroit pu tranchir pendant la vie de l'enfant.

Ces raifons confirmées par l'expérience, ne peuvent être révoquées en doute. Combien d'enfans ont péri pendant que des praticiens, d'une réputation méritée, exerçoient en vain les efforts le mieux combinés pour obtenir la fortie de la tête, qui, abandonnée à elle-même après la mort, a été chaffée en très-peu de temps.

Cette vérité importante n'a point été affez appréciée, pour fixer l'opinion à cet égard ; ce qui a déterminé des praticiens inftruits à fe refufer à des opérations céfariennes, néceffaires pour des enfans vivans qui fe préfentoient à un baffin vicié, parce qu'il avoit été franchi par des enfans morts.

En 1770, je fus mandé par deux fages-femmes, qui, depuis deux jours, étoient auprès de la nommée...... Après avoir mefuré le baffin, dont le petit diamètre n'avoit que deux pouces & demi, & m'être affuré de la mort de l'enfant, je me décidai à en faire l'extraction par les pieds : la tête éprouva quelques difficultés à traverfer le détroit fupérieur, mais elle fortit enfuite fans beaucoup de peines.

Dix-huit mois après, je fus mandé pour la même femme. Convaincu du vice du baffin, je m'étayai du confeil de quelques praticiens éclairés : j'avois confervé la tête du premier enfant ; je la leur fis voir, & je n'oubliai pas de leur faire obferver que je n'avois terminé l'accouchement qu'après la mort de l'enfant ; ils n'en conclurent pas moins que celui qui fe préfentoit, quoique vivant, pourroit voir le jour, indépendamment de l'opération céfarienne, que je propofois.

Les douleurs de l'enfantement furent vives pendant dix-huit heures ; l'enfant refta immobile au-deffus du détroit fupérieur : il fut enfin décidé qu'on en iroit chercher les pieds ; il périt pendant l'opération, & fa mère ne tarda pas à fubir le même fort, après avoir été en proie aux accidens qu'entraînent les difficultés d'un pareil accouchement, la contufion, l'inflammation & la gangrène de la matrice.

Quelle conclufion devons-nous raifonnablement tirer de ce qui vient d'être expofé ? 1°. Que le baffin vicié pourra permettre la fortie d'un enfant à terme & bien conftitué, mais mort, tandis qu'il la lui refufera pendant fa vie ; 2°. qu'il eft de la dernière importance d'apprécier la différence qui exifte, eu égard à l'accouchement, entre l'enfant vivant & l'enfant mort, pour que le jeune praticien soit sagement guidé dans la conduite à tenir dans l'une & l'autre circonstance.

SECTION VI.

De l'agrandissement des dimensions du bassin.

TOUT corps élastique perd d'autant plus de son ressort, qu'il est plus long-temps & plus fréquemment tendu ; la peau, les muscles abdominaux, la matrice en offrent la preuve la plus convaincante. La substance qui unit les os du bassin, les ligamens qui affermissent cette union, font soumis aux mêmes loix. Plus abreuvés pendant la grossesse que dans tout autre temps, ils se gonflent & se relâchent. Delà l'ampliation successive du bassin pendant la grossesse ; ampliation qui subsiste en grande partie après l'accouchement.

Cette vérité importante n'avoit point échappé aux anciens ; les modernes l'ont adoptée.

Hyppocrate en étoit tellement pénétré, qu'il prescrivoit le bain aux femmes enceintes dont le bassin étoit vicié, dans la vue d'en agrandir les dimensions. Severin Pineau s'en explique de la manière la plus précise (1).

Hi enim, dit-il, *qui mulierum & virginum plura cadavera secuerunt, videre potuerunt illas quæ numquam conceperunt esse longè angustissimas,*

---

(1) *Voyez* son opuscule physiologique, *p. 178,*

eaſdemque habuiſſe cartilagines inter hæc oſſa ſitas quibus mediis uniuntur, admodum tenues, ſiccas, & ferè nullas aliarum.

Sed quibus in utero ſæpius plurieſque parere contigit, etiam ſi longo tempore poſt ultimum partum obierint, in his interjectas cartilagines craſſas reperiri certum eſſe, in iiſdemque ilia, & oſſis ſacri latera, ampla, atque oſſa pubis ubique, præſertim inter ſpinas anticas oſſium pubis, latitudine inſigni ab invicem diſſidere : quæ verò.....

Son ouvrage a eu beaucoup de contradicteurs ; mais la vérité, qui eſt une, a trouvé dans le célèbre M. Louis, un défenſeur zélé, dont le ſuffrage a mis fin à toute diſcuſſion (1).

Nous n'adopterons point toutes les conſéquences que ces auteurs ont tirées des principes poſés. Leur objet principal paroît avoir été de prouver la poſſibilité, la facilité que les os du baſſin ont à ſe ſéparer de la ſubſtance qui les unit ; le nôtre eſt de démontrer que le baſſin dont le petit diamètre du détroit ſupérieur n'a que trois pouces à un premier accouchement, pourra en avoir trois & demi à un ſixième, ſeptième, &c. que celui qui n'avoit que deux pouces & demi, pourra en avoir trois. Enſorte que dans le premier cas, le forceps qui étoit néceſſaire pour l'enfant qui préſentoit la tête, & l'opération céſarienne pour celui qu'on étoit forcé de tirer par les pieds, ne le feront plus pour le ſixième, ſeptième & autres ; que dans le ſecond cas, l'opération céſarienne, indiſ-

---

(1) *Voyez* ſon ſavant Mémoire inféré dans ceux de l'Académie royale de Chirurgie, Tome I, édit. in-4°.

penfable pour le premier enfant, pourra être
fuppléée par le forceps pour le fixième, &c.
pourvu toutefois qu'il préfente la tête (1).

Cette idée bien fentie contribuera probablement aux progrès de l'art des accouchemens.

La femme d'un orfèvre (2) étoit en travail
depuis quatre jours ; il y en avoit deux que
l'enfant n'avoit donné aucun figne de vie & que
les membranes étoient percées : je fus mandé.
Je trouvai les parties génitales enflammées,
le ventre douloureux, le pouls fébrile, &
les bords de l'orifice, qui étoit un peu
dilaté, très - rémittens. La tête de l'enfant
étoit appuyée fur le détroit fupérieur, qui
n'avoit pas trois pouces de petit diamètre. Je
prefcrivis une faignée, des boiffons anti-phlogiftiques & des injections émollientes, qui re-
lâchèrent affez les parties génitales externes &
les bords de l'orifice, pour me permettre de
faifir la tête de l'enfant avec le forceps. Je
terminai l'accouchement avec beaucoup de
difficulté, quoique la putréfaction fe fût déjà
emparée de l'enfant ; ce qui auroit dû en faciliter la fortie.

Cette femme enceinte pour la feconde fois,
& parvenue à fon terme, ne put être accouchée qu'après la mort de fon enfant, auquel
je fus obligé de percer & de vuider le crâne.

Une troifième groffeffe eut lieu, & parvint

----

(1) Tout baffin au-deffous des étendues défignées,
néceffitera toujours l'opération céfarienne.

(2) Rue des Arcis.

à terme. Les douleurs de l'enfantement fe firent
fentir. L'orifice fe dilata par gradation, les
membranes furent rompues, les feffes de l'enfant fe préfentoient, & étoient un peu engagées dans le détroit fupérieur; elles parvinrent
infenfiblement à l'inférieur, duquel elles furent
dégagées, ainfi que le tronc, par les fecours
ordinaires; la tête ne put être tirée dehors
qu'avec difficulté; mais on ne fut point obligé
de faire ufage du forceps, ni de vuider le
crâne. L'enfant, qui étoit du même volume
que les autres, donna quelques fignes de vie.

La nommée......... (1) avoit eu deux enfans à
terme, qui étoient morts pendant le travail,
par les difficultés qu'ils avoient éprouvées pour
lèur fortie. L'étroiteffe du baffin avoit fait prononcer que tous les enfans qu'auroit cette
femme, fubiroient le même fort.

Je fus mandé pour le troifième accouchement; la groffeffe étoit à terme : ayant trouvé
l'orifice de la matrice très-dilaté, je rompis
les membranes; l'enfant préfentoit les feffes;
je le laiffai s'avancer dans cette pofition;
de légers fecours fuffirent pour la fortie du
tronc; la tête fut arrêtée fur le détroit fupérieur : je ne fis aucunes tentatives pour l'en
dégager; je me bornai, pendant quelques
minutes, à foutenir le corps de l'enfant, &
fur-tout, ce qui eft effentiel pour éviter fa
mort, à entretenir la chaleur du cordon ombilical. En très-peu de temps la femme eut

____

(1) Rue des Arcis.

pluſieurs douleurs vives, & la tête deſcendit en grande partie dans l'excavation. Je profitai de la priſe légère que me fourniſſoit la mâchoire inférieure, & à l'aide de quelques efforts ſur cette partie, & ſur le tronc, je terminai l'accouchement. L'enfant étoit fort & vigoureux. Cette femme a eu depuis deux enfans, ſans beaucoup de difficulté.

La nommée..... (1) avoit eu deux enfans, qui avoient péri à cauſe de l'étroiteſſe du détroit ſupérieur, dont le petit diamètre n'étoit que de trois pouces. Je fus mandé, dans les deux cas, par la ſage-femme; & je ne pus faire l'extraction des enfans qu'à l'aide du forceps. Le cuir chevelu du premier étoit en partie ſphacelé.

Un an après, je donnai des ſoins à la même femme, dès les premières douleurs de l'enfantement; elle étoit à terme. L'accouchement ne fut terminé qu'après quarante-cinq heures, quoique j'euſſe fait pendant preſque tout ce temps des injections muqueuſes; qu'elle eût été ſaignée une fois & miſe dans le bain pendant une heure: l'enfant étoit fort & vigoureux. J'ai accouché depuis cette femme, ſans employer aucun des ſecours de l'art. La ſortie de l'enfant a été des plus faciles.

On voit par ces exemples, que les baſſins dont l'étréciſſement avoient fait périr les premiers enfans, ayant acquis de l'amplitude à chaque groſſeſſe, ont permis aux derniers de ſortir vivans.

––––––––––––––––––––

(1) Rue Aumaire.

CHAPITRE IV.

Vices des parties molles qui néceffitent l'opération céfarienne.

L'ÉTRÉCISSEMENT effentiel ou accidentel du baffin, n'eft pas la feule caufe qui mette obftacle à l'accouchement; les vices qui affectent les parties molles peuvent produire le même effet & néceffiter l'opération céfarienne.

Ces vices font le carcinome, la callofité, l'état cartilagineux des bords de l'orifice de la matrice, les tumeurs fquirreufes, les polipes qui prennent leur accroiffement dans la cavité de ce vifcère, l'adhérence des parois de fon col, celle des bords de fon orifice interne, la clôture de celui-ci par une membrane particulière, l'adhérence fimultanée des parois du vagin, du col, & des bords de l'orifice externe de la matrice, les brides calleufes du vagin & des grandes lèvres.

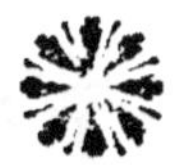

ARTICLE I.

Des vices de la matrice.

SECTION PREMIÈRE.

*Du carcinome, de la callosité, & de l'état carti-
lagineux des bords de l'orifice de la matrice.*

PLUSIEURS auteurs ont prétendu que l'état
carcinomateux, calleux, cartilagineux des bords
de l'orifice de la matrice, nécessitoit l'opération césarienne : je ne citerai point les observations de ceux qui l'ont pratiquée avec ou
sans succès dans ces cas ; j'indiquerai seulement
les moyens de l'éviter & les circonstances ou
elle est indispensable.

M. Simon dit : *il ne faudroit s'y déterminer
qu'avec beaucoup de circonspection ; car en ce cas
l'accouchement peut être difficile sans être impossible.
Dans d'autres on pourroit éviter la longueur & la
difficulté du travail en débridant le col de la matrice.*
Il s'étaie des deux observations suivantes (1).

Une femme dont les bords de l'orifice de
la matrice étoient carcinomateux, accoucha
d'un enfant mort, après six jours d'un travail
pénible ; elle mourut peu de temps après son
accouchement.

Simson fit plusieurs incisions au col de la

____

(1) *Voyez* le deuxième volume des Mémoires de
l'Académie royale de Chirurgie, édit. *in-4°.*

matrice d'une femme en travail depuis trois jours, dilata enfuite le vagin avec un fpeculum. Cette femme accoucha & mourut vingt-quatre heures après.

Ces deux femmes font mortes, l'une parce qu'on n'a rien fait pour faciliter ou pour terminer l'accouchement, l'autre parce qu'on a employé des moyens pernicieux ou qu'on a tardé trop long-temps à opérer.

Si l'on eft prévenu du carcinome, de la callofité du col ou de celle des bords de l'orifice de la matrice, dès le commencement de la groffeffe, il eft néceffaire de baigner fréquemment les femmes jufqu'à l'accouchement & de combattre ces maladies par tous les moyens que l'art indique.

Lorfqu'elles ne font connues qu'à l'inftant du travail, le bain devient également avantageux, quand rien ne périclite. La foupleffe qu'il procure aux bords de l'orifice & au col, s'il exifte, pourra permettre la dilatation de ces parties, & la fortie fpontanée de l'enfant, ou du moins il rendra les incifions plus faciles & moins douloureufes.

Si l'enfant eft vivant, & que la mère foit menacée d'un danger imminent, l'accoucheur fera, fans délai, des incifions aux bords de l'orifice : fi elles ne fuffifoient pas pour l'expulfion, ou pour l'extraction de l'enfant, il les prolongera fur le corps de la matrice. Ces incifions ne font point dangereufes.

✳

Iere OBSERVATION. *Incision des bords de l'orifice de la matrice.*

M. *Mangin* , Chirurgien qui suivoit mes cours, fut mandé pour une femme en travail, dont les jours étoient menacés par une hémorragie considérable. Ayant reconnu , par le toucher, la callosité des bords de l'orifice, il les incisa à plusieurs endroits , après quoi il porta la main dans la matrice , & termina l'accouchement. La femme n'éprouva aucun accident, & a toujours joui depuis d'une parfaite santé.

IIe OBSERVATION. *Déchirure des bords de l'orifice , & d'une partie du corps de la matrice.*

En 1776 , je donnois des soins à la dame *Mazurier*, qui étoit à terme & en travail. L'orifice étoit amplement dilaté ; ses bords étoient relâchés, les efforts de la matrice très-énergiques , & les douleurs qui en étoient l'effet, vives : la tête de l'enfant se présentoit dans une position favorable ; tout annonçoit un accouchement facile & prompt. Les membranes furent rompues ; les douleurs devinrent plus vives. Un des efforts violens que faisoit la femme , occasionna la sortie presque totale du vagin. Il formoit en dehors un corps sanguinolent , semblable à celui qui résulte de la portion d'intestin rectum sortie. L'issue du vagin produisit sur l'orifice , ce que font sur une bourse, les cordons qui servent à la fermer , quand on les tire. L'orifice fut resserré.

Malgré

Malgré les moyens que je mis en ufage pour réintroduire & maintenir le vagin, je ne pus le contenir réduit. Je mandai MM. *Coutouli* & *Bodin* (1), qui furent étonnés à la première infpeftion de la partie fortie. Après un mûr examen, nous décidâmes qu'il falloit aller chercher les pieds de l'enfant, le refferrement de l'orifice rendant impoffible l'application du forceps.

Je portai la main dans l'excavation; ce qui réduifit le vagin en grande partie. Mes doigts engagés dans l'orifice, je ne pouvois pénétrer plus loin; mais tout-à-coup le bord latéral gauche ayant été déchiré, quoique je ne fiffe que des efforts modérés, je pénétrai fubitement dans la matrice; j'y faifis les pieds de l'enfant, que je tirai vivant: je fis enfuite l'extraction du placenta.

Quoique la déchirure s'étendît fort loin, il n'en réfulta aucune incommodité.

IVe OBSERVATION. *Incifion cruciale de dix-huit lignes de longeur, faite aux bords de l'orifice de la matrice.*

M. *Chemin*, Maître en Chirurgie à Evreux, fut mandé le 15 juillet 1754, pour une femme qui étoit en travail depuis deux jours; il apperçut hors de la vulve une partie déplacée de la longueur d'un demi-pied, & plus groffe que la tête d'un enfant: à l'extrémité de cette

____

(1) Mes Confrères.

partie étoit l'orifice interne de la matrice , dont les bords repréfentoient une efpèce de gros phimofis ; ils étoient très-tuméfiés , livides , & près de tomber en mortification. M. *Chemin* y fit une incifion cruciale de dix - huit lignes de longeur : fix minutes après , l'enfant fortit vivant , & l'extraction du placenta fut facile. L'opération ne fut fuivie d'aucun accident ; & l'accouchée reprit fes occupations , vaqua à fes affaires quinze jours après , & a eu des enfans depuis.

Vᵉ OBSERVATION. *Incifions & déchirures des bords de l'orifice , & d'une partie du corps de la matrice.*

LA nommée *Elifabeth Gauthier*, femme *Avard*, étoit attaquée , depuis l'âge de quinze ans , d'une defcente complète de matrice , & d'un renver-fement du vagin , qui n'avoient point été ré-duits. Neuf années de mariage s'écoulèrent fans qu'elle eût d'enfant , malgré fon atten-tion à réduire l'organe forti , avant de fe livrer aux devoirs qu'impofe le mariage , attention avantageufe à la propagation , mais inutile pour la maladie , puifque la matrice reffortoit au lever de la malade : elle devint enfin enceinte dans fa trente - cinquième année. La groffeffe parvint au terme ordinaire , & ne fut troublée que par une difficulté d'uriner , qui n'eut lieu qu'au neuvième mois , & qui ceffoit dès qu'on foulevoit la matrice.

La femme *Avard* reffentit les premières dou-leurs de l'enfantement le 3 feptembre 1772.

Elle envoya chercher fon Accoucheur, qui, furpris de toucher hors de la vulve une tumeur énorme, manda MM. *Jaloufet*, père & fils : ces Confultans, non moins étonnés que le premier Chirurgien, à l'afpect de la tuméur couverte de cicatrices & de callofités, ne purent d'abord la caractérifer ; mais en la touchant & en la preffant, ils crurent fentir, à travers fes parois, la tête d'un enfant ; ce qui leur fit juger que c'étoit la matrice : ils en firent, difent - ils, rentrer la moitié par une preffion modérée ; mais voyant qu'il étoit pénible, embarraffant & inutile de la maintenir dans cet état, ils l'abandonnèrent à elle-même ; mais elle reffortit à l'inftant.

Après plus de foixante heures, durant lefquelles la femme éprouva les plus vives douleurs, M. *Jaloufet* apperçut des cheveux couverts d'une matière noirâtre & fétide ; ils fortoient à travers l'orifice de la matrice, dont les bords étoient durs & calleux : il les incifa à différens endroits & à plufieurs reprifes ; auffi-tôt la tête de l'enfant, pouffée avec force, occafionna plufieurs déchirures confidérables au corps de la matrice. L'accouchement fut terminé dans l'efpace d'une heure & demie.

L'enfant à terme, fluet, mort, étoit couvert de méconium, & comme brifé ; les ligamens étoient confidérablement relâchés, les os des extrémités fe luxoient aifément, ceux du crâne étoient vacillans : il paroiffoit avoir joui de la vie jufques aux premières douleurs de l'enfantement : on la lui auroit probablement confervée, dit M. *Jaloufet*, fi l'opération, qui n'a

été ni douloureuſe, ni ſanglante, eût été pratiquée plutôt.

De légers ſoins ont été adminiſtrés à la malade ; ſa couche a été très-heureuſe ; les plaies
ſe ſont cicatriſées aiſément, & la femme a
joui depuis d'une parfaite ſanté.

M. *Jalouſet* s'eſt ſans doute conduit comme
il le devoit, pour le moment où il a été mandé ;
mais les bains preſcrits durant la groſſeſſe &
pendant le travail, auroient probablement ſuffi
pour faciliter l'accouchement. L'obſervation
citée par M. *Jalouſet*, d'après *Harvey*, prouve
ce que j'avance : la matrice étoit entiérement
hors de la vulve, & pendoit juſqu'aux genoux ;
Harvey fait appliquer deſſus un topique émollient, qui relâche les bords de l'orifice, &
l'enfant eſt chaſſé. Suppoſons cependant que les
bords de l'orifice de la matrice de la femme
Avard devoient réſiſter aux relâchans, il eſt
vraiſemblable que ſi les inciſions y avoient été
faites plutôt, elles auroient conſervé la vie de
l'enfant, comme l'a judicieuſement obſervé M.
Jalouſet (1).

VIe OBSERVATION. *Bord de l'orifice interne de
la matrice déchiré & égratigné ſans accidens.*

PORTAL, page 93, obſervation quatorzième,
dit que l'orifice interne avoit été égratigné &
déchiré. Malgré ces accidens, la femme ſe
porta bien, & ſortit au bout d'un mois.

____

(1) Cette obſervation a été lue à l'Académie royale
de Chirurgie, le 4 octobre 1781.

S'il refte encore quelque crainte fur les incifions & fur l'hémorragie qui pourroit en réfulter, que l'on confulte le favant Mémoire de M. *Louis*, inféré dans le fecond volume des Mémoires de l'Académie royale de Chirurgie, *page 130 & fuiv.*

Lorfque les bains & les incifions dont il a été parlé, ne pourront procurer l'accouchement, il faut promptement prolonger les dernières fur le corps de la matrice, le baffin fuppofé bien conformé; tout délai feroit inexcufable.

Il y a peu à efpérer des relâchans pendant la groffeffe, contre l'état cartilagineux des bords de l'orifice, & rien à l'inftant du travail : on doit alors recourir à l'opération céfarienne vaginale, & fe garder d'employer des moyens violens pour dilater l'orifice.

VIIe Observation. *Du danger qu'il y a à agir avec violence fur les bords de l'orifice de la matrice.*

BOERHAAVE (1) rapporte « qu'une femme
» de quarante ans, qui accouchoit pour la
» première fois, avoit l'orifice de la matrice
» fermé : après quatre jours de travail, on fut
» obligé de tirer l'enfant mort, avec beaucoup
» de difficulté, à caufe du peu de diftance qu'il
» y avoit entre l'os facrum & le pubis. Cette

---

(1) *Voyez* Aphorifmes de *Boerrhave*, comment. par *Wan-Swieten*, traduits du latin en françois, *Tome VII*, *page 269 & fuiv.*

» femme releva cependant de cet accouche-
» ment très-laborieux, & devint grosse trois
» mois après. Le travail commença au terme.
» Malgré les douleurs cruelles qu'elle souffrit
» pendant deux jours, l'orifice ne prêta en
» aucune manière. L'accoucheur le trouva
» gonflé, sans aucun vestige d'ouverture. La
» violence qu'on avoit exercée sur ses bords
» au premier accouchement, avoit été suivie
» d'inflammation, de suppuration ; ce qui avoit
» occasionné le recollement de ces bords, de
» manière cependant qu'il étoit resté un petit
» passage suffisant pour l'imprégnation, & non
» pour la sortie de l'enfant. Le vagin ayant
» été dilaté avec les premiers instrumens qui
» se trouvèrent sous la main, parce qu'on ne
» put en avoir de plus convenables, on ap-
» perçut la cicatrice de l'orifice fermé, &
» l'on fut obligé d'enfoncer le bistouri de
» l'épaisseur d'un demi-pouce, pour pouvoir
» ouvrir l'orifice (on touchoit avec le doigt
» la tête du fœtus) ; mais la circonférence
» étoit dure comme un cartilage, & ne cédoit
» à aucun effort de cette pauvre femme ; ce
» qui obligea d'y faire de nouvelles incisions ;
» il commença à se dilater, mais pas suffisam-
» ment. L'Accoucheur fut forcé de faire, avec
» ses mains, l'extraction de l'enfant, comme
» dans le premier accouchement.

» Lorsqu'on multiplioit les incisions à cet
» orifice cartilagineux, il n'en sortoit point de
» sang. La malade ne sentoit aucune douleur ;
» elle se plaignoit seulement de la difficulté
» avec laquelle le vagin se dilatoit.

» Dès qu'on l'eut remife dans fon lit, l'ac-
» couchement étant achevé, elle fut attaquée
» de pleuréfie, avec une fièvre ardente & une
» grande difficulté de refpirer. Epuifée par tant
» d'accidens, elle mourut au bout de vingt-
» quatre heures ».

Les douleurs atroces que cette femme a
fouffertes inutilement pendant deux jours, les
tourmens affreux auxquels on l'a expofée pour
reconnoître & lever l'obftacle ; l'accouchement, qui a dû être des plus laborieux ; la
mort enfin des deux infortunés, nous au-
torifent à prononcer que l'opération céfarienne vaginale, pratiquée dès le commencement du travail, leur eût confervé la vie,
fi l'impoffibilité de l'accouchement fpontané ne
dépendoit que de l'état cartilagineux des bords
de l'orifice.

On ne doit jamais ufer de violence fur les
parties molles, pour les forcer à livrer paffage
à l'enfant ; la contufion, la dilacération, l'inflammation, & fouvent la gangrène, qui en
font les fuites, précipitent dans le tombeau,
des êtres qui auroient été confervés. La pleuréfie, regardée comme caufe de la mort de
l'accouchée dont je viens de faire le tableau,
n'étoit que fymptomatique : la maladie effentielle qui l'a fait périr, a été l'inflammation &
la gangrène de la matrice. On trouve deux
faits femblables dans *Smellie.*

SECTION II.

Des tumeurs squirreuses, & des calculs utérins.

DES tumeurs squirreuses, des calculs utérins se sont opposés à la sortie de quelques
enfans, qui ont péri, ainsi que leurs mères,
tantôt par la rupture de la matrice, d'autres
fois par la pourriture des enfans encore retenus
dans cet organe.

Dès que l'Accoucheur aura reconnu la nature de l'obstacle, il doit examiner, 1°. si la
tumeur ou le calcul ne s'opposent point à la
dilatation de l'orifice & à la sortie de l'enfant;
2°. s'il peut les déplacer ou les extirper, &
si, en conséquence de l'une ou l'autre de ces
opérations, l'accouchement spontané, ou par
art, deviendra possible par la voie naturelle.
Si cela n'est pas, la saine Chirurgie ordonne
de soustraire la femme à des douleurs inutiles,
en pratiquant de bonne heure l'opération césarienne abdominale. Ne point opérer en pareille circonstance, c'est une humanité mal
entendue, j'ose dire inexcusable.

SECTION III.

De l'adhérence des parois du col de la matrice.

M. *Simon*, d'après *Simson*, conseille de débrider le col de la matrice, duquel les paroi
seroient adhérentes. Ces auteurs n'ont probable
ment entendu parler que des parois de l'orifice.

interne , ou d'une très-petite portion de celles du col ; car, fi ces dernières étoient profondément adhérentes, & que le col fût peu développé, ou il n'y auroit rien à faire, ou il feroit préférable d'incifer le corps de la matrice du côté du vagin, pourvu toutefois que l'enfant fût viable.

Si l'adhérence eft légère, la mucofité naturelle, des bains analogues à cette humeur produiront infenfiblement le développement du col, & la groffeffe parviendra au terme ordinaire ; mais elle fera très-pénible.

SECTION IV.

De l'adhérence des bords de l'orifice interne.

QUAND au moment du travail, les bords de l'orifice interne font adhérens , il faut promptement les féparer, mettre l'opérée dans le bain, & confier à la matrice l'expulfion de l'enfant, s'il eft dans une fituation avantageufe ; autrement il fera tiré du fein de la mère, felon que les circonftances l'indiqueront.

Il ne faut point confondre l'adhérence des bords de l'orifice interne avec une légère union qu'ils contractent quelquefois enfemble vers la fin de la groffeffe , par la deffication de l'humeur lymphatique qui les humecte ; les vives douleurs que les femmes éprouvent alors en impofent fouvent pour le travail.

L'adhérence dont je parle n'a point été envifagée par les praticiens fous ce même point de vue : elle n'eft cependant pas très-rare ; les

douleurs les plus violentes , les convulfions ,
la mort même, en font quelquefois les triftes
effets. Les bains , les injections relâchantes ,
mettent la femme à l'abri de ces accidens, en
opérant la défunion ; ce qui décide en peu de
temps le travail & l'accouchement (1).

Ce que j'avance ici n'eft point une opinion
hafardée ; c'eft le fruit d'une expérience longue
& réfléchie. Cet objet, ignoré ou négligé, me
paroît affez effentiel pour fixer l'attention des
praticiens.

Si les moyens que je propofe ne pouvoient
opérer la défunion des bords de l'orifice interne , l'opération céfarienne vaginale feroit
d'une néceffité indifpenfable.

SECTION V.

De la clôture de l'orifice de la matrice par une
membrane particulière.

JE ne connois qu'un auteur (2) qui ait fait
mention de la clôture de l'orifice de la matrice par une membrane particulière qui s'eft
oppofée à la fortie d'un enfant de fept mois
& demi.

« Je fus prié, dit *Amand*, d'aller, rue des
» Arcis, voir une dame âgée d'environ trente-
» huit à quarante ans, mariée depuis neuf

----

(1) Ces moyens m'ont réuffi complétement pour
M.... rue de Verneuil, fauxbourg Saint-Germain.
(2) Voyez *Amand* , page 63 , feconde édition 1715.

» mois, & groffe de fept & demi. Elle avoit
» été attaquée de plufieurs convulfions avant
» mon arrivée. J'obfervai, en introduifant mon
» doigt dans l'entrée de l'orifice intérieur de
» la matrice, qu'il étoit ouvert feulement de
» la rondeur d'une pièce de 4 fols , & la
» matrice à deux lignes delà ou environ, en
» tirant du côté de fa cavité, exactement fermée
» par une forte membrane continue à fa propre
» fubftance. J'en fis mon pronoftic ».

M. *Littre*, Médecin de réputation, donnoit des foins à la malade. Une fage-femme,
MM. *Lefeigneur* & *Clément*, très-habiles Accoucheurs, ne trouvèrent pas plus de difpofitions à l'accouchement que M. *Amand*.

La malade fut faignée deux fois du bras,
une fois du pied, & prit une potion pref-
crite par M. *Littre*. Ces fecours inutiles pour
vaincre l'obftacle qui s'oppofoit à l'accouchement, furent les feuls qu'on adminiftra, & la
malade mourut fans être accouchée.

L'opération céfarienne fut pratiquée pour
tirer du cadavre, l'enfant qui avoit perdu la
vie ; le placenta le fut enfuite.

Les Accoucheurs ayant porté le doigt à
l'orifice de la matrice , fentirent la même réfiftance qu'ils avoient éprouvée du vivant de
la femme. « L'examen de l'intérieur de la ma-
» trice juftifia, dit M. *Amand*, le pronoftic
» qui avoit été fait : elle étoit fermée de fa
» propre fubftance, pour ainfi dire, comme
» nous l'avions remarqué, néanmoins, contre
» l'état naturel ».

Malgré le témoignage d'un auteur auffi ref-

pectable, & dont l'ouvrage eſt un des meilleurs que nous ayons ſur l'art des accouchemens, je me perſuaderai difficilement que la
membrane, qu'il a crue particulière, ne fût
point le chorion & l'amnios épaiſſis, denſes
& plus adhérens aux bords de l'orifice que de
coutume.

Du reſte, en admettant l'opinion d'*Amand*,
les remèdes adminiſtrés étoient inſuffiſans. Les
bains & les injections relâchantes méritoient
la préférence.

La rupture de la membrane particulière,
celle du chorion & de l'amnios, s'ils ſe fuſſent
préſentés, l'opération céſarienne vaginale,
voilà les moyens qu'il falloit employer, &
qui, combinés ſelon les circonſtances (1),
auroient pu conſerver la mère & l'enfant. Je
pourrois étayer ce que j'avance de la théorie
la plus lumineuſe, & les faits cités à l'article
des convulſions le démontreront.

------

(1) Par les bains & par les injections, l'irritation &
les convulſions auroient pu être calmées, & la groſſeſſe propagée juſqu'au terme ordinaire. La rupture de
la membrane particulière, celle du chorion & de l'amnios, enfin, l'opération céſarienne donnant iſſue à l'eau,
auroient procuré la détente des fibres utérines, calmé
les convulſions, & facilité l'accouchement, par expulſion ou par extraction.

ARTICLE II.

Des vices du vagin, des grandes lèvres, &c.

SECTION PREMIÈRE.

De l'adhérence des parois du vagin mafquant le col de la matrice.

LE relâchement total du vagin donnant lieu au contact immédiat de fes parois, peut occafionner leur adhérence, & mafquer exactement l'orifice externe de la matrice, avant ou pendant la groffeffe.

Une femme, qui avoit eu plufieurs enfans, dont elle étoit accouchée heureufement, étant redevenue groffe, fe préfenta à mon amphithéâtre, où je la touchai; j'obfervai qu'une efpèce de peau épaiffe & fouple mafquoit le col & l'orifice externe de la matrice, fans empêcher de les diftinguer à travers fes parois, avec lefquels elle ne paroiffoit point avoir contracté d'adhérence. Deux mois s'écoulèrent fans que je la viffe. Au moment du travail, je trouvai l'orifice de la matrice un peu dilaté, fes bords étoient très-minces & fermes. Je diftinguai avec facilité les membranes, & l'eau qu'elles contenoient. Plufieurs Accoucheurs, qui avoient vu cette femme, avoient affuré qu'elle accoucheroit naturellement. Je fus de leur avis;

un feul (1) prétendoit qu'il y avoit une membrane particulière qui s'oppofoit à l'accouchement. Les douleurs furent très-foibles pendant deux jours ; le troifième elles augmentèrent, les membranes furent rompues fpontanément, & l'accouchement terminé très-aifément.

On eût épargné deux jours de douleurs, par l'ufage des bains ou des injections muqueufes, & par la rupture des membranes.

Le vagin, qui n'avoit contracté d'adhérence ni avec l'orifice externe, ni avec le col de la matrice, n'a point gêné les changemens que ces parties fubiffent durant la groffeffe ; elles en étoient feulement mafquées, & ont été mifes à découvert par fon développement fucceffif & gradué, qui, ayant détruit l'adhérence légère de fes parois, a fait rentrer tout dans l'ordre.

SECTION II.

De l'adhérence fimultanée des parois du vagin, du col & des bords de l'orifice interne.

Si les parois adoffées du vagin ont contracté, tant entre elles qu'avec les bords de l'orifice externe & le col de la matrice, des adhérences affez fortes pour s'oppofer au développement de ces parties, l'enfant périra dans le fein de fa mère avant la fin du fixième mois : les circonftances, dans le détail def-

---

(1) C'étoit l'Accoucheur de cette femme, dans l'amphithéâtre duquel nous l'avions examinée.

quelles je ne puis entrer ici, font les feuls
guides de la conduite de l'Accoucheur. Cette
conduite, au refte, peut être la même que celle
que j'ai indiquée pour l'adhérence des parois du
col, toutefois après avoir détruit celles du vagin.

SECTION III.

De l'adhérence des parois du vagin & de celle des grandes lèvres.

DES caufes qui produifent l'adhérence des
parois du vagin & des grandes lèvres, la plus
ordinaire eft la fuppuration abondante de ces
parties, lors de la chûte des efcarres gangréneufes qui les affectent fouvent à la fuite d'un
accouchement laborieux. Cette caufe, à la
vérité, ne détermine leur adhérence que par
l'inattention de celui qui donne des foins à la
malade ; car, s'il s'oppofe au contact des parties qui font en fuppuration, à mefure que la
guérifon s'opère, elles ne s'adhéreront jamais.
Par cette précaution, je l'ai toujours évité.

L'adhérence des parois du vagin & des
grandes lèvres eft plus ou moins profonde,
& plus ou moins folide.

Quand elle eft légère & peu profonde, la
féparation s'en fait quelquefois durant la groffeffe : elle eft opérée par le développement de
ces parties, & par l'humeur muqueufe, qui
abonde beaucoup plus alors que dans tout
autre temps.

Si cette féparation n'a point eu lieu, la tête
l'opérera toujours pendant le travail, fans de
grandes difficultés.

Si l'adhérence eft ferme & profonde, fi elle eft compliquée de callofités, elle ne fe détruit jamais dans le cours de la groſſeſſe. Quelquefois la tête de l'enfant, pouſſée par les plus violens efforts de la matrice au moment du travail, force les parties à fe féparer ; mais ce n'eft qu'après pluſieurs jours d'un travail auſſi opiniâtre que pénible.

Harvée (1) en rapporte un exemple. Temporiſer alors, c'eft expoſer la mère & l'enfant aux plus grands dangers. Pour les éviter, des Accoucheurs ont pratiqué, avec ſuccès, l'opération céſarienne. *Vaterus* (2) & *Lanckiſch* (3) citent un fait de cette nature.

Des praticiens célèbres ont préféré de débrider les parties adhérentes, par de petites inciſions, & ont introduit enſuite le *ſpeculum uteri*, pour dilater les parties, & faciliter l'accouchement.

Guillemeau a réuſſi par ces procédés (4).

Lamotte, en pareille circonftance, n'eut pas le même avantage : il fut forcé d'emporter les callofités avec le biftouri. Ce dernier moyen favoriſa l'accouchement.

Pour mettre le lecteur à portée de décider ce qu'il convient de faire pour les cas cités, j'en établirai trois. Le premier, c'eft lorſque nous ſommes conſultés pour une femme qui n'eſt point enceinte ; le ſecond, pour celle

---

(1) Harvei exercitatio, de partu, p. 346.
(2) Diſſertatio de partu cæfareo.
(3) Voyez Bibliot. de Planque, Tome III, p. 257.
(4) De l'heureux accouchement, Liv. II, chap. X.

qui l'eft; le troifième, pour celle qui eft en travail.

Quoique les grandes lèvres & le vagin aient contracté des adhérences, la cavité du dernier n'eft jamais complétement oblitérée; il refte toujours une petite ouverture extérieure pour l'écoulement de l'urine & celui des menftrues; on introduira donc le doigt, ou une fonde, dans cette ouverture, pour reconnoître la profondeur & la nature de l'adhérence. Si l'ouverture eft au milieu de la vulve, on y portera le biftouri fur le doigt, ou dans la crénelure de la fonde. On incifera inférieurement les parties adhérentes. Quelques Chirurgiens préfèrent le biftouri boutonné; celui qui ne l'eft pas offre plus d'avantages, parce que dans ces opérations, on fe fert quelquefois plus de l'extrémité de l'inftrument que du refte.

Après avoir épongé le fang qui s'écoule, & avoir fait quelques injections émollientes, au lieu d'introduire, comme on le fait ordinairement, une tente ferme enduite de cérat, & proportionnée à l'ouverture, on emplira le vagin de charpie sèche & liée; le lendemain on portera d'autres tampons enduits de fuppuratif, auquel on aura mêlé, quand les callofités font dures & profondes, une petite quantité de pierre à cautère, ou de précipité en poudre, à l'exception du premier tampon porté au fond du vagin, pour que le fecond ne touche point le col de la matrice.

A chaque panfement, le Chirurgien aura l'attention de faire des injections émollientes, & d'examiner la fonte des callofités.

Dès que la fuppuration fera bien établie,

D

on pourra diminuer, ou même supprimer le cor-
rosif, & panser l'ulcère selon les règles de l'art.

Il faut sur - tout s'opposer au contact des
parties, jusqu'à parfaite guérison. Ce défaut
de précaution permet quelquefois une nouvelle adhérence, que l'on évitera en contenant
une éponge préparée dans le vagin pendant
quelque temps.

Je m'oppose à la tente recommandée par les
praticiens, pour ne point exposer la malade
aux accidens dont j'ai été témoin.

Une Sage-femme donna des soins à une jeune
personne, dont l'enfantement fut long & pénible.

L'intérieur des grandes lèvres & du vagin
fut attaqué de gangrène. La chûte des escarres
donna lieu à une suppuration abondante, à
laquelle on ne fit point attention. La nature
seule opéra la guérison, & les parties con-
tractèrent adhérence.

Je fus consulté un an après; la malade me
dit qu'elle urinoit librement; mais qu'à l'époque
de ses règles, elle souffroit étonnamment; que
le sang ne sortoit qu'après avoir séjourné quelques jours, & qu'alors il infectoit.

Je ne découvris qu'une trace légère de la
vulve, & au milieu, une petite ouverture.

Je mandai deux de mes confrères, qui furent
d'avis qu'on séparât les parties unies. Nous y
procédâmes avec le bistouri, qui ne les divisa
qu'avec difficulté, tant la cicatrice étoit calleuse.

Quand on eut pénétré jusqu'à la cavité res-
tante du vagin, on tint les parties écartées par
une tente de linge fin roulé sur une carte, &
enduit de cérat. Cette tente fut continuée

pendant plufieurs jours, pendant lefquels les parties fubirent la plus vive inflammation; la malade reffentit les douleurs les plus violentes. Ses jours furent menacés par la fièvre & par les accidens qui furvinrent (1). Je fis baigner les parties fouffrantes; je fupprimai la tente, que je remplaçai par de la charpie imbibée d'une forte décoction émolliente. Ce changement n'ayant pu faire céder fur le champ les douleurs qu'éprouvoit la malade, elle retira tout, fans vouloir nous permettre d'y rien fubftituer. Elle fut bientôt punie de fon opiniâtreté, par la réunion des parties; mais les douleurs occafionnées par le féjour des règles s'étant réveillées, elle fe foumit à une nouvelle opération deux ans après.

La docilité qu'elle apporta dans cette circonftance, fut fuivie de fuccès; & elle jouit aujourd'hui d'une très-bonne fanté.

Je crois très-utile de faire prendre les demibains avant & après l'opération.

Si nous ne fommes prévenus de l'accident en queftion que pendant la groffeffe, nous nous comporterons comme ci-deffus, avec l'attention de toucher la malade de temps en temps, pour examiner fi les bains & les injections ne relâchent point trop le col de la matrice, & ne font point dilater prématurément fes orifices. Si cela arrivoit, on fupprimeroit en partie, ou en totalité, les bains, &c.

---

(1) Des anxiétés dans toutes les parties du corps, la refpiration très-laborieufe, un léger délire, les yeux creux, le vifage très-maigri.

Il fera prudent de mêler au fuppuratif moins de pierre à cautère que dans le premier cas ; il vaut mieux prolonger un peu la curation.

Quand nous ne pouvons donner des foins à la malade qu'à l'inftant des douleurs de l'enfantement, il faut débrider les parties avec le biftouri, & mettre la femme dans le bain, jufqu'à ce que la tête foit près de fortir (1). Si quelque obftacle la retient, l'accouchement fera terminé avec le forceps.

Lorfque l'enfant préfente une partie qui empêche fa fortie fpontanée, après avoir fuffifamment relâché les parties par le bain, l'Accoucheur rompra les membranes, & ira chercher les pieds de l'enfant.

SECTION IV.

Des brides calleufes du vagin & de celles des grandes lèvres.

QUELQUEFOIS de fortes brides calleufes oblitèrent en partie l'efpace qui fe trouve entre les parois des grandes lèvres & celles du vagin.

Cet accident exige les foins & les précautions prefcrites ci-deffus.

La nommée B..... (2) à terme & en travail de fon fecond enfant, envoya chercher M.....

---

(1) Je fuppofe que l'enfant préfente la tête.
(2) Rue de Cléri-Villeneuve.

Sage-femme, qui, voulant s'affurer de la fituation de l'enfant, &c. fut étonnée de méconnoître les parties qu'elle parcouroit. Elle crut
devoir s'étayer d'un conseil, & je fus choifi.

Je portai la main vers les parties qui devoient
faire l'objet de mes recherches, je n'y trouvai
qu'une légère trace de la vulve, & au milieu
de la ligne qui en tenoit lieu, une fi petite
ouverture, que le doigt bien graiffé ne pouvoit y pénétrer qu'avec difficulté. A quelques
lignes de cette ouverture s'en trouvoit une
feconde, puis une troifième ; enfin, l'orifice
interne de la matrice, auquel le doigt fort
gêné ne parvenoit que très-difficilement.

Je m'affurai que les parois des grandes lèvres
& celles du vagin n'étoient approchées que par
de fortes brides calleufes, qui, s'entre-croifant,
formoient les trois efpèces d'orifice dont j'ai
parlé.

Cet état m'engagea à prefcrire un demi-
bain, après lequel je devois incifer les brides
calleufes, pour favorifer l'accouchement.

MM. *Coutouly* & *Bodin*, à qui je fis part de
cette difformité, s'en affurèrent, furent de mon
avis, & affiftèrent à l'opération.

La dureté des brides rendit leur incifion très-
difficile : lorfque je les eus détruites, l'opérée
fe remit dans le bain, y refta trois heures,
en fortit, & accoucha peu de temps après, fort
heureufement (1).

L'attention que j'ai eue de faire porter, de

____

(1) L'enfant préfentoit la tête.

temps en temps, pendant la couche, le doigt entre les parois des grandes lèvres & celles du vagin, s'est opposée à leur réunion.....

L'accouchée n'a point éprouvé d'accidens.

L'opération me paroissoit avoir facilité l'accouchement ; je me flattois même d'avoir frayé à l'enfant, un passage qui lui auroit été interdit sans ce secours.

Je m'abusois sans doute, puisque des praticiens éclairés ont prétendu que j'aurois dû commettre à la nature, le soin de l'accouchement : ils assuroient que dans des cas semblables, la tête de l'enfant, poussée par les efforts redoublés de la matrice, rompt les brides, & franchit heureusement la voie qu'elle s'est faite. Tout ce qu'ils ont allégué ne m'a point convaincu, & je crois encore aujourd'hui ce précepte dangereux.

Que l'on ouvre l'ouvrage de *Peu*, on y trouvera des tableaux faits pour fixer l'opinion sur cet objet.

Observation de PEU.

« Une femme enceinte de six mois, dit cet
» auteur, pressée par les douleurs extrêmes
» qu'elle ressentoit depuis quinze jours, sans
» relâche, étoit comme dans une espèce de
» fureur, mordant, arrachant tout ce qu'elle
» pouvoit saisir, avec des contorsions vio-
» lentes de toutes les parties de son corps,
» ensorte qu'on fut contraint de la lier. Quoi-
» qu'elle n'eût pas perdu la raison, parmi ses
» cris épouvantables, elle n'avoit autre chose

» à dire, s'adreffant à moi, finon : tirez, arra-
» chez, coupez, tuez-moi; auffi-bien je me
» meurs ».

Dans cet état, *Peu* divifa, avec une paire
de cifeaux courbes & lenticulés, une partie
des grandes lèvres, les parois du vagin, les
nymphes qui avoient contracté des adhérences
entre elles ; il tira enfuite les os féparés d'un
fœtus (1).

Une adhérence femblable s'oppofa, durant
fix jours, à la fortie d'un enfant vivant & à
terme. La femme éprouva les mêmes accidens
que la précédente. *Peu* fépara les parties adhérentes, & l'accouchement fut auffi promptement qu'heureufement terminé.

Du refte, on peut demander aux praticiens
cités, ce qu'ils feroient, 1°. fi l'enfant ne
préfentoit pas la tête ; 2°. s'ils n'ont jamais
été forcés de rompre les membranes, précifément parce qu'elles retardoient ou s'oppofoient
à l'accouchement ; & s'ils l'ont fait, ce qu'ils
ne peuvent nier, pourquoi ne feroient-ils point
pour un plus grand obftacle, ce qu'ils ont pratiqué pour un moindre ? 3°. s'il eft préférable
d'abandonner à la nature le foin de vaincre des
difficultés, qu'il lui fera peut-être impoffible
de furmonter, à l'aider fagement & avec avantage ; 4°. fi l'Accoucheur, qui veille à la confervation des êtres qui lui font confiés, ne
doit point faire tout le bien dont il eft capable, & fi ce n'en eft pas un de rendre à la

----

(1) Voyez pages 25, 245 & fuivantes.

femme en travail, le fervice important de la fouftraire, dans tous les cas, & fur-tout dans celui-ci, à la violence, à la durée des douleurs de l'enfantement, que dis-je? à la mort.

Je fais que la nature a pu vaincre des obftacles qui paroiffoient femblables à celui dont je parle; mais, outre qu'ils étoient différens, que de rifques n'ont point couru les êtres foumis à ces épreuves funeftes!

Si l'on veut éviter le danger, la conduite de *Peu* & la nôtre font probablement, en cas pareil, préférables à toute autre.

Si les moyens que je propofe étoient infuffifans pour que l'accouchement pût être terminé par la voie naturelle, il n'y auroit de reffource que dans l'opération céfarienne abdominale.

CHAPITRE V.

De la hernie de la matrice.

LA matrice peut, pendant la groffeffe, forcer les fibres des mufcles abdominaux, leurs anneaux, les échancrures ifchiatiques, ou les trous ovalaires, à lui livrer paffage; c'eft ce qu'on nomme *hernie de la matrice*. Cette maladie, tantôt fimple, tantôt compliquée d'adhérences, néceffite prefque toujours les fecours de l'art: apprécier ces fecours, & déterminer les cas où chacun d'eux convient, telle eft la tâche que nous nous propofons de remplir.

ARTICLE I.

De la hernie fans adhérences.

EN vain M. *Simon* (1) nous affure-t-il, *que dans ce cas, l'opération céfarienne n'eft pas néceffaire, quoique la hernie foit confidérable; parce que la matrice peut rentrer dans le baffin, & l'accouchement fe terminer fans les fecours de l'art, comme le prouve l'obfervation de Rhuifch.*

Rhuifch, & M. *Simon,* d'après lui, paroiffent avoir accordé trop de confiance au rapport de la Sage-femme. D'ailleurs, l'opinion trop générale de M. *Simon* ne peut être adoptée. Il eft aifé de fentir que la matrice, qui s'eft frayée, pendant la groffeffe, un paffage à travers les mufcles du bas-ventre, ne pourra, au terme de neuf mois, repaffer par la même voie, & rentrer dans le baffin, fi ce n'eft après l'accouchement.

Il n'eft donc point queftion de s'occuper de la hernie, mais de la fituation de la matrice, feule caufe immédiate de la poffibilité ou de l'impoffibilité de l'accouchement, & confé- quemment de la néceffité ou de l'inutilité de l'opération céfarienne.

Lorfqu'au moment du travail, l'orifice de la matrice correfpondra à l'ouverture d'un

____

(1) Mémoires de l'Académie royale de Chirurgie, Tome II, édit. in-4°.

baſſin bien conformé, & que le cercle her‑
niaire ne s'oppoſera point à la dilatation de
cet orifice, l'accouchement ſera toujours
poſſible par la voie naturelle.

Au contraire, dans le cas où l'orifice de la
matrice n'eſt point direct à l'ouverture du
baſſin, il faut l'y faire correſpondre, en redreſ‑
ſant la matrice inclinée. Si l'on ne réuſſit point,
l'opération céſarienne abdominale eſt indiſpen‑
ſable, quoique la matrice n'ait point contracté
d'adhérences.

ARTICLE I I.

De la hernie avec adhérences.

Nous croyons avoir prouvé que la hernie
ſans adhérences, néceſſitoit quelquefois l'opé‑
ration céſarienne. Nous tâcherons de démon‑
trer que les adhérences ne rendent pas tou‑
jours cette opération indiſpenſable. Il ſuffit,
comme nous l'avons avancé, que l'orifice ſe
préſente directement à l'ouverture du baſſin,
pour que l'accouchement ſoit poſſible par la
voie naturelle, & les adhérences ne s'oppoſent
pas plus à cette diſpoſition favorable, que les
inadhérences. La ſituation de l'orifice dépend
toujours de celle de la matrice; la hernie n'eſt
que la cauſe éloignée de ſa déviation.

Mais M. *Simon* ajoute *que les adhérences peu‑*
vent être des obſtacles à la contraction de la ma‑
trice, & ſans doute, ſelon lui, à l'accouche‑

ment, puifque tous les auteurs prétendent que fans ces contractions, qu'ils croient mufcu-laires, l'accouchement fpontané eft impoffible.

Il n'eft point vraifemblable que les adhé-rences puiffent gêner l'action de la matrice. Cette action, difons mieux, l'effort continuel qu'elle fait pour chaffer le corps qui la diftend, réfide dans fon élafticité, qui tend toujours à la rappeller fur elle-même, & qui l'y rappelle dès qu'elle peut vaincre les réfiftances qui s'y oppofoient : les adhérences ne peuvent rien contre cette propriété *innée.* Les parties avec lefquelles la matrice en a contracté s'étant élevées avec elle, la fuivront à mefure qu'elle fe reftituera, & l'enfant fera chaffé. Il eft donc démontré que l'accouchement fpontané fera poffible, quoique la hernie de la matrice foit avec adhérences, fi les conditions que j'ai pofées ont lieu (1).

Cependant, fi la matrice a contracté des adhérences à une certaine hauteur, fa reftitu-tion ne fera qu'incomplette aux yeux de ceux qui ne fe donneront point la peine d'y réflé-chir ; ils verront fon fond plus élevé qu'il ne doit l'être, & fon orifice occuper fon lieu na-turel : delà la jufteffe apparente de leur con-clufion. Mais les chofes ne fe paffent point ainfi : la partie fupérieure de la matrice s'élève-t-elle, elle force l'inférieure & le vagin à la fuivre ; s'abaiffe-t-elle, l'inférieure en fait autant, le vagin, qui s'étoit déployé, fe

---

(1) Le baffin fuppofé bien conformé.

reſtitue, & toutes ces parties reprennent leur place, ſi rien ne s'y oppoſe.

Si les adhérences viennent intervertir cet ordre, ce ne peut être qu'imparfaitement, puiſque, comme nous l'avons dit, les parties auxquelles la matrice eſt adhérente, ſont forcées de la ſuivre, lorſqu'elle ſe reſtitue, du moins juſqu'à un certain point : que le fond ſoit alors retenu par les adhérences, il devient point fixe, & ſes fibres continuant à ſe rapprocher, tirent à elles le vagin déjà reſtitué en partie. Il arrive delà que la ſituation de la matrice eſt ſeule contre nature, & ſa reſtitution complette.

L'expérience confirme cette théorie. Je n'ai jamais vu le fond de la matrice s'élever au-deſſus du petit baſſin, qu'il n'ait entraîné le col & le vagin avec lui. La difficulté à atteindre l'orifice de ce viſcère enflammé, prouve cette vérité. Elle ſera démontrée par l'événement qui a ſuivi une des opérations céſariennes que j'ai faites, & dont le détail ſe trouve à la fin de cet Ouvrage.

On ne peut douter de la poſſibilité, de la réalité de la hernie de la matrice pendant la groſſeſſe. Mais nous penſons qu'on a ſouvent pris le change à cet égard, & que l'impoſſibilité de l'accouchement, qu'on attribuoit à la hernie, ne dépendoit que de l'obliquité de ce viſcère ; les moyens employés dans ces cas, prouvent ce que j'avance. Toutes les fois qu'on a pu corriger l'inclinaiſon de la matrice, ce que l'on a nommé réduction de la hernie, l'accouchement eſt devenu poſſible par la voie naturelle ; autrement, il ne l'a été que par l'opération céfarienne abdominale ; opération indifpenfable alors, mais qui n'eft néceffitée, ni par la hernie, ni par les adhérences, mais par l'obliquité de la matrice, comme on le verra dans le Chapitre fuivant.

Si la hernie ventrale de la matrice peut forcer de recourir à l'opération céfarienne abdominale, celle - ci eft indifpenfable, quand celle-là a lieu par les ouvertures du baffin, telles que les échancrures ifchiatiques, les trous ovalaires, &c.

Un cas, qui a beaucoup de rapport avec ceux que nous venons de traiter, c'eft la culbute de la matrice, nommée par M. *Dehunter,* *rétroverfion de la matrice.* Dans cette circonf-tance, où le fond de ce vifcère occupe la place de fon orifice, l'opération céfarienne vaginale eft d'une néceffité abfolue, la réduc-tion fuppofée impoffible. J'ai vu trois culbutes de la matrice, pour l'une defquelles l'opéra-tion que je propofe étoit indiquée, & auroit été pratiquée, fi l'état prefque agonifant de la femme ne l'eût point fait rejetter.

Jufqu'ici, je n'ai traité que des caufes que tous les auteurs ont reconnues pouvoir né-ceffiter l'opération céfarienne. J'ai fait mon pof-fible pour ne rien laiffer à defirer fur les moyens d'éviter cette opération, j'ai tâché de dévelop-per les cas où ils ont trop héfité à la prefcrire : il me refte à parler de ceux où ils ne l'ont point confeillée, quoique néceffaire ; tels font l'obliquité de la matrice, & les convulfions qui affectent les femmes enceintes & à terme, au moment du travail.

CHAPITRE VI.

De l'obliquité de la matrice en général.

LA matrice, en fe dilatant, s'incline toujours vers l'une ou l'autre des parties du basventre ; cette inclinaifon a été nommée *obliquité de la matrice.*

Sans nous arrêter aux divifions qu'en ont fait les auteurs, nous dirons qu'à la fin de la groffeffe, il ne peut y en avoir d'autre que l'antérieure ; elle eft légère, ou confidérable : nous appellerons la première, *naturelle*, parce qu'elle favorife l'accouchement fpontané ; & la dernière, *contre nature*, parce qu'elle rend l'accouchement difficile, quelquefois même impoffible, par la voie naturelle : cette obliquité feule fixera notre attention.

ARTICLE I.

De l'obliquité contre nature de la matrice.

L'OBLIQUITÉ *contre nature* de la matrice à lieu, lorfque le fond de ce vifcère eft inférieur à fon orifice.

Deventer eft le feul qui ait traité cette matière à fond. Il ne fera point indifférent de rapporter ici l'expofé qu'il en fait. « Quand la

» Sage-femme, dit-il (1), eft certaine que la
» matrice eft trop renverfée en devant, il faut
» qu'elle fonge aux moyens de corriger le dé-
» faut de cette fituation, & de fecourir la
» mère & l'enfant.

» Elle doit avoir deux objets; le premier,
» de faire tomber la tête de l'enfant dans le
» baffin jufqu'au coccix; le fecond, de la faire
» fortir de là, & de faire venir l'enfant.

« Il s'en faut de beaucoup qu'on doive être
» tranquille, quand on a amené la tête dans
» le baffin; l'on n'eft pas hors de danger; c'eft
» au contraire le difficile; on n'eft pas à la
» moitié du chemin. Plufieurs enfans font reftés
» dans ce détroit, fans en jamais fortir; & en
» y mourant, ont auffi donné la mort à leurs
» mères. C'eft un écueil fameux par les nau-
» frages qui s'y font, & qu'il faut cependant
» paffer fans pouvoir l'éviter; mais on ne peut
» le faire fans fecours, &......

» La Sage-femme (2) doit bien fe garder de
» perdre le temps mal-à-propos, comme le font
» plufieurs d'entre elles, qui ne font point inf-
» truites des obliquités de la matrice, fi elles
» ne veulent, comme elles, donner la mort
» à la mère & à l'enfant; ce qui n'arrive que
» trop fouvent..... Souvent une femme ne peut
» accoucher après un travail de deux, trois,
» & même quatre jours.

» On voit fouvent auffi que les douleurs,
» quelquefois très-fortes, fur-tout au commen-

(1) Voyez édit. françoife, par d'*Ablaincourt*, p. 281.
(2) Voyez *page 295 & fuiv.*

» cement, fatiguent tellement la mère, qu'elle
» donne souvent la mort à son enfant sans le
» savoir ; c'est à l'ignorance de la Sage-femme
» qu'il faut s'en prendre. Il arrive enfin que ,
» sans douleurs, ou les douleurs étant très-
» foibles, la mère mourante se délivre sou-
» vent d'un enfant mort ; ce qui est un effet
» d'une providence particulière, qui veut sauver
» la mère, & qui cependant n'y réussit pas
» toujours ».

On voit, dans ce tableau effrayant, que *Deventer* avoit vu des obliquités contre nature , & avoit été témoin des accidens qui en étoient résultés ; on y reconnoît la touche du praticien : cependant , les auteurs qui ont écrit depuis, lui ont reproché d'avoir exagéré les obliquités & les accidens qui en font la suite. Ils auroient pu se borner à dire que ces cas étoient très-rares.

La légéreté avec laquelle quelques-uns ont traité ce point important, les causes auxquelles ils attribuent l'obliquité contre nature de la matrice , leur silence fur les accidens qui en résultent ; enfin, la facilité avec laquelle ils croient qu'on peut la réduire , & disent en avoir réduit ; tout nous porte à croire qu'ils s'en font laissé imposer fur les obliquités, ou qu'ils ont éludé la question.

✳

SECTION PREMIÈRE.

Des causes de l'obliquité contre nature de la matrice.

DEVENTER a méconnu la cause de l'obli-quité contre nature; « il l'attribue au poids des
» intestins, à leurs mouvemens, qui pouffent
» la matrice de côté & d'autre, aux différentes
» situations que la femme affecte de garder,
» au mouvement du cheval, des voitures,
» enfin, à l'exercice du corps ».

M. *Levret* la faifoit dépendre de l'adhérence du placenta, qui, par fa pefanteur, entraînoit la matrice du côté où il fe trouvoit.

M. *Baudelocque* dit (1) que « l'obliquité de
» la matrice paroît une fuite néceffaire de la
» rondeur qu'elle acquiert en fe développant,
» de la figure & de la fituation de quelques-
» unes des parties qui l'entourent, de la mo-
» bilité des autres, & des changemens que
» leurs fonctions y déterminent.... Il croit que
» la direction de l'axe du baffin détermine
» l'obliquité antérieure; que le rapport de la
» matrice avec l'inteftin rectum & l'S romaine
» du colon, la convexité de la colonne épi-
» nière, & la fituation des inteftins relative-
» ment à la matrice qui les foulève, font les
» véritables caufes des obliquités latérales ».

____

(1) Page 93, Tome Ier.

E

Il est aisé de voir que ces causes ne peuvent déterminer que des obliquités *naturelles*.

Si ces auteurs eussent moins accordé à la prévention qu'à l'expérience, ils auroient certainement découvert la véritable, la seule cause de l'obliquité contre nature.

Les femmes qui ont eu beaucoup d'enfans, celles qui ont la fibre très-relâchée, sont les seules qui soient sujettes à cette obliquité. En vain quelques auteurs ont prétendu que celles dont le bassin est vicié en étoient affectées : j'en ai touché beaucoup, & toujours j'ai atteint l'orifice de la matrice ; ce qui n'est pas possible dans l'obliquité contre nature.

La véritable cause de cette obliquité est donc le relâchement considérable des parties contenantes de l'abdomen.

Au sixième mois de la grossesse, la matrice ne pouvant plus être entiérement contenue dans la cavité des côtes, se porte vers les parties antérieures du bas-ventre, s'appuie sur elles, s'y loge ; & si leur résistance est foible, elle les entraîne par son propre poids, & s'incline peu-à-peu, jusqu'à ce qu'enfin elle soit soutenue par les cuisses, ou par l'une des deux. C'est cet état que les François appellent *ventre en besace*, & les Latins, *venter propendulus*.

M. *Levret* pensoit que l'obliquité de la matrice ne pouvoit se faire qu'aux dépens des enveloppes du bas - ventre ; mais il croyoit qu'en le dilatant, elle les forçoit à la loger : cela est vrai ; mais lorsque leur résistance sera telle qu'il paroît le supposer, l'obliquité sera *naturelle.*

M. *Sabatier* (1) eft le feul qui ait clairement énoncé la caufe que nous affignons.

SECTION II.

Des fignes de l'obliquité contre nature de la matrice.

COMME l'obliquité contre nature de la matrice doit être confidérée fous deux afpects différens, nous croyons effentiel de détailler les fignes qui les caractérifent.

Dans le premier cas, le fond de la matrice eft appuyé fur les cuiffes, & l'extrémité oppofée contre un des points de la partie poftérieure & fupérieure du baffin ; je l'ai même trouvée au-deffus & au-delà du rebord du détroit fupérieur. Dans ce cas, on ne peut atteindre l'orifice que très - difficilement, quelquefois même il eft impoffible d'y parvenir.

Dans le fecond, le fond de la matrice defcend jufqu'aux genoux (2), & l'extrémité oppofée porte fur la fymphife des os pubis, ou fur fes environs On peut alors parvenir jufqu'à l'orifice, en portant le doigt à demi-fléchi vers ces parties, après avoir foulevé la matrice.

------

(1) Voyez fon excellent Mémoire fur les deplacemens de la matrice & du vagin, inféré dans ceux de l'Académie royale de Chirurgie, Tome III, édit. in-4°.

(2) Voyez Mémoire de M. *Sabatier*, inféré dans ceux de l'Académie royale de Chirurgie, vol. 3ᵉ, in-4°. fur les déplacemens, &c....

E 2

Le diagnoſtic des auteurs eſt le même, ſi l'on excepte l'impoſſibilité de toucher l'orifice dans quelques cas.

Si le pronoſtic de *Deventer*, ſur l'obliquité contre nature de la matrice, doit effrayer le jeune praticien, celui de M. *Baudelocque* doit le raſſurer.

« L'obliquité de la matrice, dit il (1), eſt
» en général moins fâcheuſe qu'on ne le dit
» communément; quand elle n'eſt que légère,
» ſouvent, loin de nuire à l'accouchement,
» elle ſemble le favoriſer. L'obliquité extrême
» peut ſeule y devenir contraire; mais il eſt
» toujours ſi aiſé de la corriger ». Il avoue cependant, « que la tête s'engageant & deſcen-
» cendant dans l'excavation, eſt recouverte
» d'une portion de la matrice qui ſe diſtend,
» s'enflamme & ſe déchire, ſi l'on n'y re-
» médie, en ramenant l'orifice au centre du
» baſſin ».

D'après notre expérience, nous dirons, avec *Deventer*, que ſi la femme n'eſt pas ſecourue à propos dans le cas en queſtion, elle ne peut quelquefois accoucher, après un travail de deux, trois, & même quatre jours; d'autres fois l'enfant n'eſt chaſſé que lorſqu'elle eſt près de mourir.

---

(1) Voyez le premier volume, p. 97 & 98.

SECTION III.

Des moyens de s'oppofer ou de corriger l'obliquité contre nature de la matrice.

POUR s'oppofer à l'obliquité extrême de la matrice, les auteurs confeillent un bandage propre à empêcher les parties de céder à l'effort & au poids de ce vifcère ; ils veulent que la femme garde le lit pendant les derniers mois de la groffeffe. Ces précautions fages rempliront probablement l'objet qu'on fe propofe.

Lors des douleurs de l'enfantement, ils recommandent de foulever le fond de la matrice, pour faire rentrer fon orifice dans l'excavation, & par-là, rendre l'accouchement poffible, ou de faire fituer la femme fur fes coudes & fur fes genoux, & de terminer l'accouchement par les pieds. M. *Levret* affure que cette pofition eft la plus favorable.

« Les femmes, dit M. *Baudelocque*, dont la
» matrice eft fituée obliquement, doivent fe
» tenir couchées depuis le commencement du
» travail jufqu'à la fin. On obfervera, dans le
» dernier cas, de les faire coucher fur le dos
» dans les grandes obliquités de la matrice en
» devant, & fur l'un des côtés, dans les obli-
» quités latérales, mais fur celui qui eft oppofé
» à la déviation, afin de ramener l'orifice de
» la matrice à peu-près parallélement à celui
» du baffin ».

S'agit-il de l'enfant préfentant la face, la

nuque, ou quelque autre des parties poflé-
rieures, il penfe, avec plufieurs auteurs, que
l'obliquité de la matrice peut y contribuer.
Mais toujours perfuadé qu'il eft aifé de la corriger, il fe borne à dire qu'on peut y remédier, en donnant à la femme une fituation
oppofée à celle de la matrice. Cette précaution eft infuffifante pour les grandes obliquités.

Les moyens prefcrits jufqu'ici, fouvent inutiles pour réduire la matrice, ne peuvent convenir également aux deux efpèces d'obliquités
contre nature que nous avons établies.

Dans la première (celle où l'extrémité de
ce vifcère oppofée à fon fond, eft appuyée fur
la partie poftérieure & fupérieure du baffin),
la fituation de la femme fur fes coudes & fur
fes genoux, ne peut permettre l'accouchement
par les pieds que très-rarement. Si l'on fe
borne à foulever le fond de la matrice, loin
de déplacer la partie retenue, on l'appuie
davantage fur celle qui la retient, quelquefois
même on la fait remonter du côté du bas-
ventre, & la réduction & l'accouchement deviennent impoffibles : cela m'eft arrivé.

Pour y procéder avec méthode, il faut déplacer l'extrémité appuyée fur la partie poflé-
rieure du baffin, avant d'en relever le fond.
Pour y parvenir, on fera fléchir le tronc &
les extrémités inférieures : les mufcles du bas-
ventre relâchés par ce moyen, feront preffés
contre la colonne épinière, par la main d'un
aide qui contiendra l'extrémité de l'utérus, &
l'empêchera de remonter ; ce qui arriveroit fans
cette précaution.

· Alors l'Accoucheur faifira ce vifcère, & le tirera à foi par gradation. Dès que l'aide s'appercevra que la partie qui étoit retenue poftérieurement, s'éloignera de fa main, pour fe porter vers l'ouverture du baffin, il la fuivra, en continuant de la preffer, & préviendra l'Accoucheur de ce qui fe paffe : celui-ci touchera la femme ; fi l'orifice correfpond à l'ouverture du baffin, il relevera la matrice, en la faifant gliffer fur les parties contenantes, & non en relevant ces parties avec elle : la réduction faite, on enveloppera l'abdomen avec une ferviette, dont deux aides tireront les chefs poftérieurement, jufqu'à ce que la tête de l'enfant foit parvenue en totalité, ou du moins en grande partie, dans l'excavation ; ce qu'on facilitera, en tenant le baffin plus élevé que le refte du tronc, & en portant le doigt dans l'orifice, pour le contenir, *& non pour y exercer de violence*, en le tirant à foi, comme on l'a prefcrit (1).

Dans le fecond cas, on foutiendra l'extrémité de la matrice appuyée fur le rebord antérieur du détroit fupérieur, pendant que l'on foulèvera fon fond, comme nous l'avons prefcrit pour la première efpèce d'obliquité.

Si par ces procédés, on ne peut obtenir la réduction de la matrice, il ne refte d'efpoir que dans l'opération céfarienne *vaginale*, dans le premier cas, & *abdominale*, pour le fecond.

Ce moyen, le feul qui puiffe alors conferver

______

(1) *Voyez* Deventer.

la mère & l'enfant, a échappé aux auteurs qui nous ont précédé. S'il paroît extrême aux yeux de ceux qui n'ont point affez médité l'obliquité dont nous parlons, les obfervations fuivantes leur feront fans doute adopter notre opinion.

Iere OBSERVATION. *Qui prouve la néceffité de l'opération céfarienne dans l'obliquité contre nature de la matrice.*

LA nommée......... avoit eu dix enfans ; la fortie des deux derniers avoit été très-longue & très-pénible. Le dixième perdit la vie pendant le travail. L'obliquité antérieure de la matrice avoit feule occafionné ces accidens.

Je ne fus mandé, pour la onzième groffeffe, qu'au moment du travail. Le ventre étoit appuyé fur les cuiffes. Il ne me fut jamais poffible d'atteindre l'orifice de la matrice, tant il étoit élevé & poftérieur. Voyant que mes tentatives, pour en changer la pofition, étoient vaines, j'affurai que la vie de la mère & celle de l'enfant étoient dans le plus grand danger, & que l'opération céfarienne étoit le feul moyen qui pût les enlever à la mort : cet avis ne fut point goûté.

Cependant, pour m'oppofer aux fuites funeftes que pouvoient entraîner la longueur & la difficulté de l'accouchement, je fis faigner & baigner la malade, & je laiffai près d'elle un aide intelligent.

Vingt - quatre heures de douleurs n'ayant apporté aucun changement dans fon état, je mandai M. *Coutouli*, à qui je fis part de mes craintes & de ma manière de penſer. Il ſe rendit à mon opinion ; mais l'opération ne fut point pratiquée, parce que la malade s'y refuſa.

Les douleurs ſe ſoutinrent pendant plus de deux jours, ſans opérer de changement. Les moyens ci-deſſus ne purent s'oppoſer à l'inflammation de la matrice. Enfin, au bout de ſoixante heures ou environ, la dilatation de l'orifice étoit telle, que l'on pouvoit en toucher le bord antérieur ; elle augmenta inſenſiblement, & l'accouchement fut terminé par expulſion. L'enfant étoit mort & atteint de putréfaction ; un écoulement putride avoit précédé & ſuivit ſa ſortie ; l'odeur en étoit ſi infecte, qu'il n'étoit pas poſſible de la ſupporter.

Les ſaignées, les bains, les lavemens, les injections émollientes, les boiſſons abondantes, ſoit anti-phlogiſtiques, ſoit anti-putrides, ne purent s'oppoſer aux progrès de l'inflammation, & à la gangrène de la matrice. Les autres parties génitales en furent affectées, & la malade ſuccomba à tous ces accidens.

Nous avons obſervé à l'ouverture du cadavre, que le baſſin étoit bien conformé ; ce qui prouve évidemment que la déviation conſidérable de la matrice a été la cauſe de la mort des deux êtres qui jouiſſoient, aux premiers inſtans du travail, d'une parfaite ſanté.

Je laiſſe aux praticiens de bonne foi, à juger ſi, dans cette circonſtance fâcheuſe, il n'auroit pas été plus avantageux de pratiquer l'opération céfarienne, que d'abandonner le ſoin de l'accouchement aux efforts de la matrice, même aidés des ſecours ordinaires de l'art.

Pour mettre enfin le fceau à cette vérité, qu'il importoit de faire connoître, nous terminerons par deux obfervations confignées dans les Mémoires de l'Académie royale de Chirurgie.

Obfervation de DORINGIUS (1).

« UNE pauvre femme de Niffe, en Siléfie, » étoit accouchée fpontanément & fans fecours, » de huit enfans. Dès le commencement de » fa neuvième groffeffe, elle s'apperçut d'une » tumeur à l'aîne gauche, & fous la peau : on » y diftinguoit aifément un enfant : elle acquit » le volume d'une veffie de bœuf, qui def- » cendoit jufqu'aux genoux de la malade : » elle ne pouvoit la foutenir & la changer de » place, fans reffentir beaucoup de douleurs. » Un Médecin & plufieurs Chirurgiens furent » chargés, par le Sénat, de donner des foins » à cette femme. Ayant reconnu l'impoffibilité » de l'accouchement par la voie naturelle, ils » firent une incifion fur la tumeur, & en » tirèrent un enfant vigoureux ».

Obfervation de SENNERT (2).

« LA femme d'un tonnelier étant enceinte, » fut frappée à l'aîne gauche par l'extrémité » d'une perche. Quelque temps après, il y

______

(1) Vol. 3ᵉ. édit. *in*-4°.
(2) Vol. 2ᵉ édit. *in*-4°.

» parut une hernie, qui acquit tant de volume,
» qu'elle ne put être réduite ; la malade étoit
» obligée de la foutenir avec une bande, &
» de la porter , tantôt fur une cuiffe, tantôt
» fur l'autre. On fentoit, & on voyoit aifément
» fous la peau, les mouvemens d'un enfant.
» *Sennert* confulté , jugeant la réduction de la
» matrice & l'accouchement par la voie or-
» dinaire impoffibles, prononça que , lors du
» travail , il faudroit ouvrir la tumeur, pour
» en tirer l'enfant. La femme parvenue à la
» fin du neuvième mois, reffentit les douleurs
» de l'enfantement ; elles furent vives, & per-
» fiftèrent long-temps. On fuivit enfin le con-
» feil de *Sennert*, & l'on tira l'enfant vivant,
» enfuite le placenta. L'opérée paroiffoit tou-
» cher au moment de fa guérifon, lorfqu'une
» mort inopinée vint l'enlever ».

Ces deux obfervations, tendantes à prouver
la néceffité de l'opération céfarienne , lorfqu'il
y a hernie de la matrice , démontrent que
l'obliquité contre nature de ce vifcère a été la
feule caufe qui a forcé, dans les deux cas, à
recourir à cette opération. Que l'on relife ce
que nous avons dit à ce fujet, en parlant de
la hernie.

CHAPITRE VII.

Des Convulsions.

LES convulsions qui attaquent les femmes à terme & en travail, rendent, dans quelques cas, l'opération césarienne indispensable. Pour s'en convaincre, il suffit de jetter un coup-d'œil sur ce que les auteurs ont dit de cet accident.

ARTICLE I.

Sentiment des Auteurs sur les convulsions.

LA convulsion, dit *Mauriceau* (1), « est un » accident qui fait souvent périr la mère & » l'enfant, si la femme n'est très-promptement » secourue par l'accouchement, qui est le » meilleur remède qu'on puisse apporter à l'une » & à l'autre ; mais quelquefois la matrice » n'étant pas suffisamment ouverte, quand la » convulsion arrive, on ne peut faire autre » chose que les remèdes ordinaires, jusqu'à » ce qu'il y ait lieu de tirer l'enfant comme.....

» J'ai vu quelques femmes accoucher d'elles-» mêmes d'enfans vivans, & se porter bien

(1) Voyez page 335, 7e édit. françoise, Chap. 18. *Voyez* page 230, édit. lat.

» enfuite, quoiqu'elles euffent eu auparavant
» cinq ou fix accès de très-fortes convulfions;
» mais dans l'intervalle de ces accès, elles
» revenoient à connoiffance......

» Mais quand la femme ne revient point à
» connoiffance enfuite de l'accès de la con-
» vulfion, qu'elle refte toute affoupie, & qu'on
» voit qu'elle écume de la bouche, en ronflant
» fortement ; pour lors, la mère & l'enfant
» périffent prefque toujours, s'ils ne font très-
» promptement fecourus par l'accouchement.
» J'ai fauvé la vie à plufieurs femmes de la
» forte & à leurs enfans : mais quelques autres
» n'ont pas laiffé de mourir, après avoir été
» bien & duement accouchées, quoique je les
» euffe promptement fecourues..... Or, puifque
» l'accouchement eft le plus falutaire remède
» qu'on puiffe apporter à la femme qui eft en
» convulfion, bien que l'événement en foit
» douteux, le Chirurgien tâchera néanmoins
» de lui donner ce fecours, & à fon enfant,
» le plutôt qu'il pourra ».

Mauriceau rapporte que la femme d'un de
fes confrères, enceinte de deux enfans, &
attaquée de convulfions, eft morte, pour
n'avoir point été accouchée. Il confeille de
tirer l'enfant qui eft mort avec le crochet, &
dit avoir confervé, par ce moyen, la femme
d'un autre Confrère. Il finit par une troifième
obfervation, où il dit que la mère & l'enfant
ont péri à la fuite de convulfions très-violentes (1).

____

(1) *Voyez* page 44, Obf. 51, Tome II.

L'expofé de *Mauriceau* prouve que les convulfions qui attaquent les femmes pendant le
travail, les font fouvent périr ; que l'accouchement eft le meilleur remède qu'on puiffe y
apporter ; que cependant, malgré ce remède
mis en ufage à temps, l'événement eft douteux ; que des femmes fecourues à propos font
également mortes.

Bien plus, il convient que l'accouchement
eft quelquefois impoffible, parce que l'orifice
de la matrice n'eft point affez dilaté.

Les obfervations de ce favant auteur viennent à l'appui de fa doctrine, qui femble ne
rien laiffer à defirer fur le point en queftion,
ainfi que fur prefque tous les autres : obferva-
teur judicieux, il n'a point méconnu que les
femmes auxquelles la connoiffance revenoit
dans l'intervalle des convulfions, accouchoient
ordinairement d'enfans vivans, & qu'elles fe
portoient bien enfuite.

Plufieurs faits m'avoient inftruit de cette
vérité ; une autre, dont j'ai été frappé, & qui
paroît avoir échappé à *Mauriceau*, c'eft que les
femmes dont il parle, ont fouvent l'efprit aliéné
pendant quelque temps, quelquefois même
toute leur vie.

La Dame....... femme de beaucoup de bon
fens, parvint paifiblement au terme ordinaire
de la groffeffe. Les douleurs de l'enfantement
furent vives, & bientôt accompagnées de convulfions violentes. Un Accoucheur fut mandé ;
je le fus enfuite. La tête étoit dans l'excavation, mais encore trop enveloppée de la matrice, pour pouvoir la faifir avantageufement

avec le forceps. Les douleurs fe foutenoient, & le baffin étoit bien conformé. Je preſcrivis le demi-bain, pour faciliter l'accouchement, que je terminai peu de temps après mon arrivée. L'enfant vint vivant ; la malade n'eut plus de convulſions ; mais fes idées n'étoient pas nettes. A cet accident près, la couche fut franche. Mais peu-à-peu, l'efprit s'aliéna davantage ; & malgré le traitement méthodique qu'on fit à la malade, elle mourut folle, fix mois après être accouchée. Pluſieurs faits de cette efpèce fe font paſſés fous mes yeux.

Portal eft d'accord avec *Mauriceau*, fur le danger des convulſions.

Une femme étoit, dit-il, Obfervation XVII (1), fans connoiſſance & en d'étranges convulſions : elle fut foignée par différens Médecins, Chirurgiens & Sages-femmes : les uns penſèrent qu'il n'y avoit rien à faire, & la condamnèrent à mort, après laquelle ils étoient d'avis qu'on pratiquât l'opération céfarienne.

Les autres, perfuadés que l'enfant étoit mort, conclurent qu'il falloit terminer l'accouchement, fans héſiter ; ce que *Portal* fit, après avoir ouvert & vuidé le crâne.

La femme courut les plus grands rifques. Elle refta quarante heures fans connoiſſance ; fa langue étoit coupée, & la plupart des parties génitales gangrénées. Elle dut fa guériſon aux foins affidus qu'on lui donna, & fans doute à la bonté de fon tempérament.

---

(1) *Voyez* page 96.

La même eut, à sa troisième grossesse, des convulsions, dont elle périt, sans être accouchée. L'enfant étoit mort, quand on fit l'opération céfarienne.

La trente-troisième observation du même auteur démontre combien les vrais praticiens font persuadés du danger imminent auquel sont exposées les femmes attaquées de convulsions pendant le travail. Les remèdes le mieux indiqués & le plus promptement administrés, pour faire cesser les convulsions, furent inutiles. L'accouchement parut la seule & dernière ressource. *Portal* fut choisi pour le terminer.

Le mari prévenu du danger qui menaçoit sa femme, prioit les consultans de la conserver. *Portal* lui répondit « qu'il l'accoucheroit ; mais
» que si elle venoit à mourir, il le prioit, ainsi
» que ces messieurs, de lui faire justice & de ne
» point le blâmer, parce que dans ces occa-
» sions, celui ou celle qui opère, la femme
» venant à mourir, en est toujours la cause,
» par les langues serpentines ou médisantes.
» Les consultans le tranquillisèrent, en lui assu-
» rant qu'ils jugeoient la femme morte & l'opé-
» ration nécessaire ».

La malade étoit sans connoissance ; on lui administra l'Extrême-onction. Cette précaution prise, *Portal* dilata l'orifice de la matrice, rompit les membranes, & fut chercher les pieds de l'enfant qui étoit alors vivant, & qu'une convulsion fit périr pendant qu'on le tiroit. La mère, plus heureuse, après être restée douze heures sans connoissance, revint & se porta bien.

Les observations *d'Amand* n'offrent pas un
tableau

tableau moins effrayant que celles de *Mauricau* & de *Portal.*

Nous lifons dans la foixante-feizième : les convulfions réduifirent la malade à une telle extrémité, que les confultans jugèrent qu'elle avoit tout au plus une heure à vivre : elle fut adminiftrée, & promptement accouchée. L'enfant avoit péri dans les convulfions : la mère eut la fièvre pendant trois ou quatre jours, refta dix ou douze fans connoiffance, & perdit la mémoire au point d'oublier à écrire, compter, calculer, & même marquer fon linge; chofes qu'elle favoit très-bien auparavant.

La cent-deuxième obfervation fait encore mention d'une dame qui a été dans le plus trifte état : elle avoit la langue à demi coupée; l'accouchement prompt conferva les jours de la mère & ceux de l'enfant. *Amand* convient, dans cette obfervation, que la plupart des mères & des enfans périffent par les convul- fions, fi l'accouchement n'eft promptement terminé; *quand*, dit-il, *il y a poffibilité de la part de la matrice.*

Saviard rapporte qu'une femme âgée de vingt-deux ans, près d'accoucher, fut attaquée de convulfions dont elle mourut fans avoir pu être accouchée. On l'ouvrit auffi-tôt, & on trouva fon enfant mort.

Peu diftingue les convulfions qui attaquent les femmes enceintes, en communes & en particulières.

« La convulfion commune ou générale, dit-il,
» eft celle qui les fait tomber dans le caros,
» ou profond fommeil, qui les porte en peu

» d'heures dans cette véritable apoplexie, dont
» aucune n'échappe, & qui, par conséquent,
» est mortelle.... Le trépas de la mère est immé-
» diatement suivi de celui de son fruit, si la
» matrice n'est ouverte aussi-tôt, ou si l'opé-
» ration césarienne dont le succès est très-rare
» en cette occasion, n'est faite avec beaucoup
» de promptitude & d'adresse.

J'ai remarqué que les convulsions violentes
de la mère, faisoient toujours périr l'enfant avant
elle, & que l'opération césarienne faite alors, à
dessein de le conserver, procuroit rarement
à l'Accoucheur cette douce satisfaction.

En 1780, j'ai fait l'opération césarienne à
quatre femmes enceintes, & à terme, que des
convulsions venoient de faire périr ; les quatre
enfans étoient morts.

Dionis (1) met au nombre des accidens mor-
tels, les convulsions avec perte de connoissance.
Il recommande d'accoucher promptement, &
convient que ce moyen n'est pas infaillible. Il
conseille de faire à la matrice des fomentations
huileuses & émollientes, & de lui donner des
petits lavemens doux en forme de bains ;
parce que, par leur séjour, ils l'humecteront
& lui aideront à s'étendre.

Puzos est de l'avis de tous ceux que je viens
de citer : « le remède le plus certain, dit-il,
» est d'accoucher, s'il est possible... Dans les
» convulsions vives qui précèdent ou accom-
» pagnent le travail, on ne sauroit apporter

____

(1) Voyez *page* 240,

» des fecours trop prompts & trop efficaces ;
» & même, comme ils font quelquefois in-
» fuffifans quand le mal eft une fois établi,
» l'Accoucheur doit fe rendre attentif aux
» premiers fignes qui annoncent les convul-
» fions , &c.

» On fent, continue le même auteur, qu'il
» eft bien plus aifé de prévenir ce mal, que
» de le détruire quand il eft une fois établi ;
» puifque les remèdes les plus efficaces n'em-
» pêchent pas quelquefois la mort de la mère,
» & même celle de l'enfant, que ces con-
» vulfions mettent auffi dans le plus grand
» danger ».

Le commentateur de *Deventer* dit : « il arrive
» quelquefois que la matrice n'eft pas fuffifam-
» ment ouverte quand la convulfion arrive.
» Dans ce cas on ne peut faire que les remèdes
» ordinaires. Il confeille la faignée quand il y
» a pléthore ou irritation à la matrice , & des
» décoctions émollientes. Il faut cependant ob-
» ferver, ajoute-t-il , qu'on ne peut accoucher
» la femme que dans l'intervalle des accès, &
» que quoique ce foit l'unique remède, on n'eft
» pas toujours fûr de lui fauver la vie ».

Mefnard & *Ræderer* ne diffèrent en rien de
leurs prédéceffeurs.

Levret ne balance point à prononcer que les
convulfions menacent toujours grandement la
mère & l'enfant; il confeille, en ce cas, de
fe fervir du forceps courbe. Pour prouver l'utilité de cet inftrument, il cite cette obfervation :
« Les convulfions qui avoient fait mourir l'enfant , menaçant la mère du même fort, je me

» déterminai à faire ufage du forceps courbe.
» Cette obfervation, ajoute *Levret*, démontre
» que les convulfions de la mère font ordi-
» nairement mourir l'enfant ; c'eft un fait connu
» de toutes les perfonnes qui pratiquent les
» accouchemens : on fait même qu'il n'eft que
» trop commun que la mère en meure auffi,
» fi elle n'eft fecourue très-promptement : or,
» comme il n'eft pas poffible de trouver un
» moyen plus expéditif que le forceps courbe,
» il eft donc préférable à tout autre inftrument ».

Levret fuppofe une dilatation fuffifante de l'orifice, pour l'introduction du forceps. Mais cette dilatation n'ayant pas lieu, comme il arrive le plus ordinairement, fi ce n'eft lorf-qu'il n'y a plus d'efpoir pour l'enfant, & peu pour la mère, ce célèbre Accoucheur, le for-ceps à la main, auroit vu périr l'un & l'autre.

Ce précepte, bon à quelques égards, fera donc rarement avantageux.

La perte de la duchelfe de Beaufort, & de l'enfant dont elle étoit enceinte (1), ne permet pas de révoquer en doute le péril imminent au-quel les convulfions expofent les femmes en travail (2).

On eft plus que perfuadé qu'ils ne manquèrent point de fecours ; ce qui prouve que ceux qu'on

---

(1) Ou *Gabrielle d'Eftrées.*

(2) *Voyez* l'Hiftoire des amours de Henri IV. Dans un autre Ouvrage, les convulfions font attribuées à une autre caufe. Pour moi, je crois qu'elles ont dé-pendu de la groffeffe.

oppofoit alors aux convulfions , étoient infuffifans.

Si l'on excepte l'utilité rare du forceps, on
n'a point encore ajouté à ces moyens. Ce
qu'on vient de lire doit l'avoir démontré ; ce
que je vais expofer le confirmera.

« L'hémorragie utérine , dit l'auteur de l'Art
» des Accouchemens (1), exige toujours , quand
» elle menace la femme & l'enfant d'un peril
» éminent, que nous procédions à l'accou-
» chement.

» Les convulfions qui furviennent pendant
» le cours du travail de l'accouchement, nous
» offrent prefque toujours la même indication,
» parce qu'elles dépendent le plus fouvent
» de l'engorgement du cerveau, ou qu'elles
» peuvent y donner lieu , & même à quelque
» chofe de plus fâcheux ; mais fi elles exigent
» qu'on termine l'accouchement , elles n'y pré-
» parent jamais les parties de la femme, auffi
» bien que le fait l'hémorragie utérine : celle-ci
» affoiblit & relâche ces parties , & la convul-
» fion les refferre pour l'ordinaire.

» Quand les convulfions s'annoncent de
» bonne heure , il eft toujours très-utile d'a-
» voir recours à la faignée du bras, du pied,
» même de la gorge, & de la réitérer plus
» ou moins, felon l'intenfité de l'accident, en
» attendant qu'on trouve des difpofitions affez
» favorables pour entreprendre d'opérer l'ac-
» couchement.

____

(1) M. *Baudelocque.*

F 3

» Il feroit à defirer qu'il fût toujours poffible,
» dans ce cas, d'extraire la tête de l'enfant avec
» le forceps, à caufe du danger qu'il y a de le
» retourner pour l'emmener par les pieds, fur-
» tout lorfque la convulfion eft permanente, ou
» qu'elle ne laiffe que de courts intervalles ».

Je me ferois tu fur la manière vague dont cet auteur indique les moyens de combattre les convulfions qui affectent les femmes en travail, fi cette négligence ne pouvoit induire en erreur le jeune praticien qui faigneroit indiftinctement du pied, du bras ou de la jugulaire ; & qui, en attendant des difpofitions affez favorables pour entreprendre d'opérer l'accouchement, verroit périr une infinité de femmes & d'enfans : fi enfin M. *B...* defirant qu'il fût toujours poffible, dans ce cas (les convulfions), *d'extraire la tête de l'enfant avec le forceps*, il avoit indiqué au jeune étudiant, pour lequel il dit avoir écrit, les moyens de rendre poffible l'ufage de cet inftrument.

Le célèbre *Levret* a donné à cet égard, les confeils d'un praticien exact & éclairé ; il a claffé les remèdes qu'on doit oppofer aux convulfions, en raifon des caufes qui les déterminent & des circonftances qui les accompagnent ; il dit formellement que l'efpèce de faignée n'eft pas indifférente ; que celle qui convient dans un cas, eft très-préjudiciable, fouvent mortelle dans un autre. C'eft avec cette clarté, cette précifion, que l'on fert le jeune praticien & l'étudiant.

Plus d'une fois, affligé de la perte des perfonnes qui m'étoient confiées, je n'ai pu méconnoître la véracité des auteurs fur le péril auquel font expofées les femmes attaquées de convulfions au moment du travail.

La Dame.... (1), près du terme de fa première groffeffe, apprit une nouvelle qui la chagrina beaucoup. Peu de jours après, fon efprit s'aliéna, & bientôt elle eut des convulfions violentes, avec perte de connoiffance. Un élève en Chirurgie la faigna quatre fois du bras : cette efpèce de faignée, qui n'étoit point indiquée, puifqu'on ne pouvoit douter que la caufe des convulfions n'eût affecté primitivement le cerveau, jetta la malade dans l'état comateux. Je fus mandé dès les premières douleurs de l'enfantement ; je prefcrivis une faignée du pied & le demi-bain. En moins d'une heure, la tête de l'enfant franchit le détroit fupérieur & les bords de l'orifice : plongée dans l'excavation, je la faifis avec le forceps, & je fis l'extraction d'un enfant mort. La mère ayant fubi le même fort, je n'eus que deux cadavres, pour prix des foins qui m'avoient conduit fi promptement au but defiré, l'accouchement.

La nommée........ au terme ordinaire de fa groffeffe, fut attaquée de convulfions violentes, avec perte de connoiffance permanente, dès le commencement du travail.

Les convulfions, qui n'avoient eu lieu qu'au moment où la matrice étoit en fouffrance, prouvoient que leur caufe agiffoit immédiate-

______

(1) Rue des Cordiers, près de la Sorbonne.

ment fur ce vifcère. Comme l'orifice n'étoit point dilaté, je prefcrivis la faignée du bras & le bain, dans lequel la malade refta quatre heures.

Les chofes étant à-peu-près les mêmes, je fis réitérer la faignée, & continuer le bain le refte de la journée. Malgré ces foins mis en ufage à temps, l'accouchement ne fut poffible qu'à onze heures du foir.

Je tirai l'enfant par les pieds ; les convulfions l'avoient déjà fait périr : la mère recouvra la connoiffance pendant douze heures, après lefquelles elle la perdit, & paffa au ronflement, regardé, avec raifon, par les meilleurs praticiens, commè mortel (1).

La faignée du pied, de la gorge (2), les véficatoires, les lavemens ftimulans, les boiffons aiguifées, dont la malade fit ufage pendant fa couche, ne purent la conferver : elle expira le fecond jour de l'accouchement.

La nommée....... accouchée avec le forceps à l'inftant de la première convulfion, éprouva le même fort, ainfi que l'enfant.

Une jeune perfonne vient de périr par le même accident, malgré les foins le mieux indiqués, parce que l'accouchement n'a pu être terminé que vingt heures après la première convulfion.

---

(1) Voyez ce que j'ai rapporté d'après *Peu.*

. (2) Ces faignées conviennent après l'accouchement, lors même que la caufe des convulfions a affecté primitivement la marrice.

Je ne diffimulerai cependant pas que j'ai confervé quelques femmes menacées d'une mort prochaine ; mais elles ont probablement dû leur confervation à ce qu'elles étoient dans le cas le moins dangereux, celui où la perte de connoiffance n'eft point permanente.

En 1773, la nommée....... (1), en travail depuis quarante-huit heures, & foignée par une Sage-femme, fut attaquée de convulfions violentes. Elle perdit & recouvra la connoiffance pendant quelque temps, après lequel elle tomba dans un état comateux, qui effraya les perfonnes qui l'affiftoient. Elle fut tranfportée à mon amphithéâtre. Elle étoit, ainfi que je l'ai dit, fans connoiffance ; un fang écumeux fortoit de fa bouche & de fon nez ; fa langue étoit à demi-coupée, fon vifage violet, fes paupières abaiffées.

La tête de l'enfant, qui avoit franchi l'orifice de la matrice, étoit dans le petit baffin ; je la faifis, & la tirai dehors avec le forceps ; enfuite je fis l'extraction du refte de l'enfant & celle du délivre, fans aucune difficulté. L'enfant étoit vivant.

·La quantité de fang qui fortit après la délivrance, fut la même que dans les cas ordinaires.

Après quelque repos, je fis conduire l'accouchée chez elle. Deux élèves, qui l'accompagnèrent, étoient chargés de la faigner du pied, dans le cas où la connoiffance ne reviendroit

____

(1) Du Fauxbourg Saint-Marcel.

point. Je l'avois accouchée à deux heures après-
midi ; je la revis à huit ; elle étoit dans le
même état, & n'avoit point été faignée. Je lui
fis mettre les jambes dans l'eau chaude, liées
au-deſſous du genou : par le feul pédiluvium,
elle recouvra la connoiſſance, & ſe portoit ſi
bien le lendemain, qu'elle allaita ſon enfant,
qui a continué, ainſi que ſa mère, à jouir
d'une bonne ſanté.

Quelques ſuccès n'empêchent point que les
faits atteſtés par les Anciens & par les Modernes, ceux qui ſe paſſent ſous nos yeux, ne
démontrent que les convulſions qui affectent
les femmes en travail, les font preſque toutes
périr, ainſi que leurs enfans ; d'où je conclus
que les ſecours qu'on oppoſe encore aujour-
d'hui à cet accident funeſte, font le plus communément inſuffiſans.

On avoit imaginé de leur ſubſtituer les douches d'eau à la glace & le bain froid. Cette
méthode ne peut prévaloir dans le cas en
queſtion ; ou il faut renoncer à la vraie Médecine. Comment, en effet, concevoir que,
dans une maladie où toutes les fibres, & particuliérement celles de la matrice, font dans
un érétiſme au-delà de toute expreſſion, ce qui
augmente le ton, puiſſe devenir un moyen
curatif ?

L'opinion contre laquelle je m'élève a paru
cependant étayée d'une obſervation inſérée dans
un des Journaux de Médecine, & d'un Mémoire lu à la rentrée de la Faculté de Médecine de Paris.

J'ignore ce qu'on en a penſé ; mais il importe

de fe convaincre de la foi qu'on doit y ajouter. Je fus appellé en confultation chez la nommée..... (1) ; je la trouvai dans le bain : en y plongeant la main, pour m'affurer de fon état, je fentis que l'eau étoit froide. M. *Bi* (2) me dit qu'il avoit prefcrit le bain tiède : à ces mots une voix s'éleva, & proféra, à mon grand étonnement, que le bain froid étoit préférable. Sans perdre le temps à difcuter, je prononçai qu'il falloit chauffer l'eau, & faigner du pied la malade au fortir du bain. Le cerveau étoit tellement comprimé par l'affluence du fang, que le vifage étoit violet, & la femme dans l'état apopleétique. J'affurai que, pour peu que ces moyens tardaffent à rendre l'accouchement poffible, il falloit, pour le terminer, incifer les bords de l'orifice interne de la matrice. Après mon avis & mon pronoftic, je laiffai la malade aux foins des Confultans. M. *Bi*, qui étoit du nombre, voyant que notre avis n'étoit point fuivi, fe retira.

Auffi - tôt la malade fut affaillie de feaux d'eau à la glace jettés fur fon ventre en forme de douches. De pareils foins n'étoient pas propres à réchapper la viétime.

L'après-dînée fe paffa à doucher en pure perte : quel temps précieux, dont on auroit pu tirer avantage !

La malade, prefque expirante, exigeoit d'autres foins : je fus mandé de nouveau à

______

(1) Privilège Saint-Martin.
(2) Maître en Chirurgie & Accoucheur.

onze heures du foir ; je trouvai M. S.... puifant de l'eau à la glace, douchant & éteignant involontairement la dernière étincelle qui tenoit encore animée l'infortunée qui alloit bientôt ceffer de vivre. Elle refpiroit encore. Je lui devois des foins. Je réitérai mon avis & mon pronoftic, ils furent négligés, & les douches continuées. M. S.... perdant enfin tout efpoir de réuffir par ce moyen, dilata l'orifice, en forçant les bords à livrer paffage à fa main : la tête de l'enfant fe préfentant la première, il voulut la faifir avec le forceps ; trois fois il le porta fans fuccès ; enfin, voyant fes efforts inutiles à cet égard, il alla chercher un des pieds. Mais, hélas ! l'extrémité tirée cédant aux efforts faits fur elle, fe fépara du tronc. Sans fe déconcerter, M. S.... faifit l'extrémité qui reftoit, & termina l'accouchement. S'il eft inutile de prévenir que l'enfant étoit mort, il eft bien douloureux de dire que fa mère le fuivit de près.

Si M. S.... n'eût point rejetté nos avis, ces deux êtres vivroient peut-être encore.

Convaincu de la foibleffe des moyens qu'on a employés jufqu'ici contre ce terrible accident, j'en ai cherché les caufes, la plupart ignorées, ou trop peu méditées ; j'ai cherché à en combattre les effets d'une manière efficace ; je crois y être parvenu.

ARTICLE II.

Des caufes & des moyens curatifs des convulfions.

LES caufes des convulfions portant leur effet primitif fur la matrice, ou bien fur le cerveau, les moyens curatifs doivent être dirigés en raifon de la partie primitivement affectée.

SECTION PREMIÈRE.

*Des caufes des convulfions qui affectent primiti-
vement la matrice.*

À l'inftant de la conception, la matrice entre en fpafme, & preffe le dépôt précieux qui lui eft confié : cet état dure peu, & la cavité de la matrice offre à l'embryon un efpace qu'il ne remplit point ; mais bientôt le vuide difparoît, & le germe que contient l'utérus touche de toutes parts les parois qui l'environnent, dont les fibres font encore dans le repos parfait où fe trouve toute partie élaftique qui n'eft point étendue par une caufe étrangère.

Infenfiblement le germe fœtal & fes annexes continuent à croître, & forcent les parois de la matrice à s'éloigner les unes des autres ; leur réfiftance eft plus ou moins grande ; mais pour l'ordinaire, elles cèdent à l'accroiffement du fœtus, qui agit fur elles comme puiffance. Plus cet accroiffement devient confidérable, plus l'utérus & fon col fe développent.

Enfin , au terme ordinaire de la groffeffe (celui de neuf mois) , le fœtus & fes dépendances ayant acquis leur dernier degré de perfection , les fibres de la matrice font entiérement développées , & le col paroît abfolument anéanti.

Si l'accouchement ne fuit de près cet état , les fibres utérines feront extrêmement diftendues , vivement irritées , & les convulfions , quelquefois la rupture fpontanée de la matrice , ne tarderont point à menacer la mère & l'enfant de la mort la plus prochaine.

Les caufes qui retardent ou s'oppofent le plus fouvent à la dilatation de l'orifice & à l'accouchement , font la rigidité , la denfité , la cohéfion des bords de l'orifice , leur trop intime adhérence avec les membranes , quelquefois la feule réfiftance de celles-ci à l'action expulfive de la matrice (1).

On les combattra prefque toujours avec avantage , lorfqu'on faura bien les diftinguer. Les convulfions , au traitement defquelles je me borne ici , reconnoiffent-elles pour caufes la conftriction , l'engorgement , la denfité des bords de l'orifice ; il faut , s'il y a pléthore , faigner la malade du bras , jamais du pied. Les bains de vapeur , les demi-bains , les injections mucilagineufes méritent la préférence , quand

---

(1) On a traité avec la plus grande érudition l'accouchement tardif. Des caufes , au moins douteufes , n'ont point été oubliées ; celles que je cite ici ont été entiérement négligées. Je puis cependant les étayer de plufieurs faits.

l'obftacle eft léger, & que le fang n'abonde point.

Si les convulfions perfiftent, & que les moyens indiqués ne déterminent point, ou peu de dilatation de l'orifice, je gliffe le doigt enduit d'une fubftance graffe ou muqueufe, entre les parois de la matrice & les membranes ; je les défunis le plus loin poffible ; fi j'atteins la partie inférieure du placenta, qui eft ordinairement près du bord latéral droit de l'orifice, j'en fépare de la matrice autant qu'il m'eft poffible (1).

Cette méthode fimple, en déterminant quelques écoulemens lymphatiques & fanguins, fuffit prefque toujours pour opérer le relâchement des bords de l'orifice, fa dilatation, & par une fuite néceffaire, la progreffion du travail ; ce qui fait ceffer ordinairement les convulfions, par le relâchement général des fibres de la matrice ; je pourrois citer plufieurs faits qui le prouvent.

Le célèbre *Levret*, qui ne paroît point s'être occupé des caufes que j'affigne, & des moyens que je leur oppofe, n'a pu méconnoître cette vérité inconteftable : il affure que les femmes fujettes aux convulfions durant la groffeffe, en font tellement à l'abri par le travail, que quand elles en feroient attaquées au moment où il commence, les convulfions ceffent à l'inftant même, & le travail n'eft pas plus orageux que dans toute autre circonftance.

---

(1) Le poffible fe réduit à peu,

Levret entend ici par *travail*, la dilatation de l'orifice, accompagnée des douleurs qui précèdent l'accouchement. Cette dilatation, à la vérité, caractérise essentiellement le travail ; mais je pense que la femme est dans une espèce de travail, lors même que l'orifice n'est point dilaté, quand elle éprouve les douleurs que plusieurs Accoucheurs distingués ont appellées *préparantes* (1).

La différence consiste en ce que, dans le premier cas, le travail tend à commencer, tandis que dans l'autre il est décidé.

Je conviendrai donc avec *Levret*, & l'expérience m'en a convaincu, que les femmes sujettes aux convulsions durant la grossesse, en sont à l'abri par la dilatation de l'orifice, pourvu qu'elle continue de s'opérer jusqu'à la terminaison de l'accouchement ; mais si ses bords résistent invinciblement à l'action constante de la matrice ; s'il en résulte, comme il arrive souvent, une irritation vive des fibres de ce viscère, ou de celles du cercle utérin, les femmes qui avoient eu des convulsions durant la grossesse, n'en seront point à l'abri, elles seront même menacées des accidens les plus graves, & quelquefois de la mort, par l'augmentation des convulsions.

Lorsque les secours que nous prescrivons sont insuffisans, il faut percer les membranes, & faire écouler l'eau ; le retour partiel de la matrice qui en résulte, procure la détente de

______

(1) Voyez l'Ouvrage de M. *Barbaut.*

fes

ſes fibres, calme leur vive irritation, & fait ceſſer, pour l'ordinaire, les convulſions à l'inſtant, ou peu après, à moins qu'on n'ait perdu un temps précieux, & que le trouble de l'économie animale ne ſoit porté à ſon comble.

Le calme ſurvenu, il eſt avantageux de mettre la femme dans le bain tiède, avec l'attention de tenir, autant qu'on le peut, les grandes lèvres écartées, pour que l'eau pénètre aiſément dans le vagin, & relâche les parties qui doivent livrer paſſage à l'enfant.

Je préfère ſouvent les injections muqueuſes, que j'ai ſoin de retenir dans le vagin le plus long-temps qu'il eſt poſſible; ce dernier moyen trop négligé, critiqué même par ceux qui n'en ſentent point l'avantage, facilite on ne peut plus l'accouchement.

Par quelque moyen qu'on ait obtenu la laxité deſirée, pour faciliter la ſortie de l'enfant; s'il préſente la tête, on peut confier l'accouchement aux ſeuls efforts de la matrice; il eſt cependant préférable de le terminer avec le forceps, dès que ſon uſage eſt poſſible; & d'une néceſſité abſolue, lorſque les convulſions reviennent. L'enfant qui préſente toute autre partie que la tête, doit être tiré par les pieds. Si les convulſions dépendent de la cohéſion trop intime des bords de l'orifice entre eux, ou de leur trop forte adhérence avec les membranes, il faut déſunir & relâcher ſur le champ ces parties.

Lorſque la denſité des membranes eſt le ſeul obſtacle, mon premier ſoin eſt de les rompre. Les moyens que j'ai indiqués ne doivent

G

être mis en usage que dans les convulsions qui ne sont point compliquées de perte de connoissance , sur-tout permanente. Si cette complication a lieu, on doit recourir à l'opération césarienne vaginale , lorsque la voie naturelle peut permettre la sortie de l'enfant ; sinon à l'abdominale , seul moyen qui puisse alors permettre de terminer l'accouchement sur le champ.

SECTION II.

Des causes qui affectent primitivement le cerveau, ou quelqu'une de ses dépendances , & d'où résultent les convulsions.

LES causes qui affectent le cerveau , ou quelqu'une de ses dépendances , sont les passions de l'ame , les coups à la tête , quelques corps étrangers dans cette partie , un engorgement considérable dans ses vaisseaux , &c. : elles se reconnoissent à des maux de tête , à des vertiges simples ou ténébreux , à des hémorragies nasales , & sur-tout à la perte de connoissance , qui précèdent ou accompagnent ordinairement la première convulsion : elles ne peuvent être combattues par les moyens que j'ai indiqués pour celles qui affectent primitivement la matrice. Les bains entiers sont pernicieux , les saignées du bras souvent mortelles : la désunion des bords de l'orifice d'avec les membranes , les saignées du pied , celles de la jugulaire , les demi-bains , les injections relâchantes , sont des moyens quelquefois efficaces ; mais si elles ne font promptement cesser

les convulfions, il faut fe comporter comme
dans le cas où elles font compliquées de perte
de connoiffance permanente.

Le praticien timide nous taxera fans doute
de témérité ; mais s'il veut écarter le péril
imminent qui, dans cet accident funefte,
menace la mère & l'enfant, il fera forcé d'embraffer notre opinion confirmée par les faits.

Première Obfervation.

M. *Rofe*, Profeffeur au Collège de Touloufe,
fut mandé pour une femme âgée de quarante
ans ; elle étoit, depuis trois jours, dans les
plus violentes douleurs de l'enfantement ; d'horribles convulfions, & des fyncopes fréquentes,
la menaçoient de la mort la plus prompte. M.
Rofe fit une incifion de cinq à fix lignes aux
bords de l'orifice, dilaté feulement de la largeur d'un écu de fix livres. L'incifion faite,
l'enfant fut chaffé en cinq minutes ; il étoit
mort ; mais la mère, qui avoit couru le plus
grand rifque, dut fon falut à l'intelligence de
M. *Rofe*.

Cette Obfervation a été lue à l'Académie
royale de Chirurgie, le 4 octobre 1781.

Seconde Obfervation.

En 1787, la dame N..... attaquée d'une ana-
farque des plus confidérables, parvint cependant au terme de fa groffeffe (c'étoit fa première). Dès le commencement du travail,
elle tomba dans des convulfions horribles,

compliquées de perte de connoiſſance permanente. M. *Doublet*, Médecin de la Faculté,
preſcrivit une potion calmante. M. *Coutouli* fut
mandé. Les membranes étoient rompues, &
il s'échappoit de temps en temps un filet d'eau.
Les ſaignées du bras & du pied étant impra-
ticables, on en fit une à la jugulaire. La malade fut miſe dans le bain, où elle reſta pendant très-long-temps. Malgré ces moyens, ſon
état empiroit. M. *Coutouli* ſentoit la néceſſité
urgente de l'accouchement; mais le peu de
dilatation de l'orifice, & la conſtriction de ſes
bords, y apportoient un obſtacle invincible.
Douze heures s'écoulèrent en ſoins ſuperflus.
La malade touchoit à ſon dernier moment,
lorſque je fus mandé; non-ſeulement elle
étoit dans l'état que j'ai expoſé plus haut, mais
elle avoit la tête prodigieuſement gonflée, les
yeux ſortoient de l'orbite, la langue étoit pen-
dante, tuméfiée, livide, & à demi-coupée.
Cet état effrayant ne nous découragea point.
Convaincus qu'il falloit y oppoſer un moyen
plus prompt & plus efficace que ceux connus
& adminiſtrés juſqu'à ce jour contre les convulſions, nous jettâmes les yeux ſur l'opération céſarienne vaginale, que j'ai appropriée
& conſeillée pour pareille circonſtance; elle
ſeule peut permettre de terminer l'accouchement à volonté; elle ſeule peut conſerver la
mère & l'enfant, qui périſſent ordinairement,
quand il ne peut être terminé ſur le champ.
M. *Doublet*, qui étoit préſent, & qui regar-
doit la malade comme perdue, admira, dans
notre réſolution, les reſſources étonnantes de

la Chirurgie. M. *Coutouli* fit quatre incifions aux bords de l'orifice ; elles donnèrent lieu à l'iffue d'une grande quantité de fang ; auffi-tôt l'introduction de la main dans la matrice devint poffible , ainfi que l'extraction de l'enfant par les pieds. La malade ne donna aucun figne de douleur pendant l'opération. L'enfant parut mort durant quelque temps ; mais des foins affidus le rappellèrent à la vie.

Avant de quitter la malade , nous fîmes rentrer la langue , les dents étant déjà moins ferrées. Douze heures s'écoulèrent fans que la connoiffance lui revînt , & plufieurs jours , fans qu'elle fe rappellât de ce qui s'étoit paffé avant, pendant & après les convulfions ; l'ef-prit a été égaré quelques jours ; enfin, elle s'eft tirée de ce pas, le plus épineux poffible ; & il n'eft pas douteux qu'elle ne doive la vie à l'adreffe de M. *Coutouli* & à l'opération (1).

---

(1) Cette femme eft morte depuis d'hydropifie de poitrine & de bas-ventre , dont elle commençoit à être attaquée lors de l'accouchement.

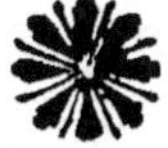

CHAPITRE VIII.

Des soins à donner à la femme qui doit subir l'opération céfarienne.

L'OPÉRATION céfarienne peut avoir des fuites dangereufes ; mais toutes les grandes opérations offrent des images peu fatisfaifantes ; il en eft même dont le tableau effraie plus que celui de la fection céfarienne ; cependant, il a péri plus d'êtres après celles-ci, qu'après celles-là : quelle en eft la raifon ?

Autrefois l'art des accouchemens étoit prefque entiérement livré aux femmes ; l'Accoucheur n'étoit mandé que pour les cas urgens, j'ai prefque dit défefpérés ; il ne voyoit une femme qu'à l'inftant où il devoit décider du moyen de l'accoucher. Cette circonftance défavorable rendoit prefque tous les fecours infructueux, & l'opération céfarienne dangereufe. Les efforts de la matrice long-temps continués, les vives douleurs qui en réfultent, font très-fouvent accompagnées d'inflammation & de gangrène, quelque chofe qu'on faffe pour les prévenir, même lorfque l'accouchement fe termine fans les fecours de l'art. A plus forte raifon, quand on eft obligé d'ajouter une grande opération à des accidens auffi funeftes.

Par la même raifon, le bubonocelle, quelques amputations, &c. font plus dangereufes que la lithotomie, la cataracte, &c.

La néceffité d'opérer dans les premières maladies à l'inftant où des accidens graves les compliquent, doit rendre ces opérations fouvent infruétueufes, & non meurtrières, ainfi qu'ont ofé l'avancer, à tort, des perfonnes peu dignes de foi à cet égard. La perte des malades dépend alors des circonftances, & non de l'opération.

Dans les dernières maladies, au contraire, le Chirurgien eft prefque toujours maître de choifir le temps le plus convenable, la faifon la plus tempérée, les circonftances les plus heureufes; il ne fe décide à l'opération qu'après avoir fait choix du malade qu'il doit opérer, écarté tout ce qui pourroit nuire à fa guérifon, l'avoir bien préparé pour l'opération; enfin, que lorfqu'il eft prefque certain du fuccès.

Que chacun fe faffe un tableau exaét de ce parallèle, & il aura plus d'indulgence pour celui qui, forcé de pratiquer les premières opérations, eft fouvent borné à remplir le précepte de *Celfe : Melius....*

Aujourd'hui, que les femmes plus éclairées fur leurs véritables intérêts, préfèrent les Accoucheurs aux Sages-femmes, les fuites de l'opération céfarienne feront probablement moins funeftes; parce que, confultés pendant la groffeffe, nous pouvons préparer les femmes pour lefquelles nous jugeons cette opération indifpenfable. Cependant, nous aurons toujours à redouter l'intempérie de la faifon, le temps, le lieu, &c. qui ne font jamais à notre difpofition.

G 4

Quoi qu'il en soit, traçons le plan de conduite propre à écarter de l'opération céfarienne, le danger qui menace l'opérée.

ARTICLE I.

Ce qu'il convient de faire pour que l'opération céfarienne foit fuivie de fuccès.

LA pléthore fanguine a ordinairement lieu chez les femmes enceintes ; fouvent les autres humeurs font redondantes. Quoique la pléthore fanguine foit en général utile dans la groffeffe, puifque c'eft une efpèce de magafin que la nature établit pour fournir à l'accroiffement de l'enfant ; cependant, dans le cas où l'on doit pratiquer l'opération céfarienne, il faut la diminuer, parce qu'elle pourroit devenir la fource des accidens déjà trop voifins de l'opération ; les autres humeurs, également, doivent être évacuées. Si elles font imprégnées de quelque vice, il faut le détruire.

La faignée pratiquée de temps en temps avec modération ; des boiffons antiphlogiftiques, acidules, &c. quelquefois des lavemens fimples ; des minoratifs, felon le befoin, feront les moyens qu'on prefcrira durant la groffeffe. Il eft important d'infifter fur ces moyens pendant les derniers mois ; j'en excepte les acides.

On difpofera les mamelles à la fecrétion laiteufe, en les relâchant par des topiques émolliens, en les tenant chaudement, en y attirant enfin le lait par la fuccion. Quinze jours avant l'accouchement, il fera de la plus grande utilité de faire faire ufage du bain, pris de deux jours l'un, quelquefois même tous les jours : la femme robufte y reftera deux heures, les autres une.

Quoique de nos jours on puiffe plus fouvent difpofer, pendant la groffeffe, les femmes auxquelles on doit faire l'opération céfarienne, il eft cependant encore des cas où nous ne fommes mandés que lorfqu'elles ont été, durant plufieurs jours, en proie aux plus vives douleurs de l'enfantement, & expofées à des foins téméraires.

Rarement, dans ces circonftances, obtient-on du fuccès. L'Accoucheur s'informera alors de ce qui s'eft paffé avant fon arrivée, & ne fe décidera à opérer, qu'après avoir examiné les parties de la génération, & vu s'il exifte des accidens graves.

Il reconnoîtra que la matrice eft enflammée, à fa tenfion douloureufe, à l'élévation de l'orifice, à la chaleur de fes bords, & à celle du vagin. Il s'appercevra que les grandes lèvres & le vagin ont été fatigués, à leur chaleur, leur tuméfaction, à l'irritation vive qu'il y produira en les touchant, quelquefois à de légères excoriations, & à quelques points déjà difpofés à la gangrène. J'ai plus d'une fois vu des lambeaux pendre de ces parties, qu'une main indifcrète avoit déchirées.

Il faut bien fe garder d'opérer avant d'avoir diffipé, ou beaucoup diminué ces accidens. La faignée répétée, felon le befoin, les demi-bains, m'ont toujours réuffi dans les cas où j'ai cru

qu'il étoit de la prudence de ne point terminer
des accouchemens, foit par le forceps ou autrement. Il feroit avantageux que les moyens cités
précédaffent toujours l'opération céfarienne.

Si l'on m'objecte que la perte de la mère eft
prochaine, & que cet état ne permet pas de
temporifer un inftant, l'expérience répond que
l'enfant ne jouit plus de la vie, & qu'alors la
fection céfarienne eft rarement néceffaire.

Ce précepte, fur lequel on n'a point affez
infifté, eft d'une telle conféquence, que je ne
croirois point avoir atteint le but que je me
fuis propofé, fi je ne traitois ce point fpécialement, d'autant plus que *Ruleau*, qui a écrit
ex profeffo, de l'opération céfarienne, a confeillé, fans reftriction, de la pratiquer, quoique l'enfant fût mort.

Pour obvier à cet inconvénient, dont nous
n'avons que trop d'exemples, il faut, avant
de fe décider à l'opération, s'affurer de la vie
de l'enfant.

Pour y parvenir, il fera néceffaire de reconnoître fi les membranes font percées ou
non, fi la groffeffe eft à terme; de favoir fi
l'enfant, dont les mouvemens n'étoient point
équivoques, en a fait un violent, & a ceffé
à l'inftant de fe mouvoir. Ce double figne, qui
décèle prefque toujours l'époque de fa mort,
ne doit cependant point nous décider, ou nous
faire renoncer à l'opération céfarienne. Il eft
indifpenfable alors d'avoir recours au toucher,
qui fe pratique de deux manières.

La première confifte à porter les mains fur
les parties latérales de l'abdomen, à preffer

peu-à-peu la matrice, à gêner infenfiblement l'enfant, qui, par ce procédé plus ou moins répété, fera prefque toujours quelques mouvemens, s'il eft vivant. On ne les confondra point avec ceux de la matrice, qui fe propagent non-feulement fous toute l'étendue des mains, mais même bien au-delà, au lieu que ceux de l'enfant fe bornent au point de la main frappé ; c'eft ce que le praticien diftingue aifément (1).

Si cette manière de toucher ne fuffit point, il faut porter le doigt index d'une main fur la partie inférieure de la matrice, ou dans fon orifice, appuyer l'autre main extérieurement fur le fond de ce vifcère, ou fur fes environs, alors pouffer avec le doigt introduit dans le vagin, la partie que l'enfant préfente, de manière à la foulever & à la laiffer retomber, à plufieurs reprifes : l'enfant ainfi ballotté dans la matrice, fait ordinairement quelques mouvemens, s'il jouit de la vie ; s'il n'en fait point, fa mort eft prefque indubitable.

Quand, malgré ces précautions, on n'eft point certain de la vie ou de la mort de l'enfant, il faut rompre les membranes, lorfqu'elles ne le font pas, porter la main dans la matrice, introduire le doigt index dans la bouche de

____

(1) Cette attention eft effentielle, lorfqu'on cherche à s'affurer de la groffeffe par le toucher extérieur ; autrement on confondra fouvent les mouvemens fpafmodiques de la matrice avec ceux de l'enfant, & vice verfa.

l'enfant, pour fufciter les mouvemens de la langue ; gliffer la main fur la région du cœur, y faire une légère preffion & quelques mouvemens modérés, afin de fentir ou d'exciter les battemens de ce vifcère ; faifir enfuite le cordon ombilical entre deux doigts, pour juger des pulfations qu'on fent ordinairement en touchant cette partie.

Si ces fignes, qui caractérifent effentiellement la vie de l'enfant, ne font pas diftincts, fa mort eft certaine, & il feroit imprudent de pratiquer alors l'opération céfarienne, puifqu'en ce cas l'art fournit d'autres moyens pour terminer l'accouchement. Une feule circonftance néceffite l'opération, quoique l'enfant foit mort ; c'eft lorfque le baffin eft fi étroit, qu'il ne peut permettre l'introduction de la main ; mais ces cas, dont j'ai cependant deux exemples, font heureufement très-rares.

S'il n'eft pas toujours néceffaire de rompre les membranes, pour s'affurer de la vie ou de la mort de l'enfant, il eft toujours avantageux de le faire, avant de pratiquer l'opération céfarienne.

1°. Parce qu'après l'évacuation de l'eau, la matrice revenant en partie fur elle-même, ferme une infinité de bouches fanguines, qui refteroient béantes, & qui pourroient donner lieu à une hémorragie mortelle ; 2°. parce que l'incifion que l'on fait, exige moins de longueur.

Le cathétérifme, indifpenfable dans les méthodes reçues, eft inutile dans celles que j'indiquerai.

Il n'eſt pas moins néceſſaire de reconnoître ſi une hernie occupe le trajet que doit parcourir l'inſtrument, ſi elle eſt avec ou ſans adhérences ; il faut s'aſſurer auſſi de la ſituation de l'enfant, tenir prêts deux appareils qui doivent être compoſés de charpie fine, de pluſieurs compreſſes, & du bandage que nous décrirons ci-après.

On doit être muni de tout ce qui eſt propre à arrêter l'hémorragie, de vin, d'eau-de-vie, d'eſprit-de-vin, de vinaigre, d'éponges & d'aiguilles enfilées d'un cordonnet fait de pluſieurs brins de fil entortillés & cirés ; enfin, d'un entonnoir de verre.

La malade ſera ſituée horizontalement, la tête légérement élevée, & le corps ſolidement appuyé ; les pieds & les genoux ſeront maintenus par deux aides ; d'autres aſſujettiront le corps & les mains ; un Chirurgien ſera chargé du ſoin de l'appareil & des inſtrumens, comme pour toutes les grandes opérations ; quelqu'un donnera à propos, ſi les circonſtances l'exigent, les reſtaurans, & les choſes néceſſaires pour arrêter l'hémorragie.

Tous ceux qui ont traité le ſujet en queſtion, ont conſeillé de s'aſſurer du lieu de l'adhérence du placenta : cet avis inutile, le devient davantage, en ce qu'ils n'ont point indiqué l'endroit de cette adhérence ; ce qui eſt facile ; mais je ne m'en occuperai point, parce que je crois avantageux de rencontrer le placenta.

✳

CHAPITRE IX.

De la manière de pratiquer l'opération césarienne, & des précautions à prendre pendant & immédiatement après cette opération.

Nous ne connoiſſons point encore à qui nous devons la découverte heureuſe de l'opération céſarienne, ni la manière dont elle a été pratiquée originairement. Je ne remonterai point juſques-là. Je dirai ſeulement qu'il eſt naturel de penſer que ceux qui l'ont faite ſans principes & ſans art (1), ont dû inciſer l'abdomen à l'endroit le plus éminent, qui varie ſelon la ſituation de la matrice.

Sans m'arrêter à cette idée, je tracerai celles des maîtres de l'art, qui ont traité les premiers de cette opération.

ARTICLE I.

Sentiment des auteurs qui ont traité de l'opération céſarienne.

Charles Etienne, Docteur en Médecine, paroît être le premier qui a traité ſcientifiquement de l'opération céſarienne, d'après les

____

(1) Un Châtreur, un Boucher.

figures & déclaration des incifions compofées, dit-il, par *Etienne de la Rivière*, Chirurgien.

Ce n'eft, à la vérité, que dans l'efpoir de tirer l'enfant vivant du fein de la femme mourante, ou morte, qu'ils confeillent cette opération. La manière dont ils la pratiquoient paroît être la même que celle des auteurs qui ont écrit depuis, fi l'on excepte que l'incifion étoit peut-être un peu plus grande.

Ce Traité a été publié en 1546. En 1581, *Rouffet*, & en 1704, *Ruleau*, ont publié chacun un Ouvrage fur cette matière. Ils recommandent d'incifer une des parties latérales de l'abdomen, en côtoyant le mufcle droit, afin d'éviter l'artère épigaftrique.

« Il eft néceffaire, dit *Ruleau*, de marquer
» avec de l'encre fur l'abdomen, le lieu qu'on
» doit incifer, qui eft entre l'ombilic & le
» flanc, un peu obliquement, jufqu'à trois ou
» quatre travers de doigt de l'aîne, tirant un
» peu vers le pénil, & côtoyant le mufcle
» droit, qu'il faut éviter, en fuivant la rec-
» titude des fibres (1) ». Cette opinion a été généralement adoptée.

Le célèbre *Levret* croyant que *Ruleau* avoit fixé le lieu de l'incifion trop vaguement, ajoute: « Je penfe qu'il faut d'abord fe repréfenter une
» ligne qui feroit tirée un peu obliquement de
» devant en arrière, & qui partiroit de l'ex-
» trémité antérieure de la lèvre fupérieure de

---

(1) Voyez page 85 de fon Traité fur l'opération céfarienne.

» l'os des îles, pour se rendre à la jonction
» de la dernière des vraies côtes avec son car-
» tilage, & saisir l'entre-deux de cette ligne &
» de la ligne blanche (1) ».

Cette manière d'opérer a fait redouter à tous
les maîtres de l'art, deux accidens, l'hémorragie
occasionnée par la lésion de l'artère épigastrique, & la sortie des intestins à l'instant de
l'opération.

« Il est prouvé, dit *Levret*, par une quan-
» tité d'observations faites par des Chirur-
» giens, qu'aussi-tôt que l'ouverture de l'ab-
» domen est faite, la première partie qui se
» présente, sont les intestins ; il faut donc bien
» y prendre garde en opérant : cette précau-
» tion est des plus essentielles ». Celle d'éloigner du placenta l'incision qu'on fait à la matrice, ne lui semble pas moins nécessaire. Selon
lui , le placenta est le plus ordinairement
adhérent au fond de la matrice (2), & par cas
fortuit seulement, à l'une ou à l'autre des
parois latérales. Dans cette dernière circonstance, il veut qu'on pratique l'opération où
le placenta n'est point, afin d'éviter d'ouvrir
de gros vaisseaux (3). La haute réputation de
cet auteur a enlevé presque tous les suffrages
sur le dernier de ces préceptes, nullement
étayé de l'expérience, qui prouve que le centre
de l'arrière-faix est presque toujours adhérent

---

(1) Voyez Observation sur les causes, &c. page 250.
(2) Voyez Observation sur les causes, &c. page 255.
(3) Voyez *idem*, page 248.

à

à la paroi latérale droite de la matrice, &
que la circonférence s'étend fupérieurement,
inférieurement, poftérieurement & antérieurement, enforte que l'extrémité antérieure paffe
fous la ligne blanche, & empiète un peu à
gauche, à moins que le placenta ne foit peu
étendu. En adoptant le précepte de *Levret*, il
ne faudroit jamais incifer la matrice que du
côté gauche, encore feroit-il poffible d'y rencontrer le placenta. Du refte, cet avis eft
d'autant plus inutile, que nous démontrerons
qu'il eft avantageux d'opérer où eft l'arrière-
faix.

Ruleau veut que l'ouverture des tégumens
& celle de la matrice foit d'un demi-pied (1).

« *Levret* dit que le plus ou le moins d'étendue
» de l'ouverture de la matrice eft difficile à
» déterminer, puifqu'elle ne peut l'être qu'en
» comparant le volume de cet organe avec ce
» qui doit en être extrait (2) ».

L'inutilité de ce fentiment adopté par un
auteur moderne (3), eft démontrée par l'impoffibilité de comparer le volume de l'organe
avec l'enfant qui doit en être tiré.

L'avis de *Ruleau* a été négligé, puifqu'il eft
prouvé que l'on a fait à quelques femmes une
incifion de huit à dix pouces de longueur.

Tels étoient les préceptes, telle étoit la méthode à laquelle la Chirurgie tenoit en 1778.

---

(1) Voyez page 86 de fon Ouvrage.
(2) Voyez page 254, fur les caufes, &c.
(3) Voyez l'art des accouchemens, par M. *Baudelocque.*

H

Des Chirurgiens éclairés avoient cependant fait quelques efforts pour en accréditer une nouvelle.

M. *Deleurye* a publié depuis peu (1), « que » M. *Varroquier*, Chirurgien habile à Lille en » Flandre, étoit l'auteur de cette découverte ».

M. *Baudelocque* croit, au contraire, devoir l'attribuer à *Platner* & à *Guenin*. Pour démontrer qu'il n'est pas fondé en raisons, & que *Platner* & *Guenin* n'ont jamais pensé à inciser la ligne blanche, il me suffira de rapporter ici l'opinion de ces auteurs sur l'opération césarienne.

« *Incidantur, inquit Platnerus, juxta lineam* » *albam, plagá majori quæ ab umbilico ad ossa* » *pubis ferè descendit : tum abdominis musculi, tum* » *peritonæum, ubi tamen vitandum ne violetur* » *arteria epigastrica* ».

Si *Platner* eût voulu qu'on incisât la ligne blanche, se fût-il exprimé ainsi ? *Juxta lineam albam.* S'il eût été persuadé de faire l'incision sur cette ligne, eût-il conseillé de couper ensuite les muscles abdominaux ? *Tum abdominis musculi.....* Enfin, s'il eût conseillé d'opérer sur la ligne blanche, eût-il recommandé d'éviter l'artère épigastrique ? *Ubi tamen vitandum, ne violetur arteria epigastrica.*

A moins qu'on ne se refuse à l'évidence, on ne peut disconvenir que *Platner* pratiquoit l'opération césarienne sur la partie latérale de l'abdomen.

----

(1) Voyez sa brochure, Observation sur l'opération césarienne à la ligne blanche.

« La malade, dit *Guenin*, fituée fur fon lit,
» couchée fur le dos, un peu penchée du côté
» oppofé à l'endroit choifi pour lui faire l'in-
» cifion », afin....

« J'incifai, continue *Guenin*, les tégumens
» de la longueur de fix pouces environ, en
» ligne droite, commençant à un pouce au-
» deffous de l'ombilic, & continuant jufqu'à
» un pouce environ du pubis ; l'ayant fait
» enfuite fituer droite fur le dos, au lieu de
» penchée qu'elle étoit, je continuai d'incifer
» les mufcles & le péritoine, pour découvrir
» la matrice..... » : je fis....

Que faut-il de plus, pour être convaincu
qu'il ne pratiquoit point l'opération céfarienne
fur la ligne blanche, pour l'incifion de laquelle
on ne place point la malade fur le côté ?

Du refte, pour accorder à *Platner* & à
Guenin le mérite d'avoir, les premiers, incifé,
ou confeillé d'incifer la ligne blanche, il faudroit leur refufer jufqu'à la moindre notion
anatomique, puifqu'ils auroient craint de rencontrer, fous cette ligne, des mufcles &
l'artère épigaftrique, qui ne s'y trouvent point.

En vain M. *Baudelocque* fait-il encore inter-
venir M. *Henkel* & une differtation latine, pour
les parer de l'idée d'incifer la ligne blanche,
puifque *Mauriceau* l'avoit confeillé environ cent
ans auparavant (1), & qu'un Chirurgien, con-
temporain de *la Motte* (2), l'avoit fait ; ce

---

(1) Voyez édition latine, page 247.
(2) Voyez le Traité d'accouchemens de la Motte,
Tome II, page 1029, édit. in-4°. année 1765.

qui lui attira un fanglant reproche de la part du célèbre Accoucheur de Valogne ; tant il eft vrai que les plus grands hommes même, ont de la peine à fortir de l'erreur qui les a long-temps fubjugués.

Je ne prétends point me parer de l'idée de ces auteurs. J'expoferai feulement les raifons qui, fans que j'euffe puifé dans leurs ouvrages, m'ont fait croire & enfeigner publiquement, pendant huit à neuf années, qu'il étoit préférable de pratiquer la fection céfarienne fur la ligne blanche, à la faire felon la méthode reçue.

J'avois obfervé plufieurs fois, immédiatement après l'accouchement, un écartement confidérable de l'anneau ombilical (1) ; j'y avois fouvent introduit, avec facilité, mes doigts en forme de cône, jufqu'au métacarpe. Cette découverte me fit penfer que la nature avoit difpofé cette route à l'enfant auquel la voie naturelle ne pouvoit livrer paffage. Nombre d'abcès à l'ombilic, qui avoient facilité la fortie d'enfans morts, venoient à l'appui de cette idée.

Je ne voyois qu'une partie de la ligne blanche à divifer, le refte étant fpontanément féparé. La matrice fe préfentoit auffi-tôt ; j'évi-

---

(1) Le grand nombre de femmes attaquées de hernies ombilicales à la fuite de l'accouchement, prouve ce que j'avance ; cependant perfonne, que je fache, n'a fait mention de cet écartement, ni des précautions à prendre pour éviter l'accident auquel il donne fouvent lieu.

tois les parties mufculeufes , l'artère épigaftrique , ou quelqu'une de fes branches : l'épiploon , les inteftins fitués fur les parties latérales de la matrice , ou fupportés par fon fond ,
ne devoient point, felon mes apperçus, gêner
pendant l'opération ; enfin, l'extraction de l'enfant me paroiffoit devoir être plus facile , l'opération moins dangereufe : mais pendant long-
temps je trouvai des oppofitions au projet que
j'avois formé de la pratiquer fur cette partie ;
projet que je réalifai enfin en 1778. Je donnois alors des foins à deux femmes dont le
baffin étoit vicié : le petit diamètre de celui de
la première n'avoit que deux pouces trois quarts.
Elle avoit eu cinq enfans à terme, qui avoient
péri pendant qu'on les tiroit du fein de leur
mère , quoique plufieurs l'euffent été par un
praticien éclairé. La diftance de la fymphyfe à
la faillie du facrum du baffin de la deuxième ,
n'étoit que de deux pouces un quart. La néceffité de la fection céfarienne n'étoit point équivoque ; j'avois deffein de la pratiquer fur la
ligne blanche. Mais avant de m'y décider , je
crus devoir faire part à l'Académie, des raifons
que j'avois de préférer cette méthode à l'ancienne (ce fut le 23 juillet) : elles furent dif-
cutées , & parurent fondées.

Le moment décifif ne tarda pas à fe préfenter.

OBSERVATION.

LE deux août 1778 je fus mandé pour la
dame *Monginot*, âgée de vingt-deux ans , d'un
bon tempérament, & à terme de fa première

grossesse. Elle ressentoit de légères douleurs. L'orifice de la matrice commençoit à se dilater ; ses bords étoient relâchés ; le petit diamètre du détroit supérieur, ne m'offrit que deux pouces un quart ou environ. En conséquence, je prononçai que l'opération césarienne étoit indispensable. Pour y disposer la dame *Monginot*, je prescrivis la diète, le demi-bain & des lavemens. Elle usa très-imparfaitement des derniers moyens, & négligea tellement le premier, qu'elle mangea les alimens les plus indigestes, tels que salade, pâtisserie, &c. Elle commit la même indiscrétion le lendemain ; ce qui la priva de l'utilité de la saignée, qui auroit été pratiquée quelques heures avant & après l'opération. Je la déterminai cependant à prendre deux lavemens.

Les circonstances ne permettant plus de différer l'opération, je priai MM. *Dubertrand, Ferrand* & *Coutouly* de m'aider de leurs conseils. Après les avoir prévenus du dessein que j'avois de pratiquer l'opération sur la ligne blanche, ce qu'ils approuvèrent, s'étant convaincus que l'étroitesse du bassin étoit telle que nous l'avons énoncée, ils furent de notre avis sur la nécessité de l'opération césarienne. Je situai la femme en conséquence, le corps horisontalement, la tête un peu élevée & inclinée en devant, les fesses près du bord du lit, les jambes & les cuisses fléchies & maintenues, ainsi que les épaules. Dans cette situation nous tentâmes le cathétérisme, mais il fut impraticable.

J'incisai la ligne blanche un pouce & demi au-dessous de l'ombilic jusqu'à environ deux pouces de la fymphyfe des os pubis ; ce qui faifoit la longueur de cinq pouces. Les parties contenantes divifées, nous apperçûmes l'ouraque ; je l'évitai : il rampoit dans un tiffu cellulaire rare qui recouvroit la matrice. Ce vifcère mis à découvert, j'y fis une incifion qui commençoit un pouce au-deffous de l'angle fupérieur de la plaie des tégumens que j'avois élevés, & finiffoit un pouce au-deffus de l'angle inférieur. Il fortit très-peu de fang. La plaie avoit environ quatre pouces de longueur ; je portai la main droite fous fa lèvre gauche ; j'en défunis la portion du placenta qui y étoit adhérente ; je perçai les membranes : le dos de l'enfant s'étant préfenté, je portai deux doigts de chaque main fur les parties latérales du bas-ventre, que je preffai légérement ; les feffes parurent, je les faifis, & terminai l'accouchement avec facilité ; la matrice fuivit, & s'engagea, en grande partie, dans l'ouverture des tégumens ; mais revenant promptement fur elle-même, elle chaffa le placenta par la plaie (1). En ce moment, je la vis fe contourner de manière que fon ouverture, qui correfpondoit exactement au milieu de celle de l'abdomen, fut bientôt mafquée par le bord latéral droit de cette dernière. Les parois de la matrice n'ayant pas deux lignes d'épaiffeur, il me fut impoffible, en l'incifant, de ne point intéreffer le placenta.

---

(1) MM. *Dubertrand* & *Coutouli* aidèrent cette expulfion fpontanée.

L'accouchement à peine terminé, une portion d'épiploon & plusieurs d'intestins sortirent. Nous eûmes l'attention de n'en point laisser engager dans la plaie de la matrice (1), & peu-à-peu nous les réduisîmes ; j'adaptai ensuite les bords de la plaie des tégumens, & excepté leur partie inférieure, que je laissai libre, je les. tins approchés par deux emplâtres aglutinatifs.

De la charpie sèche, une compresse sur la plaie, & deux un peu épaisses sur les parties latérales, composèrent l'appareil qui fut contenu par un bandage unissant.

Après quelques instans de repos, l'opérée fut mise dans le lit ; il étoit sept heures ; jusqu'à dix elle ne ressentit que quelques légères douleurs ; alors de vives tranchées utérines précédèrent l'issue des lochies par la voie naturelle ; la malade urina très-difficilement, & pour la première fois ; elle dormit ensuite une heure & demie : à son réveil, une douleur vive à l'estomac l'agita pendant quatre heures & demie, après quoi elle en dormit trois paisiblement, & fut tranquille jusqu'à neuf heures du matin.

Le ventre n'étoit ni tendu, ni douloureux ; les lèvres de la plaie bien approchées, sembloient disposées à la réunion ; la plaie n'avoit que trois pouces de longueur. Depuis l'opération, les écoulemens rouges par la vulve furent,

____

(1) Ce défaut d'attention a été cause d'une hernie étranglée, après une opération césarienne.

pendant plus de trente heures, abondans & de bonne qualité. Le régime de la malade étoit humectant & adoucissant.

La plus grande partie de la nuit fut calme ; les lochies continuoient de couler : vers les quatre heures du matin, le ventre se météorisa, la malade vomit des matières verdâtres. Ce symptome accompagne toujours l'inflammation de la matrice. En effet, ce viscère & le ventre furent bientôt très-tendus & très-douloureux ; mais la douleur qui affectoit toute la matrice, se fixa à sa partie latérale droite ; elle étoit inexprimable, & accompagnée de fièvre : nous prescrivîmes le bain, dans lequel la malade fut mise à midi. La douleur se calma peu à-peu : elle dormit paisiblement une demi-heure dans le bain, & une heure après en être sortie. Les lèvres de la plaie des tégumens étoient considérablement écartées ; la matrice très-tendue y étoit adhérente, & en remplissoit exactement le vuide.

A la charpie sèche qui étoit sur la plaie, nous substituâmes un plumaceau chargé de digestif simple, & une petite compresse qui couvroit la partie inférieure & latérale externe gauche de la matrice, où étoit un point gangréné ; pardessus, des compresses trempées dans une décoction émolliente & calmante.

La malade éprouvoit un calme séduisant dans le bain, aussi ne sembloit-elle respirer que pour ce moyen, qui seul lui procuroit du sommeil.

La nuit du deux au trois, les accidens augmentèrent, & ne cédèrent à aucun remède.

La malade, qui n'avoit pu retenir de lavemens, en reçut un, fait avec une décoction
de caffe ; elle prit un minoratif de même efpèce ; ces deux moyens produifirent la fortie
d'une très-grande quantité de vents par haut
& par bas, & plufieurs felles bilieufes.

Craignant que l'adhérence de la matrice aux
tégumens ne fût un obftacle à fon retour, cet
obftacle fut levé.

La malade fut faignée deux fois ; on fit des
injections émollientes dans la cavité de la
matrice par fon orifice. La première fortit en
partie par la plaie, en partie par la vulve,
& entraîna du fang très-vermeil.

La matrice, très-volumineufe alors, diminua
tellement, qu'elle difparut prefque entiérement
de la plaie abdominale. Les emplâtres aglutinatifs devenus inutiles, avoient été fupprimés.

Accablée fous le poids des accidens, auxquels le délire s'étoit joint, la malade fuccomba
à la fin du quatrième jour de l'opération.

Je demandai l'ouverture du cadavre ; elle me
fut refufée ; on me permit feulement de m'affurer de l'étendue du baffin : je le fis avec le
pelvimètre de M. *Coutouli* ; il étoit préfent,
ainfi que M. *Bodin*. Le petit diamètre du détroit fupérieur n'avoit que deux pouces un
quart, ainfi que nous l'avions jugé ; ce qui
confirme que l'opération céfarienne avoit été
indifpenfable, & qu'elle n'auroit pu être fuppléée par aucune autre.

Cette opération, quoique fuivie de la mort
de l'opérée, fit beaucoup de fenfation. L'Académie fut bientôt inftruite du procédé que

j'avois mis en ufage, & des avantages qu'il paroiffoit offrir ; c'étoit la première fois qu'on le tentoit à Paris. La plupart des efprits penchèrent en fa faveur. M. *Deleurye*, préfent à la féance, fe crut tellement convaincu des avantages de cette méthode, qu'ayant eu occafion de pratiquer l'opération céfarienne fix jours après, il fuivit, avec exactitude, la marche que nous avions tracée (1), ce que tous les Chirurgiens qui ont pratiqué l'opération céfarienne depuis, ont fait également.

Je me félicitois d'avoir opéré cette révolution, que je croyois heureufe : l'expérience m'a défabufé.

OBSERVATION.

LE premier février 1781, *Louife - Emilie Debrie*, parvenue au terme ordinaire de la groffeffe (2), reffentit les douleurs de l'enfantement. Elle étoit âgée de vingt-cinq ans, & n'avoit que trente-huit pouces de hauteur. L'impoffibilité phyfique de l'accouchement par la voie naturelle, ayant été conftatée par MM. *Mercadier*, *Bi* & moi, nous nous décidâmes pour l'opération céfarienne. MM. *Coutouli*, *Didier*, *Delonroy*, Membres de l'Académie royale de Chirurgie, & beaucoup d'autres perfonnes de l'art, furent mandés.

---

(1) Dès ce moment la méthode ancienne a été abandonnée.

(2) C'étoit fa première.

Avant d'opérer, je tentai le cathétérifme ; mais l'algali ne put pénétrer dans la veffie.

Après avoir fitué la malade convenablement, je dirigeai, autant qu'il me fut poffible, vers le milieu de l'abdomen, la matrice, qui étoit inclinée à droite. Deux aides, qui la foutenoient, preffoient en même temps fur elle, les tégumens communs & propres, l'un fur les parties latérales, l'autre fur le fond.

J'incifai alors la peau & la ligne blanche un pouce au-deffous de l'ombilic, jufqu'à un pouce ou environ de la fymphife des os pubis.

Le péritoine n'avoit point été divifé ; je l'ouvris ; il jaillit auffi-tôt un peu d'eau citronnée, femblable à l'urine ; ce qui fit craindre que la veffie n'eût été léfée par l'inftrument ; mais elle s'offrit bientôt à nos yeux ; elle étoit remplie d'urine. Je la fis abaiffer, pour achever d'incifer le péritoine.

J'ouvris enfuite la matrice de la longueur de quatre pouces, plus à droite qu'à gauche. J'avois eu l'attention de diriger vers l'ombilic, l'angle fupérieur de la plaie des tégumens, & de porter le biftouri au-delà de cet angle, pour que l'ouverture de ce vifcère fût plus élevée que celle des tégumens.

Je féparai fur le champ une portion du placenta : je laiffai écouler une médiocre quantité de fang ; la plaie étoit couverte d'un entonnoir de verre modérément échauffé.

On appercevoit déjà une portion d'inteftin & de l'épiploon : les membranes à peine rompues, le cordon ombilical fortit ; la tête de l'enfant fe préfenta, & gêna tellement ma main que j'avois introduite dans la matrice, que je fus forcé de la retirer, fans avoir pu favorifer la fortie de l'enfant. Son vifage remplit auffi-tôt la plaie utérine, & ce ne fut qu'avec difficulté que je fis fortir la tête ; les épaules éprouvèrent pareil obftacle.

L'enfant n'étoit pas encore entiérement forti, que la mère eut des naufées violentes ; ce qui, malgré nos précautions, fit échapper prefque tous les inteftins & l'épiploon.

Je tirai le placenta par la plaie, je réduifis les parties forties, & je les contins avec le bandage uniffant & le bandage de corps, que je ferrai peu. Le premier étoit difpofé de manière qu'on levoit féparément les chefs à volonté, enforte qu'il en reftoit toujours pour tenir approchées les lèvres de la plaie, autant qu'il étoit poffible.

La malade ne fut faignée que dix-huit heures après l'opération, parce que dans cet intervalle, il s'écoula beaucoup de fang par la vulve & par la plaie.

Elle eut quelques vomiffemens dans la journée, & le pouls tant foit peu élevé, point de chaleur à la peau. La nuit fut calme, à peu de chofe près. On donna un demi-lavement fimple ; le matin un autre.

Le premier panfement avoit été fait à fec ; le fecond le fut de même.

Les lèvres de la plaie, qui avoient été approchées après l'opération, ne l'étoient plus au bout de vingt-quatre heures ; leur couleur étoit naturelle. La journée ne fut troublée par aucun accident grave ; le pouls étoit feulement un peu élevé , & l'abdomen légérement tendu , sans être fort douloureux : les urines couloient volontairement ; les déjections ne se faisoient point , quoiqu'on donnât fréquemment des demi-lavemens ; les lochies couloient par la plaie & par la vulve ; elles étoient de bonne qualité.

La nuit du deux fut troublée par quelques vomissemens ; nous fîmes appliquer un cataplasme émollient sur le bas-ventre.

Le matin, le pouls étoit agité ; il n'y avoit point de chaleur à la peau ; les bords de la plaie des tégumens n'offroient rien que de naturel , si ce n'est qu'ils étoient écartés , & légérement adhérens aux parties engagées dans la plaie ; nous crûmes avantageux de les désunir ; je le fis avec le doigt.

Le troisième pansement fut fait comme la veille ; le cataplasme réitéré de quatre heures en quatre heures ; les demi-lavemens continués , avec l'attention d'en donner deux presque de suite : la malade rendoit le premier sur le champ, & gardoit ordinairement le second. Une légère eau de veau étoit sa seule boisson, & quelques bouillons nourrissans, son unique aliment.

Au commencement du troisième jour, le bas-ventre étoit plus tendu, plus douloureux, & la matrice enflammée. Il y avoit un peu de fièvre. Les lèvres de la plaie étoient vermeilles, & écartées d'environ deux pouces. Un léger saignement de nez ayant donné lieu, selon toute apparence, à une petite quantité de sang de passer dans l'arrière-bouche, suscita, à plufieurs reprifes, la toux & un crachement fanguinolent; ce qui fatigua beaucoup la malade. Cinquante-quatre heures après l'opération, le fein ne paroiffoit pas difpofé à la fecrétion laiteufe; la fièvre, qui avoit redoublé dans la journée, diminua un peu à minuit ou environ; à une heure le cataplafme fut renouvellé; un demi-lavement produifit quelques évacuations; il fortit en même temps, par la vulve, à-peu-près une cuillerée de fang vermeil.

La malade ne put allaiter fon enfant; ce que nous aurions defiré.

Il y eut des naufées fréquentes pendant la nuit, peu de fommeil, beaucoup de fièvre; la tenfion, la douleur du ventre, les mêmes que la veille. Le matin, la fièvre étoit diminuée.

Vers la fin du troifième jour, la fièvre, l'état de l'abdomen avoient empiré. L'écartement des bords de la plaie étoit le même; leur couleur, celle de l'épiploon, qui fe trouvoit dans cet écartement, étoit naturelle; il y avoit une fuppuration légère aux bords de la plaie. Nous ne changeâmes rien à la méthode curative.

Le quatrième jour, les chofes étoient dans le même état. Mêmes moyens curatifs. Il y eut des déjections non-fétides. La malade eut quelques naufées pendant la nuit. Le panfement fut le même que les jours précédens. Je détruifis l'adhérence que l'épiploon avoit contractée de nouveau avec les bords de la plaie des tégumens; il fortit une petite quantité d'humeur putride. L'abdomen paroiffoit moins tendu que la veille. La langue étoit humide, & l'avoit

toujours été ; on remarquoit, à fa circonférence, quelques petits aphtes. Nous prefcri-
vîmes de l'orgeat. La chaleur du vagin & des
bords de l'orifice étoit naturelle ; ces parties
avoient toujours été humectées & en bon état.
Une toux fréquente, dépendante de la même
caufe que celle de la veille, produifit les mêmes
effets.

Le cinquième jour, la malade fut très-fatiguée par les efforts qu'elle fit pour vomir. Le
ventre fe tendit comme un ballon ; la refpiration devint laborieufe, le pouls petit & intermittent. Ces accidens augmentèrent rapidement, & l'opérée y fuccomba cent-douze
heures après l'opération.

Procès-verbal de l'ouverture du cadavre de
L. E. Debrie.

L'AN 1781, fixième jour de février, nous
fouffignés, Membres du Collège & de l'Académie royale de Chirurgie, & autres perfonnes
de l'art, affemblés à l'effet de procéder à l'ouverture du corps de L. E. *Debrie*, accouchée
d'une fille vivante par le moyen de l'opération
céfarienne, pratiquée, en notre préfence, fur
la ligne blanche, le premier dudit mois, par
M. *Lauverjat*. Nous nous fommes tranfportés
dans la rue du fauxbourg Saint-Denis, maifon
de la Dame *Feri* ; les précautions prifes pour
n'être point trompés fur la certitude de la mort
de la nommée *Debrie*, nous avons obfervé ce
qui fuit :

1°. L'abdomen très-tendu ;

2°.

2°. Une plaie aux tégumens communs & propres, de la longueur de quatre pouces, & large de trois & demi, commençant un pouce & demi au-deſſous de l'ombilic, & ſe terminant à un pouce ou environ de la ſymphyſe des os pubis.

3°. Une portion d'épiploon altérée faiſant ſaillie dans l'intervalle de la plaie, & en occupant les deux tiers ; une portion épaiſſie & proéminente du péritoine, noirâtre, rempliſſant l'autre tiers.

4°. Sous l'épiploon, deux portions de l'arc du colon ; la ſupérieure tendue, l'inférieure affectée d'inflammation : ſous ces parties ſe trouvoit la matrice, qui n'avoit point été expoſée à l'air depuis l'opération, & dont la plaie étoit maſquée par la portion citée du péritoine, & par la ſymphyſe des os pubis.

5°. A l'ouverture du bas-ventre, l'eſtomac & les inteſtins très-tendus.

6°. Les veſtiges d'une inflammation ſuperficielle, de la largeur d'un pouce, à la partie moyenne & antérieure de la matrice.

7°. Les bords de la plaie utérine, qui avoit quatre pouces de longueur, ſuperficiellement affectés de gangrène, & écartés d'environ deux pouces ; le péritoine qui touchoit ces bords, l'intérieur de la matrice qui correſpondoit à la plaie, étoient également gangrénés.

8°. La matrice compacte ; ſon fond, preſque toute la partie antérieure de ſon corps, toute la partie poſtérieure, n'offroient rien d'extraordinaire.

9°. La veſſie enflammée près de ſon col ;

I

fur-tout intérieurement. La fonde y ayant été introduite, en fit fortir une humeur puriforme. Ce vifcère n'avoit point été léfé par l'inftrument, lors de l'opération.

10°. Le vagin intact.

11°. Dans la capacité du bas-ventre, une humeur femblable à celle qu'on tire ordinairement du ventre des hydropiques, & çà & là des flocons blanchâtres, de nature cafeufe, adhérens, pour ainfi dire, aux inteftins & au méfentère.

12°. La ftature de *L. E. Debrie*, de trente-huit pouces.

13°. L'*évafure* du petit diamètre du détroit fupérieur du baffin revêtu de fes parties molles, mefurée avec le pelvimètre de M. *Coutouly*, de quinze lignes ; & de dix-fept, les parties molles enlevées. Le baffin confidéré à découvert, l'étendue eft la même (1) : celle du grand diamètre eft de quatre pouces cinq lignes : celle qui fe remarque entre les tubérofités des ifchions, l'extrémité de chaque branche du compas appuyée fur la partie moyenne interne des tubérofités, de quatre pouces. Celle qui eft entre la partie inférieure de la fymphyfe des os pubis & la pointe du coccix, non rétrogradé, de trente-cinq lignes, & de cinq pouces moins une ligne, le coccix fortement porté en arrière.

14°. La fymphyfe des os pubis, de la largeur de quinze lignes.

---

(1) Je l'ai dans mon cabinet.

Nota. Que l'enfant avoit dix-huit pouces de longueur à l'inftant de fa naiffance, & que fa groffeur étoit en proportion.

Non-feulement ces opérations, mais encore toutes celles qui les ont fuivies, démontrent que l'innovation a plutôt augmenté, que diminué la fomme des accidens auxquels les femmes peuvent être en proie pendant & après l'opération céfarienne.

On n'a point d'exemple qu'il en ait péri prefque immédiatement après l'incifion latérale & longitudinale des mufcles. Deux fois ce malheur eft arrivé après celle de la ligne blanche. La caufe paroît en avoir été méconnue. Je hafarderai de la développer.

Ces vérités affligeantes m'ont fait fentir tout le poids des maux qui affligent la plus intéreffante moitié des humains. Mais loin d'imiter ceux qui, fous de vains prétextes, ou courant après une réputation précaire, ont cherché à bannir une opération dont ils ont méconnu, ou feint de méconnoître la néceffité, j'ai médité cette opération indifpenfable, je me fuis appefanti fur les obftacles à vaincre, fur les avantages à obtenir, fur les accidens à éviter; j'ai fait, enfin, des efforts pour la perfectionner: je crois avoir rempli cet objet.

Avant que d'entrer en explication fur ce point, j'examinerai les inconvéniens & les avantages des deux méthodes accréditées.

✳

I 2

ARTICLE II.

*Examen de l'incifion latérale & de celle de la
ligne blanche.*

Dans la première, on incifoit latéralement, -
& à une diftance donnée de l'ombilic, la peau,
le tiffu cellulaire, les mufcles abdominaux,
le péritoine & la matrice, dans une direction
prefque perpendiculaire, & le long du mufcle
droit.

Dans la feconde, on divife la peau, le tiffu
cellulaire, la ligne blanche & la matrice, à-peu-
près felon la même direction que dans la première. Cette incifion n'offre rien de plus avantageux que la précédente.

Dans l'une & l'autre, les bords de la plaie
s'éloignent confidérablement.

En divifant les mufcles abdominaux, on
rencontroit quelquefois l'artère épigaftrique,
ou quelqu'une de fes branches. Cet accident
pouvoit facilement être évité, ou réparé par
l'homme inftruit.

Par l'incifion de la ligne blanche, l'artère eft
toujours refpectée. Premier avantage de l'innovation.

Par l'ancienne méthode, il s'échappoit de
la plaie une grande partie de l'épiploon &
plufieurs portions d'inteftins.

On s'étoit flatté de l'éviter par la nouvelle;
l'expérience a défabufé.

Si l'on incifoit dans celle-là, la partie de

l'abdomen où la matrice eft le plus inclinée, cet accident arriveroit bien moins, tandis qu'il n'eft pas fûr qu'on l'évitât dans celle-ci. C'eft fon premier inconvénient.

La veffie fe trouvoit quelquefois à découvert après l'incifion latérale.

On y obvioit aifément, en l'étendant moins du côté de ce vifcère ; ce qu'on ne peut obtenir par celle de la ligne blanche, fans encourir de plus grands inconvéniens que celui qu'on évite ; en effet, lorfqu'on y fera une incifion de cinq à fix pouces, entre l'ombilic & la fymphyfe des os pubis des femmes difformes, l'inftrument divifera toujours les parties qui recouvrent la veffie, l'efpace étant trop borné pour que cela puiffe être autrement : elle fera donc, après l'opération, expofée à l'air à chaque panfement, ainfi qu'il eft arrivé.

Pour l'éviter, on a récemment confeillé de commencer la plaie extérieure au niveau, & même au-deffus de l'ombilic. Mais on peut dire : *incidit in Scyllam cupiens vitare Charibdim* (1) ; car alors, on expofera toujours à l'air prefque tout l'épiploon , une partie de l'arc du colon, quelquefois la partie inférieure de l'eftomac , vu les bornes étroites dont nous avons parlé.

Si les accidens confécutifs font plus grands dans l'une des deux méthodes, certainement c'eft dans la plus récente. Elle ne met point

____

(1) Une opération récente l'a prouvé.

à l'abri, plus que l'ancienne, de la possibilité du passage & de l'étranglement de l'intestin dans la plaie de la matrice; accident redoutable qui, favorisé par la direction de la plaie, aura sans doute causé la mort à plusieurs femmes. L'impossibilité trop fréquente d'ouvrir les cadavres, peut avoir fait prendre le change à cet égard.

Toute la Chirurgie a eu connoissance d'un fait qui autorise mes craintes.

Par l'incision de la ligne blanche, on peut léser l'ovaire.

Qui assurera que la mort inopinée des deux femmes dont j'ai parlé, n'ait point été l'effet de la lésion de cette partie, ou de celle des vaisseaux qui vont s'y rendre? Une mort aussi prompte ne peut être due qu'à cet accident.

La lésion de l'ovaire, qui, au premier apperçu, semble impossible, cesse de le paroître, en se rappellant que la matrice se portant, au sortir du petit bassin, vers l'une des parties latérales du bas-ventre, souffre une torsion qui change de position toutes ses surfaces: l'antérieure se porte à droite; la droite postérieurement; la postérieure à gauche, & la gauche antérieurement, la matrice inclinée à droite: si elle l'est à gauche, les surfaces changent de situation; mais une des deux latérales, & par conséquent un des ovaires, dans l'une & l'autre obliquité de la matrice, sont toujours sous la ligne blanche, ou très-près.

Cette vérité, qu'il importoit de connoître, mettra l'homme instruit, qui inciseroit la ligne blanche, à portée d'éviter l'ovaire; mais ce dont il ne fera pas toujours le maître, c'eft de ne point incifer très-près de cette partie, de ne pas ouvrir les vaiffeaux qui l'avoifinent, & de ne point occafionner d'hémorragie mortelle.

Peut-être me fuffiroit-il de rappeller ce qui s'eft paffé dans la première opération que j'ai faite fur le vivant. La matrice incifée, & à peine vuidée, fe contourna, de forte que la plaie, qui étoit parallèle à celle de la ligne blanche, fut portée auffi-tôt à droite, & mafquée par les tégumens; la matrice étoit déviée à gauche. Mais dans les chofes effentielles, on ne doit point fe borner à perfuader, il faut convaincre.

Le 6 feptembre 1780, après m'être affuré de l'impoffibilité d'accoucher, par la voie naturelle, la nommée.... (1) qui venoit d'expirer, enceinte de huit mois, j'incifai la ligne blanche & le péritoine; auffi-tôt il fortit un ovaire à travers la plaie; j'ouvris la matrice à côté; l'eau de l'amnios s'échappa : à l'inftant l'ovaire & l'incifion que j'avois faite, difparurent, & fe portèrent fous les tégumens à gauche; la matrice étoit oblique à droite. En vain je cherchai l'ouverture qui venoit de fuir : pour ne point perdre de temps, parce que je foupçonnois l'enfant vivant, je pratiquai une deuxième incifion, à travers laquelle je tirai l'enfant; j'enlevai enfuite la matrice : la première incifion étoit à la partie poftérieure de l'ovaire

---

(1) Rue & vis-à-vis des murs Saint-Martin.

I 4

gauche; la deuxième lui étoit antérieure. Cette variété frappante, qui a eu lieu par la torsion diminuée de la matrice, en raison de l'issue de l'eau, au moment de l'ouverture qui avoit été faite, milite pour l'incision que je vais proposer, puisque l'instrument ne rencontrera jamais ni l'un ni l'autre ovaire.

Dans l'une & l'autre méthode, les épanchemens sont fréquens, & occasionnés par l'écartement inévitable, & par la situation trop inférieure de la plaie de la matrice.

Cet objet, qui avoit frappé les praticiens, avoit beaucoup contribué à leur faire adopter l'incision de la ligne blanche, dans l'opinion où ils étoient que les plaies resteroient parallèles, & que le sang utérin se feroit jour à travers celle des tégumens. Cet avantage ne s'obtient pas plus par la nouvelle que par l'ancienne méthode, & a lieu dans l'une & l'autre, selon les circonstances.

Dès que l'accouchement est terminé, la matrice revient sur elle-même, & le parallélisme des plaies n'a plus lieu; mais l'engorgement des vaisseaux utérins, l'inflammation qui en résulte, & qui suivent souvent l'opération césarienne, rendant, à-peu-près, à la matrice le volume qu'elle avoit, les plaies redeviennent correspondantes, & permettent au sang utérin qui se seroit épanché auparavant, de s'écouler au dehors.

L'inconvénient & l'avantage étant égaux dans chacune des deux méthodes, l'une ne peut, à cet égard, être préférée à l'autre.

Il est bon d'observer que l'épanchement est

poffible & facile, dans le temps où le fang coule plus abondamment, avant l'inflammation ; & que fon iffue extérieure devient plus facile, quand les vaiffeaux utérins n'en fourniffent prefque point, lors de l'inflammation. On voit, par cet expofé, que l'idée qu'on s'eft faite du parallélifme des plaies, eft fauffe, & que, de quelque manière qu'on pratique l'opération céfarienne, il ne peut être foumis à notre volonté.

ARTICLE III.

Nouvelles Méthodes de pratiquer l'opération céfarienne.

L A plupart des accidens énoncés, & fur-tout la petite ftature des femmes difformes, qui ne permet d'étendre fuffifamment l'incifion longitudinale, qu'en expofant à l'air des parties qui ne peuvent y être expofées fans rifque, & qu'en prolongeant trop inférieurement la plaie de la matrice, m'ont déterminé à fubftituer aux manières d'opérer reçues, celles qui fuivent, que j'ai diftinguées en opération céfarienne vaginale & en opération céfarienne abdominale.

On pratiquera la première, en introduifant plus ou moins profondément, fous les bords de l'orifice, le biftouri caché, fermé & précédé d'un ou de plufieurs doigts, qui lui ferviront de guide ; alors on incifera ces bords à un ou à plufieurs endroits, felon qu'il fera néceffaire, pour terminer l'accouchement.

De l'Opération céfarienne vaginale.

Si, ce qui eſt très-rare, les bords de l'orifice ne permettoient point d'introduire, conjointement ou féparément, le doigt ou l'inſtrument, comme je le conſeille, on y fuppléeroit par un biſtouri que j'ai imaginé (1), avec lequel on inciferoit ces bords dans le fens oppoſé au précédent, c'eſt-à-dire, de l'extérieur à l'intérieur, avec l'attention de ne point bleſſer la partie que préſenteroit l'enfant.

Cette opération mettra le Chirurgien à portée d'aller chercher les pieds de l'enfant, ou d'en faiſir la tête avec le forceps, & de conſerver des êtres que la Chirurgie expectante voit toujours périr, lors même qu'elle a épuiſé les fecours le mieux indiqués contre les convulſions.

Dans le cas où la mère & l'enfant ſont également menacés de périr, parce qu'on ne peut réduire la matrice, dont l'obliquité eſt telle qu'il eſt impoſſible d'en atteindre l'orifice, ou d'y pénétrer, dans le cas où il eſt oblitéré, fans eſpoir d'en obtenir la dilatation, il faut incifer la partie bombée du viſcère, correſpondante à l'excavation ou à la vulve; ce qui s'exécutera avec le biſtouri dont j'ai parlé.

La plaie doit permettre l'introduction de la main, ou celle du forceps. L'indication faiſie, l'Accoucheur ſe comportera comme ci-deſſus: fouvent il pourra commettre à la matrice le foin de chaſſer l'enfant. On voit, par cet ex-

---

(1) Il ſe trouve chez M. *Manfard*, maître Coutelier, rue des Arcis.

pofé, que cette efpèce d'opération ne convient que lorfque la voie naturelle peut permettre enfuite la fortie de l'enfant.

Plufieurs obfervations ont déjà prouvé l'utilité de l'opération que je propofe.

M. *Enchel* a incifé le commencement du rectum, le périnée, le vagin & la matrice, pour en tirer l'enfant (1).

M. *Campardon*, le périnée & la matrice, pour remplir le même objet.

Quoique ces Chirurgiens aient obtenu du fuccès, je fuis bien éloigné de confeiller l'incifion de toutes les parties qu'ils ont intéreffées; elle doit fe borner à celles que j'ai citées.

Obfervation.

Le 18 août 1784, la Dame *Pinard*, après avoir parcouru le temps ordinaire de la groffeffe, reffentit les douleurs de l'enfantement : elles étoient fi vives, qu'elles l'obligeoient à faire les plus violens efforts. Je la vis alors ; elle m'apprit que c'étoit fa première groffeffe, & que depuis ce temps elle fouffroit beaucoup en s'affeyant. Cherchant auffi-tôt à m'affurer de fon état, je fus furpris de rencontrer à la vulve, une tumeur liffe qui la rempliffoit, la dépaffoit, & cédoit facilement à la preffion du doigt, excepté à l'inftant de la douleur : parcourant la tumeur, mon étonnement augmenta, en ne rencontrant, dans toute la

---

(1) *Voyez* la Gazette falutaire, 23 décembre 1779.

circonférence, qu'un cul-de-fac d'un demi-
pouce de profondeur au plus, & nulle ouverture qui pût permettre la fortie de l'enfant,
dont je diftinguai la tête à travers les parois
de la tumeur. Ce cas extraordinaire me détermina à porter le doigt dans l'anus, pour m'affurer fi l'orifice de la matrice ne s'y étoit point
dévié, comme je l'avois déjà vu ; mais cela
n'étoit point. Je mandai plufieurs Confrères,
qui reconnurent tout ce que j'avois remarqué.
Pour nous convaincre, nous crûmes néceffaire
de voir les parties ; alors nous diftinguâmes
une petite déchirure, qui n'intéreffoit qu'une
partie de l'épaiffeur de l'enveloppe de la tumeur ; je crus que cette déchirure indiquoit
l'endroit où je devois incifer, s'il en étoit néceffaire. Les Confultans furent de cet avis.
J'opérai fur le champ ; je gliffai enfuite le doigt
dans l'ouverture que j'avois faite ; il fe trouva
dans une grande cavité, dont les parois étoient
liffes & humectées ; la tête y étoit contenue.
Je ne diftinguai aucune trace de col, ni d'orifice de la matrice, & j'attefte que j'étois dans
fa cavité ; il en fortit, à l'inftant de l'opération, une eau bourbeufe ; auffi-tôt la tête fe
préfenta, & franchit l'ouverture que je venois
de pratiquer ; fa paroi latérale droite fubit une
petite dilacération ; le refte du corps de l'enfant ne tarda pas à fuivre la tête. Je réintro-
duifis le doigt dans la cavité que l'enfant venoit
d'abandonner, je la trouvai telle que je l'ai dit.
Le délivre s'offrit à mon doigt, & fortit promptement. Ma main portée dans la loge ifolée,
ne reconnut que la cavité de la matrice, &

rien de femblable à fon col, ni à fon orifice ; & je fuis très-convaincu que j'ai incifé la partie inférieure de ce vifcère, qui a fubi quelque engorgement & une légère inflammation. Du refte, la couche a été franche, & j'ai fenti la cicatrice des parois incifées fe faire par gradation. Il a cependant refté, pendant quelque temps, une ouverture fuffifante pour l'écoulement des lochies. Deux mois après l'opération, j'ai touché le col & l'orifice de la matrice dans leur état naturel.

Il eft probable que l'impoffibilité de toucher l'orifice de la matrice avant l'opération, a dépendu de l'obliquité contre nature de ce vifcère. Du refte, cette obfervation, & celles citées plus haut, convainquent que l'opération céfarienne vaginale n'entraînera point de danger après elle.

L'opération céfarienne abdominale, néceffaire, lorfque la voie naturelle ne peut permettre la fortie de l'enfant, confiftera à faire une incifion tranfverfale de cinq pouces aux parties contenantes du bas-ventre, fous lefquelles fera la matrice, entre le mufcle droit & la colonne épinière, plus ou moins au-deffous de la troifième fauffe-côte, felon que le fond de la matrice en fera plus ou moins éloigné.

De l'Opération céfarienne abdominale.

Le bas-ventre méthodiquement comprimé, on fe fervira, pour commencer l'incifion, d'un biftouri à tranchant convexe, & d'un, boutonné, ou caché, à lame droite, pour la terminer. Le premier m'a cependant fervi pour toute l'incifion.

S'il y a hernie, il faut refpecter le cercle à travers lequel font paffées les parties, qu'on laiffera dans l'efpèce de loge qu'elles fe font pratiquées, parce qu'elles ne fortiront probablement point par la plaie : cependant, fi on couroit rifque de les comprendre fous l'inftrument, il faudroit les faire rentrer.

On n'aura point égard au volume total du bas-ventre, mais à celui de la matrice ; autrement, dans les femmes très-graffes, on pourroit incifer au-deffus de ce vifcère, comme il eft arrivé.

L'incifion de celle-ci doit être le plus près poffible de fon fond, & en tout femblable à celle des tégumens, à laquelle elle correfpondra pour le moment.

Le lieu de l'incifion, ainfi qu'on peut en juger par notre expofé, n'eft point au choix du Chirurgien, comme on l'a cru & publié jufqu'à ce jour. Il eft néceffité par la fituation de la matrice. Si elle eft à droite, c'eft-là qu'il faut opérer *& vice verfâ*. Si fon fond eft élevé, l'incifion doit l'être.

Dès qu'on appercevra le délivre, il faudra le féparer en partie, couvrir la plaie d'un entonnoir de verre modérément chaud, & laiffer écouler la quantité de fang qu'on jugera néceffaire, pour dégorger fuffifamment les vaiffeaux utérins.

Cette manière de penfer eft bien éloignée de celle des auteurs qui ont écrit de l'opération céfarienne. Tous recommandent d'éviter le placenta, dans la crainte de l'hémorragie qui pourroit réfulter de fa rencontre. On doit,

fans contredit, fe mettre en garde contre l'hémorragie ; mais un écoulement fubordonné à
la volonté du Chirurgien, deviendra avantageux ; il obviera probablement à l'engorgement, à l'inflammation & à la gangrène de
la matrice.

L'expérience étaie cette opinion. De toutes
les opérations céfariennes connues, celles qui
ont été accompagnées d'hémorragie utérine
modérée, ont été fuivies de bien moins d'accidens, & d'une guérifon plus prompte.

Quand on aura laiffé couler la quantité de
fang néceffaire pour l'objet qu'on fe propofe,
on gliffera deux doigts entre le placenta & la
matrice, du côté où les membranes font plus
près, ordinairement vers le fond de ce vifcère,
lorfqu'on opérera fuivant la méthode que je
propofe.

Il ne faut point incifer le placenta, comme
le recommande M. *Baudelocque*, mais feulement
rompre les membranes ; la feétion du délivre
pourroit occafionner des difficultés, qu'il faut
éviter. L'extraétion de l'enfant fera variée,
felon les circonftances.

Si le dos fe préfente & s'engage dans la plaie
utérine, il faut porter, de chaque côté, un
ou deux doigts fur le ventre de l'enfant, que
l'on preffera légérement, & par de petites
facades. Par ce procédé, la colonne épinière
fléchie fera infenfiblement dégagée, ainfi que
les feffes ; alors on faifira la partie inférieure
du tronc, pour obtenir la fortie totale de l'enfant. J'ai tiré de cette manière, & avec facilité,
le premier pour lequel j'ai pratiqué l'opération
céfarienne.

On dégagera les bras, quand ils gêneront le paffage de la tête ; ce qui facilitera fa fortie : on peut encore porter, à cet effet, un doigt dans la bouche.

Si la tête s'engage la première, & qu'elle foit retenue dans la plaie, on l'en dégagera par des preffions alternatives, faites immédiatement, ou médiatement fur elle ; le tronc la fuivra de près, s'il eft bien dirigé.

Il paroît que la fortie du délivre par la plaie, eft toujours fpontanée, même fur le cadavre, où je n'ai jamais pu l'empêcher.

Si, comme le confeille M. *Baudelocque* (1), le placenta étoit incifé, une partie pourroit être chaffée, tandis que l'autre refteroit adhérente à la matrice. Cette circonftance néceffiteroit l'introduction de la main dans ce vifcère, pour féparer le refte du délivre ; ce qui ajouteroit au danger de l'opération.

Après la délivrance, on fera, par la voie naturelle, une injection anodine & relâchante, dans la matrice, pour faire ceffer le fpafme, & entraîner les caillots qui feroient engagés dans le col. Cette conduite nous paroît préférable à celle de porter la main dans ce vifcère, confeillée par quelques auteurs.

Un inconvénient dont on ne s'eft point occupé, & qui mérite attention, c'eft la poffibilité de la clôture de l'orifice, par le chorion & l'amnios reftés adhérens fur fes bords ; ce

―――――――――

(1) *Voyez* l'Art des Accouchemens, par M. *Baude-locque*, Tome II, page 310.

qui

qui occafionneroit mille accidens, par la ré-
tention des lochies, dont on permettra l'iffue,
en rompant les membranes avec le doigt ou
avec quelque inftrument convenable. Le cierge
recommandé par *Rouffet* & *Ruleau*, pour procurer cet écoulement, eft de toute inutilité.

On vient de fubftituer à ce cierge, un féton
paffé de la plaie, dans l'orifice de la matrice,
& delà hors de la vulve. Ce moyen eft on
ne peut plus dangereux ; c'eft un corps irritant qui déterminera infailliblement l'engorgement, l'inflammation, & par fuite, la gangrène
de la matrice.

S'il s'eft épanché du fang ou de l'eau dans
l'abdomen, il faut en procurer la fortie par
la fituation, par la preffion, ou par les injections, avant d'appliquer le bandage.

On fera prendre un bouillon à l'opérée, fi
elle n'eft point trop foible : fi elle l'étoit, on
rétabliroit fes forces, avant de lui donner quelque nourriture.

Après l'opération, il faut faire coucher la
malade du côté de la plaie.

Il ne me fera pas difficile de démontrer combien l'incifion tranfverfale que je propofe, eft
préférable à la longitudinale.

1°. Parce que celle-ci intéreffant une partie
du corps & du col de la matrice, ne laiffe à
fa partie inférieure aucune cavité qui puiffe
recevoir le fang & les humeurs qui s'échappent
des vaiffeaux utérins ; de-là l'épanchement dans
l'abdomen, de-là la perte prefque inévitable
de l'opérée. L'incifion tranfverfale, au contraire, refpectant les deux tiers intérieurs de

K

ce viscère, laisse une ample cavité, propre à
contenir les lochies, jusqu'à ce qu'elles soient
chassées par la voie naturelle ; ce qui s'oppo-
sera à l'épanchement, & conservera la plupart
des femmes qui subiront l'opération césarienne.

2°. L'incision transversale obvie à l'écartement primitif & consécutif des lèvres de la
plaie, nécessité par l'incision longitudinale.

Pendant la grossesse, la matrice s'étend plus
en hauteur qu'en largeur ; aussi-tôt après l'accouchement, la restitution de ses parties étant
en raison de leur éloignement, la supérieure
revient plus vers l'inférieure, que les latérales
l'une vers l'autre, d'où s'ensuit nécessairement
le rapprochement des lèvres de la plaie transversale, celui des angles de la plaie longitudinale, & l'éloignement de ses bords.

Dans le courant de l'année 1781, j'eus occasion de pratiquer quatre fois l'opération césarienne, sur des femmes qui venoient d'expirer.
J'ai toujours remarqué qu'à peine l'enfant étoit
tiré dehors, que les plaies faites dans une direction longitudinale prenoient une figure ovale,
à mesure que la matrice revenoit sur elle-même,
& restoient constamment béantes. La même
chose est arrivée dans les deux opérations que
j'ai faites sur le vivant. Dans la deuxième,
la face de l'enfant s'étant engagée dans la
plaie, elle fut aussi-tôt circulairement entourée
des bords ; ce qui n'a pu avoir lieu, sans que
les lèvres latérales ne se soient éloignées, en
raison du rapprochement des angles.

La dernière femme que M. *Deleurye* a opérée,
a présenté le même phénomène. La plaie de

la matrice étoit à-peu-près ovale, & ſes bords écartés de deux pouces neuf lignes.

Le 8 avril 1782, je fus mandé à la Villette, pour une femme enceinte de neuf mois, qui venoit d'expirer dans d'horribles convulſions, ſans avoir pu accoucher. La matrice étoit inclinée à droite ; je fis, en cet endroit, une inciſion tranſverſale de cinq pouces, à la peau, aux muſcles & au péritoine : les bords de la plaie s'écartèrent beaucoup moins qu'ils ne le font au moment de l'inciſion longitudinale ; la plaie de la matrice, en tout ſemblable à celle des parties contenantes, ne reſta pas long-temps béante ; car à peine l'extraction de l'enfant & celle du délivre eurent été faites, que je vis avec ſatisfaction ſes lèvres ſe rapprocher inſenſiblement, & enfin ſe toucher intimément.

Il eſt donc inconteſtable qu'après l'inciſion longitudinale de la matrice, les lèvres de la plaie s'écarteront toujours, & jamais à la ſuite de l'inciſion tranſverſale ; autre cauſe de l'épanchement, qu'on évitera en ſuivant nos préceptes.

3°. La réunion de la plaie extérieure, faite longitudinalement, eſt empêchée par la ſituation de l'opérée. Si elle eſt ſur le dos, la tenſion plus grande des enveloppes abdominales, la rentrée de la colonne épinière, la rétraction des fibres muſculaires, tout concourt à tenir la plaie béante, & à y faire engager les parties contenues. Si elle eſt ſur le côté, en s'inclinant, ce qu'elle ne peut éviter, elle rapproche les angles de la plaie, & en éloigne les lèvres : veut-elle ſatisfaire à quelque beſoin, l'inconvénient devient plus grand, & la guérison plus retardée.

Au contraire, tout est avantageux, après l'incision transverfale. La fituation prefque naturelle, je veux dire la tête penchée fur le tronc, & les cuiffes fléchies, facilite la réunion des bords de la plaie, & rend tout autre moyen inutile.

Que l'on ne redoute point l'incifion que nous propofons, dans la crainte de divifer tranfverfalement les fibres des mufcles abdominaux : elles le feront moins par notre méthode que par toute autre. Les expériences que j'ai faites fur les animaux & fur les cadavres, m'en ont convaincu.

Les deux premiers mufcles que l'on incife, font le *grand* & le *petit oblique*.

La direction de leurs fibres est d'autant plus oblique, que leur infertion à la ligne blanche est plus éloignée de l'ombilic, enforte que celles qui fe rendent à cette dernière partie, décrivent une ligne prefque horifontale, fur-tout à la fin de la groffeffe. Je les divife donc felon la direction qu'elles ont alors, ou peu s'en faut.

Le *tranfverfe*, divifé dans notre méthode fuivant la direction de fes fibres, ne permet aucun éloignement des lèvres de la plaie, comme il arrive néceffairement, lorfqu'il est inciné en travers par une plaie longitudinale.

La ligne blanche est le point où fe réuniffent & s'entre-croifent toutes les fibres aponévrotiques des mufcles abdominaux. Ce lien général une fois interrompu, il fe fait une rétraction fubite des mufcles, d'où réfulte l'écartement confidérable des lèvres de la plaie faite à la ligne blanche. L'expérience a prouvé ce que j'avance. Le contraire a toujours eu lieu après l'incifion tranfverfale ; avantage inappréciable de notre méthode.

Pourquoi, malgré les inconvéniens cités, préfère-t-on encore l'incifion longitudinale? Parce qu'on n'envifage que la réunion de la plaie extérieure, & qu'on accorde trop légérement au bandage uniffant, l'avantage d'y contribuer : il le peut, fans doute, pour les plaies des parties rondes & pleines, telles que la cuiffe, le bras, &c. encore laiffe-t-il fouvent beaucoup à defirer, en ne favorifant que la réunion de la fuperficie des bords de ces plaies ; cet accident a particuliérement lieu pour celles des capacités dont les lèvres, faute de point d'appui, ne peuvent, malgré toutes les précautions, être rapprochées jufques dans le fond, de forte qu'il n'y a jamais que la peau de réunie ; les hernies ventrales à la fuite de l'opération céfarienne, en font des preuves convaincantes (1).

Des inconvéniens plus dangereux encore réfultent du bandage uniffant. Par la preffion qu'il exerce des deux côtés du bas-ventre, nonfeulement il diminue la capacité abdominale, & empêche par-là les parties qui ont été gênées pendant la groffeffe, de reprendre leur

------

(1) J'ai vifité une femme à qui on avoit fait l'opération céfarienne ; tous les inteftins font fous la peau du bas-ventre.

K 3

place ; mais il devient encore expulsif des intestins : il gêne la matrice engorgée & devenue plus volumineuse ; & en la tenant au milieu du ventre, il l'oblige à se porter vers la plaie. On lui substituera donc un bandage simplement contentif.

Les emplâtres aglutinatifs sont inutiles, la gastroraphie dangereuse.

Ce que je viens d'avancer doit convaincre de l'avantage qu'a la méthode que je propose, sur celles en usage. S'il reste quelque doute à cet égard, les faits suivans subjugueront les incrédules. Quatre opérations césariennes ont été faites comme je l'indique ; toutes l'ont été avec succès.

Le nommé *Samson* ayant jugé impossible, par la voie naturelle, l'accouchement de la femme d'un vigneron de Roinville - sous-Anneau, diocèse de Chartres, fit une incision transversale à l'abdomen, un demi-pouce au-dessous de l'ombilic. Cette opération a parfaitement réussi.

M. *Taillebon*, Chirurgien très-estimé, résidant à Dourdan, a vu la femme, le troisième jour de l'opération.

Le 27 août 1769, M. *Lebas*, maître en Chirurgie au bourg de Mouilleron, fut mandé pour la femme de *Bonnaud*, Métayer au bourg de Saint - Germain - l'Aiguiller. Cette femme éprouvoit les douleurs de l'enfantement depuis quatre jours. Elle avoit été très-fatiguée par les personnes qui lui avoient donné des soins. Le Chirurgien ayant cru l'opération césarienne indispensable, fit une incision presque transverfale : elle commençoit un peu au - deffous de l'ombilic, & fe terminoit vers les côtes. Cette incifion trop élevée, devenant inutile, M. *Lebas*, fans fe déconcerter, en fit une feconde plus oblique que la première ; elle s'étendoit depuis environ un pouce au-deffous de l'ombilic, jufques à la partie la plus élevée de la crête des os des îles : ces deux plaies fe communiquoient, & formoient une véritable éventration. La matrice fut incifée prefque tranfverfalement : on y fit trois points de future. Le fang qui avoit coulé dans l'abdomen en fut ôté. L'opérée ne fut point faignée, ne prit point de lavemens, & n'obferva aucun régime ; elle but feulement quelques verres d'une décoction de quinquina, lorfqu'on s'apperçut que les bords de la plaie étoient menacés de gangrène : ils furent lavés avec la même décoction ; la fuppuration s'établit ; on retira les fils qui avoient fervi à la future de la matrice.

Le 8 octobre fuivant, la femme étoit parfaitement guérie. Le vingt, elle travailloit aux ouvrages de la campagne (1).

Un Chirurgien d'Attichi, village près de Compiègne, a pratiqué deux fois l'opération céfarienne avec fuccès ; la dernière en 1772. Chaque fois il a fait une incifion tranfverfale entre l'ombilic & le deffous des fauffes-côtes

______

(1) *Voyez* le Journal de Médecine, Supplément à l'année 1770, page 177.

du côté droit. La dernière femme eſt accouchée depuis, naturellement.

On peut conclure de la réuſſite de ces quatre opérations, que le danger ne conſiſte point ſpécialement dans les plaies du bas-ventre & de la matrice, mais dans les épanchemens qui ont ſuivi l'opération céſarienne pratiquée ſelon les anciennes méthodes (1).

Enhardi par ces ſuccès, que mes nombreuſes recherches, pour étayer mes idées & mes expériences, m'ont fait rencontrer, je n'héſitai point à mettre en pratique les *préceptes que je viens de donner*, à la première occaſion que j'en trouvai.

Opération céſarienne faite à Marguerite Uſépi, *femme* Baufils.

La nommée *Uſépi*, rachitique dès ſon enfance, n'a pu marcher qu'à l'âge de ſept ans. Son premier accouchement avoit été laborieux, parce que le baſſin étoit vicié. L'enfant avoit perdu la vie dans les tentatives qui en ont délivré la mère. Les parties génitales furent affectées de gangrène; & ce ne fut qu'après deux mois de maladie, qu'elle échappa au danger qui l'avoit menacée.

Elle devint groſſe une ſeconde fois; M. *Bodin*, qui devoit l'accoucher, s'étant aſſuré

---

(1) La raréfaction de l'air dans les inteſtins, que j'ai toujours obſervée après la ſection céſarienne, me paroît un accident qui exige toute l'attention des praticiens.

qu'il étoit impoffible que le baffin permît la fortie de l'enfant vivant, nous fûmes mandés, M. *Coutouli* & moi, le 21 juillet 1782. Nous jugeâmes que le petit diamètre du baffin n'avoit que deux pouces & demi. La néceffité de l'opération céfarienne n'étoit point équivoque, & les Confultans, à qui j'avois fait part de mes réflexions fur le procédé opératoire à fuivre, m'engagèrent à le mettre en pratique. J'y difpofai la femme par un lavement & une faignée.

L'incifion des parties contenantes (1) ne donna iffue, ni à l'épiploon, ni à aucune portion d'inteftin. La divifion des parties ne fournit prefque point de fang; il n'y en eut un peu abondamment que lorfque j'eus féparé une portion du placenta, afin de procurer un dégorgement, que je crois très-utile.

Je tirai le corps de l'enfant avec facilité; mais la tête, gênée par une portion du placenta engagée dans la plaie de la matrice, fut retenue un moment. Je tirai promptement le délivre, & la tête fuivit. L'enfant vit & fe porte bien. Il ne fallut aucun moyen extraordinaire pour réunir la plaie; elle n'étoit point béante, comme on le voit après l'incifion longitudinale. De la charpie fèche à l'extérieur, des compreffes, & le bandage de corps, compofèrent tout l'appareil. Une heure après le panfement, la mère donna fon fein à l'enfant:

---

(1) Je ne l'ai faite que de quatre pouces & demi; il eft bon de lui en donner cinq.

on lui fit enſuite une petite ſaignée : le ſoir on renouvella les compreſſes imbibées du ſang que la plaie avoit fourni dans les premiers momens ; il en avoit auſſi coulé par la vulve.

Le lendemain une petite portion d'épiploon ſe préſenta à la plaie ; nous ne crûmes pas devoir en faire cas. Le ſurlendemain elle étoit accompagnée d'une portion d'inteſtin. Ces parties furent réduites ſur le champ, & ne reparurent plus de toute la cure. Le troiſième & le ſixième jour de l'opération, des orages violens, accompagnés de coups de tonnerre avec bruit épouvantable, cauſèrent de l'agitation à la malade ; mais il n'y eut ni vomiſſement, ni le moindre ſymptome qui pût faire ſoupçonner une inflammation à la matrice. Des vents rendus en quantité, par haut & par bas, furent le ſeul accident de la maladie. Les panſemens ont continué d'être très-ſimples. Le bas-ventre étoit tenu chaudement par un morceau de flanelle trempée dans une décoction émolliente.

La malade courageuſe a conſervé ſa gaieté naturelle. Ses déjections, ſouvent bilieuſes, & toujours accompagnées de vents, étoient aidées ou provoquées par des demi-lavemens émolliens donnés fréquemment ; on y ajoutoit quelquefois une infuſion de quinquina. Il ſortoit de temps en temps quelques caillots de ſang par la plaie, qui a conſtamment été belle. Les ſoins acceſſoires ont ſans doute beaucoup contribué à ce bon état, malgré les circonſtances les plus défavorables. Cette femme pauvre, logeoit ſous un toit, au plus haut étage de la maiſon ; elle y étoit incommodée de la chaleur exceffive, qui a régné pendant tout le temps de fa couche. Pour obvier aux accidens qui pouvoient en réfulter, on jettoit fréquemment de l'eau froide dans la chambre ; on tenoit nuit & jour une nappe mouillée à la fenêtre, qui reftoit toujours ouverte. Cette toile continuellement agitée par l'air, modéroit la chaleur du lieu. La malade étoit au bouillon, ne prenoit que de la tifane de chiendent nitrée, & quelques taffes d'une légère infufion de camomille romaine.

Quoiqu'elle n'eût éprouvé aucun accident grave, elle étoit d'une foibleffe extrême quelques jours après l'opération. La diète rigoureufe nous ayant paru la caufe de cet état, nous lui permîmes un régime moins févère : fes forces fe rétablirent promptement, & tout alla de mieux en mieux (1).

La plaie donna un pus louable le fixième jour. La matrice, qui occupoit toute la plaie, contraĉta bientôt, avec les tégumens, des adhérences que nous crûmes devoir détruire ; je le fis avec le doigt. Le bord des mufcles étoit diftant de ceux de la peau, d'environ un pouce. La plaie de la matrice étoit très-diminuée de longueur ; les lèvres en étoient intimément approchées. Les adhérences à peine détruites, le vifcère difparut, & il fortit un

---

(1) Nous penfons qu'on ne doit pas tenir à une diète trop rigoureufe, les malades qui ont fubi quelque grande opération, quand il n'y a pas d'accidens. On les énerve : & tel qui auroit été confervé, en prenant quelque nourriture, périt par la diète.

fluide couleur de lochies fecondaires légérement altérées. Nous rapprochâmes les bords
de la plaie des tégumens , & nous les con-
tînmes réunis par deux emplâtres aglutinatifs
faits avec le taffetas d'Angleterre , parce que
l'humidité ne lui fait point quitter prife ; ils
furent fupprimés le lendemain. La douleur vive
que la malade avoit reffentie , troubla la tran-
quillité dont elle avoit joui jufqu'alors. Cette
douleur perfifta toute la journée , & fut accompagnée de friffons & d'un accès de fièvre ,
qui dura vingt-quatre heures, pendant lefquelles
les boiffons & les topiques émolliens furent
mis en ufage.

Le pus qui s'échappoit de la plaie étoit *féro-
lymphatique* & fans odeur ; l'humeur qui s'écouloit de la vulve étoit femblable. Les chofes
reflèrent dans le même état jufqu'au douzième
jour. La matrice avoit contraƈté de nouvelles
adhérences.

Nous purgeâmes la malade , parce que la
bouche étoit pâteufe , & la langue chargée.
Son appétit nous détermina à augmenter la
dofe des alimens.

Le treize , les environs de la plaie étoient
douloureux , & le pus un peu féreux & d'une
odeur défagréable. Nous mêlâmes des déter-
fifs aux émolliens , dont l'appareil avoit été
toujours imbibé.

Le quinze , la malade refta levée pendant
trois heures ; ce qu'elle continua de faire les
jours fuivans.

Le dix-huit , M. *Babel* , maître en Chirurgie ,
vint la voir , & fe convainquit des adhérences

que la matrice avoit contractées avec les tégumens. La fuppuration diminuoit de jour en
jour. Enfin, le 29, la plaie ne demanda plus
aucune attention.

La matrice rempliffoit toujours la plaie, &
y faifoit l'office d'un tampon. Il fe forma une
efpèce d'épiderme, qui confondoit, pour ainfi
dire, le vifcère avec les tégumens.

Pendant fix mois & demi, les chofes ont
refté dans cet état. Plufieurs Chirurgiens l'ont
vu comme moi. Au feptième mois, la matrice
a difparu, les lèvres de la plaie des tégumens
fe font intimément approchées & réunies; &
la cicatrice, qui étoit tranfverfale, eft aujour-
d'hui un peu oblique.

Je n'entreprendrai point de rendre raifon
de ces phénomènes; je me bornerai à admirer
les effets furprenans de la nature.

Les fuites heureufes de notre opération, les
effets funeftes de l'incifion longitudinale des
mufcles, & de celle de la ligne blanche, ne
permettent point d'héfiter fur le choix de la
méthode.

Pour tirer parti d'un fait auffi important, &
ne point courir les rifques de la nouveauté,
je dirai:

1°. Que le lieu de l'incifion des parties contenantes doit toujours être en raifon de la
fituation de la matrice.

J'ai opéré fur la partie latérale droite du
bas-ventre, parce que la matrice étoit fituée
à droite; fi elle étoit à gauche, l'opération
devroit être faite de ce côté.

2°. Que l'expérience démontre que la matrice renversée, à peine frappée par l'air, est vivement irritée, & tombe promptement en gangrène. Cependant, dans le cas dont il s'agit, elle y a été impunément exposée ; d'où il faut conclure que l'air ne peut rien contre la membrane externe, tandis qu'il produit les effets les plus funestes sur l'interne.

Cette remarque fera sans doute changer d'opinion les praticiens qui n'avoient d'autre désir que de voir la plaie de la matrice & celle des tégumens se correspondre : ils verront que c'est permettre à l'air de pénétrer dans la cavité de ce viscère, & donner lieu aux accidens dont nous avons parlé. A la vérité, le parallélisme des plaies, quoique pernicieux en lui-même, devenoit nécessaire après l'incision longitudinale ; lui seul devoit prévenir l'épanchement, si cela eût été possible.

3°. Que la Chirurgie prescrit d'approcher les lèvres d'une plaie simple, pour en favoriser la réunion ; qu'il n'en est pas de même de celles qui sont compliquées. Celle dont il s'agit, doit être réputée de ce genre ; nous n'avons donc pas dû en tenter la réunion immédiatement après l'opération.

Pourquoi tient-on encore aux bandages unissans ? Pourquoi la gastroraphie, inutile, douloureuse, & toujours funeste, trouve-t-elle encore des partisans, puisqu'elle n'a jamais été employée sans qu'on ait été forcé de relâcher, de couper même les points de suture, ou de leur voir déchirer les lèvres des plaies qu'on avoit faites ?

Dans les deux opérations que j'ai pratiquées,

je me fuis borné à couvrir les plaies, pour les garantir du contact de l'air. La réunion & la cicatrice fe font parfaitement bien opérées (1).

Le temps où il femble qu'on devroit aider l'approximation & la réunion des bords de la plaie, c'eft lorfqu'après la ceffation des accidens, s'il y en a eu, la matrice n'aura point contracté d'adhérence, & fe fera reftituée, au point de permettre l'affaiffement de l'abdomen; enfin, lorfque les bords des tégumens libres & à la fin de la fuppuration, tendront à leur cicatrifation; mais alors les fecours de l'art font inutiles. Ces bords s'approcheront à mefure que le ventre s'affaiffera, & leur réunion fera l'unique affaire de la nature, ainfi qu'il eft arrivé à mes deux opérées.

4°. Que les femmes qui ont fubi l'opération céfarienne ont été jufqu'ici fujettes à la hernie ventrale. J'en ai cité une dont prefque tous les inteftins font immédiatement fous la peau, près de fe rompre en différens endroits. Les auteurs, même les plus modernes, nous ont laiffé ignorer la caufe de cet accident inévitable.

La rétraction fubite & confidérable des mufcles au moment de l'opération, l'impoffibilité de les remettre en contact, & conféquemment celle de leur réunion, eft la feule caufe de la hernie.

J'ai toujours obfervé, après les opérations céfariennes que j'ai faites, que le bord des

---

(1) J'excepte ici les mufcles abdominaux.

muſcles diviſés étoit , & reſtoit éloigné de ceux de la peau , d'environ un pouce.

Qu'on ne diſe point avoir obtenu le con-taɛt immédiat des muſcles & leur réunion, que je dis impoſſibles ; la gaſtroraphie , qui paroît devoir le mieux remplir cet objet, n'a jamais réuſſi à cet égard.

La hernie à laquelle ſont ſujets ceux qui gué-riſſent de plaies pénétrantes du bas - ventre, l'inſpeɛtion de leurs cadavres , auxquels on ne trouve jamais les muſcles réunis, même long-temps après la guériſon , établiſſent la preuve de la vérité que j'énonce.

De tous les faits que je pourrois citer, je me bornerai aux ſuivans.

Le 3 juin 1783 , M. *Grandin* , maître en Chirurgie à Paſſy, pratiqua la gaſtroraphie à un enfant. A peine la guériſon fut - elle par-faite, qu'il parut une hernie ventrale (1).

M. *Monnier* (2) m'a fait part d'un fait ſem-blable. Preſque tous les Chirurgiens, à qui j'ai communiqué ma manière de penſer, m'ont aſſuré qu'elle étoit d'accord avec l'expérience.

5°. Que s'il eſt un moyen de prévenir la hernie, c'eſt de ne point détruire les adhérences que la matrice & l'épiploon contraɛtent ordi-nairement avec les tégumens après l'opéra-

---

(1) Cette Obſervation a été lue à l'Académie royale de Chirurgie.

(2) Maître en Chirurgie, ancien gagnant maîtriſe à l'Hôtel-Dieu.

tion

tion céfarienne (1) ; on obviera par-là aux accidens qu'a éprouvés notre opérée.

Tant que la matrice a reſté adhérente aux tégumens, & qu'elle a ſervi de tampon à la plaie, il n'y a point eu de hernie ; l'adhérence n'a-t-elle plus eu lieu, la hernie s'eſt maniſeſtée.

J'ai viſité cette femme le premier mars 1787. Elle n'a point porté de bandage depuis plus de quatre ans & demi, que l'opération lui a été faite, & cependant ſa hernie eſt peu conſidérable.

C'eſt encore un avantage de notre méthode ſur les autres, après leſquelles la hernie eſt toujours très-conſidérable. Le lieu où l'on pratique l'opération, dans l'une & l'autre méthode, rend raiſon de cette différence.

Cependant, on a regardé les adhérences dont nous avons parlé, comme défavorables, comme un accident, & l'on s'eſt empreſſé de les prévenir, ou d'y remédier.

En effet, il ſemble, aux premiers apperçus, qu'elles doivent s'oppoſer à la ſortie du pus qui pourroit s'être accumulé aux environs de la plaie, au retour de la matrice, donner lieu à une hémorragie mortelle, en tenant les vaiſſeaux utérins béans ; enfin, gêner certains mouvemens de la malade. Un examen réfléchi, l'expérience, m'ont déſabuſé. Notre opérée n'a éprouvé aucun de ces accidens. Je ne puis donc

____

(1) Les obſervations de MM. *Deleurye*, *Chabrol*, les quatre qui me ſont propres, prouvent ce que j'avance.

L

taire, pour le bien de l'humanité, & pour la perfection de l'opération céfarienne, que ces adhérences doivent être refpeétées, à moins que les fymptomes n'annoncent un foyer voifin de la plaie ; peut-être encore feroit-il préférable de faire une incifion qui donneroit iffue au pus.

Cette remarque mérite bien qu'on s'y arrête; elle défabufera, fans doute, ceux qui tiennent encore à l'opinion contradiétoire.

Le fait fuivant démontrera combien nos réflexions, faites près de cinq ans auparavant, étoient juftes.

Opération céfarienne faite à la nommée D....

La nommée D........ avoit été accouchée en 1785. La tête de l'enfant, une main, & le cordon ombilical, s'étoient préfentés à l'orifice de la matrice. La Sage-femme fit beaucoup de tentatives pour faifir les pieds. M. *Coutouli*, qui fut mandé, trouva le cordon ombilical hors de la vulve & rompu, & prononça que le baffin étoit vicié, au point de ne pouvoir permettre la fortie de la tête de l'enfant, fans qu'elle fût vuidée. Avant de procéder à cette opération, la malade fut mife dans le bain pendant plufieurs heures, pour procurer du relâchement aux parties qui avoient été très-fatiguées. M. *Boufquet* & moi, appellés en confultation, nous trouvâmes l'avis de M. *Coutouli* judicieux : il fut fuivi ; & malgré cette précaution abfolument néceffaire, l'accouchement fut très-difficile : les fuites n'en ont pas moins été heureufes.

C'eſt pour cette même femme que je fus mandé deux ans après, à onze heures du ſoir. Je ne l'avois point vue pendant ſa groſfeſſe. Je la trouvai à terme & en travail : j'examinai le baſſin ; il étoit impoſſible qu'il permît la ſortie de l'enfant vivant, dont la tête, la main & le cordon ombilical ſe préſentoient à l'orifice de la matrice : les membranes étoient rompues. M. *Coutouli*, que je fis prier de venir, reconnut, comme moi, la néceſſité de l'opération céfarienne. Je la pratiquai comme dans le cas précédent ; il s'écoula peu de ſang ; quoique l'inciſion eût été faite à l'endroit où le délivre étoit adhérent. Je rompis les membranes, une main ſe préſenta ; je la dégageai, & je terminai l'accouchement par les pieds, ſans beaucoup de difficulté : le placenta ne tarda pas à ſortir ; il y eut peu d'écartement à la plaie du bas-ventre ; il ne s'y préſenta qu'une très-petite portion d'épiploon. Le panſement & la ſituation de l'opérée furent les mêmes que pour la première.

Des douleurs cuiſantes ſuivirent de près l'opération : elles perſiſtèrent vingt-quatre heures ; il y eut des nauſées pendant huit heures ; le pouls étoit ſans agitation. L'appareil a été imbibé de ſang les trois premiers jours. Les lochies étoient bien établies, & n'ont ceſſé de couler, comme après les accouchemens les plus heureux. Il en a été de même de la ſecrétion laiteuſe. Les lavemens que nous avions preſcrits ne produiſant aucun effet, & paroiſſant occaſionner des coliques, furent ſupprimés : enfin, la malade n'a éprouvé d'autre accident, que la raréfaction de l'air dans les inteftins. La cure a été parfaite en un mois; & au bout de cinq femaines, elle a été à pied à un quart de lieue de fa demeure, & en eft revenue de même, fans avoir été fatiguée.

M. *Louis*, à qui je fis part de cette feconde opération, defira vifiter la malade, & la vit, le dix-feptième jour, dans le meilleur état; & le même jour, quinze mars, il annonça à l'Académie, l'heureux fuccès de la nouvelle méthode de pratiquer l'opération céfarienne.

On ne me reprochera point, fans doute, d'avoir confeillé trop légérement la fection céfarienne, puifque l'on peut aifément fe convaincre que j'ai indiqué plus de moyens de l'éviter qu'on n'a fait jufqu'ici.

D'ailleurs, j'expofe ma manière de penfer avec franchife. Mon but eft de me rendre utile à l'être le plus intéreffant, le plus digne de nos foins & de nos veilles : je crois avoir rempli mon objet. Si j'ai erré, que l'on m'éclaire, & j'abandonne, fans fiel, l'opinion que j'ai embraffée.

CHAPITRE X.

Des moyens propres à prévenir & à combattre les accidens qui peuvent avoir lieu après l'opération céfarienne.

LES accidens qui fuivent quelquefois l'opération céfarienne, font l'épanchement des humeurs utérines dans le bas-ventre, l'engorgement, l'inflammation &·la gangrène de la matrice. Avant d'expofer les moyens de prévenir & de combattre ces accidens, je jetterai un coup-d'œil fur leurs caufes.

ARTICLE I.

De l'épanchement des humeurs utérines dans le bas-ventre.

JE ne reviendrai point fur les caufes de l'épanchement des lochies dans la cavité de l'abdomen ; je crois le lecteur fatisfait fur ce point. Je me bornerai à dire que, probablement, cet accident n'aura point lieu après la fection céfarienne pratiquée fuivant notre méthode ; & cependant, fi quelque circonftance imprévue le déterminoit, on le reconnoîtroit à la pefanteur que reffent la ma'ade à la partie inférieure de l'abdomen, au bourfouflement, à la tenfion douloureufe de cette partie, à la difficulté de

L 3

respirer, à des vomiſſemens, de la foibleſſe, des anxiétés, &c. (1).

Il faudroit alors favoriſer la ſortie des fluides épanchés, par la ſituation, ou par les injections, ou les tirer dehors avec la main; & s'ils étoient tombés en fonte putride, les remèdes anti-ſeptiques & déterſifs, les bains, ſeroient très-avantageux.

Une grande quantité de caillots de ſang retenus dans la matrice, peut produire des effets à-peu-près ſemblables à ceux de l'épanchement; dans ce cas, il faut en procurer la ſortie par la voie naturelle, ſoit en faiſant des injections dans la cavité de la matrice par ſon orifice, ou en y introduiſant la main par cet endroit, & non en la portant à travers la plaie des tégumens & celle de ce viſcère, comme on l'a conſeillé (2) d'après *Guenin*.

ARTICLE II.

De l'engorgement inflammatoire, de la gangrène de la matrice, & de leurs cauſes.

L ES Anglois penſent que l'accès de l'air dans une capacité, à la ſuite d'une plaie, eſt la cauſe de l'inflammation qui ſurvient aux parties qui

---

(1) Quelques-uns de ces accidens peuvent dépendre de l'inflammation de la matrice; c'eſt ce qu'il ne faut point confondre.

(2) *Voyez* l'Art des Accouchemens, par M. *Baudelocque.*

y font contenues : ils portent cette idée, jufqu'à croire, que certains accidens qui arrivent
après la faignée, font dus à l'entrée de l'air
dans la veine, lors de l'iffue du fang. Je ne
porterai point les chofes fi loin ; mais je dirai
que fi le contaĉt de l'air extérieur peut produire des défordres dans les vifcères, c'eft
particuliérement à l'égard de la matrice, fur
laquelle cet effet eft fi fenfible, qu'il ne peut
être révoqué en doute ; ce qui fe paffe à l'inftant de fon renverfement, fuffit pour en convaincre.

Première Obfervation.

Une Sage - femme voulant délivrer une
dame (1) qu'elle venoit d'accoucher, tira le
cordon ombilical avec tant de force, qu'elle
renverfa & entraîna le fond de la matrice hors
de la vulve. A peine fut-elle expofée à l'air,
que le délivre fe fépara fpontanément ; ce qui
n'a dépendu que de la promptitude avec
laquelle ce vifcère, frappé par l'air, eft revenu
fur lui - même : la Sage - femme croyant que
c'étoit la tête d'un fecond enfant, s'en faifit,
pour en faire l'extraĉtion ; mais la matrice continuant de fe refferrer, s'échappa bientôt des
mains téméraires qui s'efforçoient de la retenir.
Je la trouvai au niveau des grandes lèvres,
lorfque j'arrivai.

____

(1) Mme *Lacofte*, rue Montmartre.

Seconde Observation.

La nommée B........ venoit d'accoucher : sa Sage-femme voulant faire l'extraction du délivre, renversa la matrice, qu'elle prit tout-à-coup pour la tête d'un second enfant ; mais connoissant bientôt son erreur, elle n'y toucha point, & me fit appeller. J'arrivai chez l'accouchée peu de temps après l'accident ; cependant, la matrice irritée par l'air, étoit déjà tellement revenue sur elle-même, qu'elle débordoit à peine la vulve.

Le placenta avoit été séparé par la même cause, & de la même manière que dans le cas précédent.

Troisième Observation.

J'ai donné des soins à une dame, dont l'utérus renversé & sorti, selon l'expression de la Sage-femme, *de la longueur d'un cervelat*, fut pris pour un corps étranger : cette Sage-femme voulut le saisir; mais la matrice fuyant, pour ainsi dire, la main ignorante qui l'approchoit, rentra dans le vagin, qu'elle occupoit en entier, quand je la touchai. La seule impression de l'air fit rétracter ce viscère, & le délivre se sépara spontanément.

On ne peut méconnoître l'action irritante de l'air sur la membrane interne de la matrice ; les tractions violentes qu'on a exercées sur les délivres, n'ont pu en obtenir la séparation, que le simple contact de l'air a opérée sur le champ, en irritant & obligeant la matrice à revenir fur elle-même. La promptitude de ce retour dans les renverfemens complets de ce vifcère en a impofé ; delà les divifions erronées qui ne donnent point l'idée de ce renverfement (1).

Si la rétraction fubite de la matrice, la féparation prompte du délivre, n'étoient pas des preuves fuffifantes de l'action irritante de l'air fur la membrane interne de ce vifcère, les défordres qu'il y occafionne acheveroient de diffiper les doutes. Je ne l'y ai jamais vu expofé, qu'il n'ait été promptement affecté de l'inflammation la plus vive, & fouvent de gangrène. Il y a cependant des exceptions à cette loi générale. L'expérience peut feule éclaircir ce point effentiel.

Quoique j'aie réduit promptement les deux premières matrices, elles ont été vivement enflammées.

On attribuera peut-être leur inflammation à l'étranglement exercé par les bords de l'orifice, ou aux efforts inconfidérés des Sages-femmes. Dans le premier & le fecond cas, les bords de l'orifice étoient fouples, & ne ferroient point ce vifcère ; dans le troifième, la Sage-femme ne l'avoit point touché : d'ailleurs, peut-on difconvenir que l'introduction réitérée de la main dans la matrice, que les frottemens les plus rudes, les compreffions inévitables, mais violentes, que nous lui faifons fubir pour

---

(1) Nous ferons enforte de donner fous peu des idées neuves fur cet objet.

tirer un enfant par les pieds, lorfqu'il y a long-temps que les membranes font rompues, & l'eau écoulée ? Peut-on enfin difconvenir que la dureté, les frottemens, la compreffion d'un inftrument, ne foient pas plus nuifibles à la matrice que la légère preffion des mains d'une femme, defquelles ce vifcère gliffant, s'échappe auffi-tôt, comme on l'a vu dans les deux premières obfervations ? Cependant il réfulte rarement des fuites funeftes de ces compreffions, tandis que d'un très-grand nombre d'opérations céfariennes, dont j'ai recueilli les obfervations, il n'en eft prefque point, où la matrice n'ait été affeétée de gangrène, quelques précautions qu'on ait prifes, parce que l'air ayant pénétré dans fa cavité, en a vivement irrité la membrane interne. Toutes celles qui ont été faites à Paris, depuis quelque temps, en font la preuve. Il faut excepter les deux que j'ai pratiquées fuivant la méthode que je publie.

Je fuis donc en droit de conclure que le contaét fubit & immédiat de l'air extérieur fur la membrane interne de la matrice, fur-tout à l'inftant de l'opération céfarienne, en crifpant les parois des vaiffeaux incifés, eft une des caufes principales des défordres dont j'ai parlé, & qu'il faut, par conféquent, éviter ce contaét pendant & après l'opération : elle en feroit moins dangereufe.

S'il étoit poffible d'opérer fous une machine tranfparente, c'eft ce qu'on pourroit faire de mieux ; fi cela ne fe peut, on aura attention que le lieu où l'on opère foit bien clos ; que

l'air y foit bien raréfié , & au degré de chaleur naturelle ; qu'enfin la plaie foit mife à
l'abri de l'air , le plus promptement poffible.

Une autre caufe de l'engorgement inflammatoire , c'eft le changement fubit de la circula-
tion utérine par la fection des vaiffeaux , engorgement qui devient d'autant plus confidérable , que les vaiffeaux font plus pleins au
moment de l'opération.

Les précautions que nous avons prefcrites
pour s'oppofer au contact de l'air , font très-
effentielles pour prévenir cet engorgement ,
parce que les vaiffeaux, peu ou point crifpés ,
fe dégorgeront à l'inftant de l'opération. L'iffue
du fang , fufcitée par la décortication du placenta , & modérée à volonté , avant la rupture des membranes , eft de la dernière importance.

Il eft indifpenfable de prefcrire la diète (1), les
boiffons anti-phlogiftiques , relâchantes, nitrées,
& par intervalle, de la limonade légère en petite
quantité : ces boiffons doivent être froides en
été , & fimplement dégourdies en hiver. Cette
précaution , à laquelle perfonne n'a penfé,
pourra peut-être s'oppofer , ou faire ceffer la
raréfaction de l'air dans les inteftins ; inconvénient très-grand après l'opération céfarienne.
On pratiquera une faignée du pied peu de temps
après l'opération , & on la réitérera peu d'heures
après , fi les forces & le tempérament de la

---

(1) Elle ne doit point être févère , quand il n'y a
point d'accidens.

malade le permettent. Les lavemens presque froids, les fomentations, les injections émollientes, ne feront point négligés.

Il faut, dans l'été, modérer la chaleur de la chambre de l'opérée, y mettre des feaux d'eau fraîche, des branches d'arbres avec leurs feuilles, tenir les fenêtres ouvertes durant la nuit, & fermées pendant la chaleur du jour; faire régner une odeur agréable dans tout l'appartement.

On tiendra les mamelles chaudement, pour favorifer la fecrétion laiteufe & l'allaitement. Une légère irritation produite par la fuccion feroit un bien, en ce qu'elle détermineroit un abord plus confidérable des fluides vers les mamelles, & que l'engorgement de la matrice feroit moins à craindre. La malade allaitera donc fon enfant, ou tout autre, au moins jufqu'à parfaite guérifon.

Si la matrice s'engorge & s'enflamme ; ce qu'on reconnoîtra à la fuppreffion partielle ou totale des lochies, aux naufées, aux vomiffemens de matières verdâtres, à une grande difficulté de refpirer, à la tenfion, à la douleur de la matrice, à la fièvre, à la foif ardente : fans ceffer d'infifter fur les moyens prefcrits ci-deffus, on doit recourir promptement aux faignées du bras, aux bains, ou du moins aux topiques émolliens, aux injections de même efpèce, faites dans la cavité de la matrice, par fon orifice. Les fangfues pofées dans le vagin, au-deffous de la fourchette, au fortir du bain, produiront le meilleur effet poffible; c'eft un excellent remède contre les engorgemens de la matrice.

Le bain ne fera peut-être pas généralement accueilli, parce que l'eau pourra pénétrer dans l'abdomen ; c'eft ce qui pourroit peut - être arriver de plus avantageux. Les vrais praticiens ne fauroient méconnoître les expériences de *Graaf*, encore moins la doctrine du célèbre *Levret* à cet égard. « Je ne vois pas , dit cet » auteur, l'impoffibilité de faire, fi on le » jugeoit à propos , dans cette cavité (l'abdo- » men), des injections tièdes de liqueurs ano- » dines , douces & balfamiques, ou purement » délayantes , fuivant l'exigence des cas , puif- » qu'il eft prouvé que· l'eau injectée dans le » ventre de plufieurs chiens , s'eft trouvée ré- » forbée en peu de temps ».

Ne craignons donc point que l'eau pénètre dans l'abdomen , fur-tout dans un inftant où il y règne une chaleur d'autant plus grande , que l'inflammation eft plus confidérable ; cir- conftance qui ne doit laiffer aucun doute fur la prompte réforption du liquide qui y feroit introduit. On peut d'ailleurs fituer la malade convenablement , pour en faciliter la fortie. L'appareil doit refter appliqué pendant le bain, & être changé immédiatement après.

On s'appercevra que l'inflammation fe ter- mine par réfolution , au retour des lochies, à la diminution graduée , & à la ceffation de la douleur & des autres accidens ; alors on pourra fe relâcher fur les moyens décrits ci-deffus. La plaie fera panfée le plus rarement poffible , à moins que des circonftances particulières n'obli- gent à s'écarter de ce confeil. On ne fe fervira point de bandage uniffant , mais d'un, fimplement contentif, tel que nous l'avons indiqué. Si l'opérée s'affoiblit à mefure que les accidens fe diffiperont, elle fera ufage d'alimens nour- riffans, de facile digeftion, & de légères infu- fions amères ; le quinquina mérite fouvent la préférence.

Lorfque l'inflammation des bords de la plaie dégénère en gangrène, il n'y a rien à changer à la méthode curative, fi ce n'eft de panfer la plaie plus fouvent, & de prefcrire, pour boiffon, une décoction de tamarin.

A moins que la malade ne foit très-foible, l'ufage des cordiaux & des toniques eft per- nicieux : on les met cependant toujours en ufage. Cette méthode ne convient qu'aux gan- grènes des vieillards, des perfonnes très-affoi- blies, ou de celles dont les fluides font dans un état de diffolution, & les folides dans l'inertie. La caufe immédiate & conjointe de la gangrène, c'eft l'inflammation la plus vive. Le but qu'on fe propofe par les toniques, c'eft d'augmenter le ton de la partie vivante, pour obtenir la féparation de celle qui eft morte ; mais la vivante eft dans un état de tenfion, d'érétifme, d'inflammation confidérables ; & l'on peut rarement en augmenter le ton, fans la faire dégénérer en gangrène. Les relâchans méritent donc la préférence, quand cet acci- dent affecte des perfonnes jeunes & vigou- reufes, fur - tout lorfqu'il provient de caufe externe.

On n'ignore point la promptitude avec laquelle la matrice vivement enflammée, eft affectée de gangrène, ainfi que les parties externes de la génération. Toutes les fois que j'ai vu alors, faire ufage des toniques & des anti-putrides, la gangrène s'eft propagée étonnamment, & les malades ont péri en peu de temps, quoiqu'on n'eût point négligé les faignées & les anti-putrides : au contraire, lorfque j'ai employé les feuls relâchans, indiqués pages 173 & 174, j'ai prefque toujours eu la fatisfaction de voir l'inflammation de la matrice céder promptement, les efcarres gangréneufes fe féparer aifément, & les malades échapper aux plus grands dangers. Je pourrois citer un grand nombre d'exemples ; je me borne à un très-connu.

La dame *Moulta* étoit à toute extrémité, trois jours après fon accouchement : je fus mandé ; la matrice étoit renverfée & affectée de gangrène : je prefcrivis le bain domeftique & les délayans les plus anti-phlogiftiques. Je fis appeller M. *Levret* en confultation ; d'accord fur les accidens, nous ne le fûmes point fur les moyens curatifs. Tenter la réduction que je propofois, lui paroiffoit une témérité ; & les toniques anti-putrides étoient, felon lui, préférables aux relâchans. Son avis n'ayant point prévalu, penfant d'ailleurs, & difant que la malade avoit peu d'heures à vivre, il ne la revit plus. Je fis continuer les bains ; le lendemain je réduifis la matrice, & je ne fis, dans fa cavité, que des injections relâchantes : les efcarres gangréneufes fe féparèrent promptement, & la malade a parfaitement guéri, malgré la foule d'accidens que j'ai eu à combattre, tels que l'apoplexie laiteufe, la femiplégie & une tuméfaction inflammatoire énorme, de toute l'extrémité inférieure gauche, & de l'hypocondre du même côté.

Les infusions amères, conseillées plus haut, conviendront à l'état de foiblesse, où celle qui a subi l'opération césarienne pourra se trouver, en approchant de la cure. Les accidens dissipés; les purgations convenables prises; les farineux, les légumes, les viandes blanches, font les alimens dont elle doit user prudemment, jusqu'à ce qu'elle puisse reprendre son régime ordinaire. Elle respirera l'air salubre de la campagne, & ne négligera point sur-tout, de porter un bandage, dont l'écusson doit s'étendre au-delà de la cicatrice des tégumens.

Si ce qu'on vient de lire peut convaincre des avantages de l'opération césarienne pour les mères, les nations qui n'y croient point; si nous pouvons les pénétrer des vues d'humanité qui nous ont fait entreprendre cet Ouvrage, nous serons payés de reste des veilles qu'il nous a coûté, & ce sera pour nous la récompense la plus flatteuse.

ÉNUMÉRATION

Des opérations céfariennes fuivies de fuccès pour les mères & pour les enfans.

LES Mémoires de l'Académie royale de Chirurgie font mention de foixante-dix-fept.

M. *Cacqué*, Chirurgien de Reims, l'a faite une fois.

M. *Vimar* l'a faite à fa femme, une fois.

M. *Chabrol* l'a faite à Madame *de Valandré*, à Mezières, près Charleville. La matrice a été incifée crucialement.

M. *de Zimmermann*, Chirurgien-major du Régiment d'Efterhazi, l'a faite à Madame la Comtefle *de Chercy*. Il a tiré, par le moyen de cette opération, deux enfans vivans, dont un, très-volumineux, avoit trois têtes. Madame la Comtefle a joui enfuite d'une parfaite fanté.

La fection de la fymphyfe auroit - elle opéré un pareil prodige?

Le Docteur *Morthon*, Médecin à Kington, dans la Jamaïque, rapporte qu'une Négrefle fe fit l'opération céfarienne avec un couteau de boucher, obtus & épointé. La plaie étoit plus grande qu'il ne falloit pour la fortie de l'enfant venu vivant. Un Nègre, Accoucheur, réduifit les inteftins, & fit des points de future à la plaie, fans avoir fait l'extraction du placenta.

M. *Morthon*, mandé trois heures après l'opération, trouva la Négrefle dans un état de

foiblesse extrême, & couchée sur un paillasson :
il coupa les points de suture, fit l'extraction
du placenta, nettoya les intestins, qui étoient
mal-propres, & fit une nouvelle suture.

Malgré les incidens faits pour s'opposer au
succès de l'opération, la Négresse a parfaitement guéri, & a accouché depuis d'un enfant
vivant.

La Négresse a dû se faire une incision transversale.

Quatre opérations césariennes ont été pratiquées avec succès. L'incision a été faite suivant une ligne transversale.

Il y a actuellement à Paris, cinq femmes
en parfaite santé, auxquelles l'on a fait l'opération césarienne.

La première a été pratiquée par M. *Ver-
mont* (1), qui a tiré deux filles vivantes, dont
une est mariée maintenant.

La seconde, par M. *Milot* (2). La troisième,
par M. *Deleuryes* (3). La quatrième & la cinquième (4), par moi, suivant ma méthode. Ces
dernières n'ont été suivies d'aucun accident.

M. *Trouard*, Chirurgien à Dieppe, a fait
cette opération à la femme du nommé *Guedon*,
cabaretier dans la même ville. Quarante jours
après, cette femme jouissoit de la meilleure
santé.

____

(1) A une Cordonnière, rue Fromenteau.
(2) Fauxbourg Saint-Honoré.
(3) Rue Trousse-Vache.
(4) Rue Saint-Paul & rue des Petits-Champs Saint-
Martin.

Il eſt bon de remarquer, 1°. que l'opération céſarienne a été pratiquée à quelques femmes, juſqu'à ſept fois; 2°. que pluſieurs opérations ont été faites ſans méthode, & par des perſonnes qui n'exerçoient point la Chirurgie; 3°. que quelques femmes ont été guéries en quinze jours, d'autres en trois ſemaines, la plupart en un mois.

D'après cette vérité, l'on fera ſans doute étonné que l'auteur de la Gazette ſalutaire, parlant de la ſection de la ſymphyſe des os pubis faite à la femme Av.... qui a été en proie à des accidens ſi graves, que le Médecin qui la traitoit, l'a crue un jour ſans reſſource; que cet auteur, dis-je, regardant apparemment comme un prodige, que cette femme ait été complétement guérie après deux mois, & qu'elle ait pu reprendre ſes travaux ordinaires après deux mois ſept jours, s'écrie, avec enthouſiaſme : « l'opération céſarienne n'auroit aſſurément pas produit une guériſon ſemblable » (1).

On n'a à répondre à l'auteur de la Gazette, que ces mots de l'Ecriture : *Tolle, lege...*

La ſtructure anatomique des brutes eſt à-peu-près ſemblable à celle de l'homme; il me ſera donc permis d'ajouter aux ſuccès de l'opération céſarienne pratiquée ſur la femme, celui qui a été obtenu par le ſieur *Prochard*, Elève de l'Ecole Vétérinaire de Paris, établie à

---

(1) *Voyez* Gazette ſalutaire, n° 31, du jeudi 2 août 1787.

M 2

Alfort, fur une jument âgée de dix-fept ans.
Voyez le Journal des trois Règnes de la nature,
page 271, deuxième époque, n° 14, 15 juillet
1780.

Il eft probable que les fuccès de l'opération
céfarienne ne fe bornent point au nombre que
j'en ai recueilli, mes recherches, à cet égard,
n'ayant pas été très-multipliées.

PARALLELE

DE

L'OPÉRATION CÉSARIENNE.

ET DE

LA SECTION DE LA SYMPHYSE

DES OS PUBIS.

SECONDE PARTIE.

De la section de la symphyse des os pubis.

A PEINE la première section de la symphyse
des os pubis est-elle pratiquée, que tout retentit
des éloges prodigués à l'auteur de cette opération, que l'on dit heureuse & nouvelle (1);
que des imprimés volent de ville en ville, &
annoncent *ce fait précieux pour la conservation de
l'espèce humaine* (2). M. *Linguet* n'est point

____

(1) Elle n'étoit ni l'une ni l'autre.
(2) *Voyez* le Journal de Paris, année 1777, n° 279.

exempt de l'enthousiasme ; c'étoit une espèce d'épidémie : son génie, qui sait tout embellir, peint cette soi-disant découverte, comme la plus importante à l'humanité. On le louera toujours d'avoir fait l'éloge de ce qu'il croyoit bon & utile ; mais il se reprochera sans doute d'avoir voulu traiter en maître, une matière qu'il ne connoissoit point, & de s'être permis, contre la Chirurgie, des sorties déplacées. Nous pensons qu'il est inutile de les relever ; mais nous nous croirions coupables envers nos semblables, en ne nous opposant point, de toutes nos forces, à ce que celle de son style protégeât plus long-temps une erreur aussi préjudiciable à l'humanité, que l'a été, & que pourroit l'être la section de la symphyse des os pubis. Je vais donc faire l'analyse de ce que M. *L....* a avancé à cet égard, dans un de ses Journaux, & je ne balance point à le faire juge de mes réflexions contre lui-même.

Analyse de l'exposé de M. L..... sur la section de la symphyse des os pubis, inséré dans un de ses Journaux.

A M. LINGUET.

Personne n'est plus capable que vous, Monsieur, d'apprécier la rigueur des obligations auxquelles la nature a soumis le plus foible des êtres : vos réflexions morales à ce sujet, ainsi que sur le sort des femmes, sont pleines de la vérité la plus éloquente : pour moi, destiné, par penchant & par état, à ſecourir ces aimables infortunées, dans l'inſtant le plus critique de leur vie, celui de l'accouchement, je ne ceſſe de les plaindre; & plus d'une fois, j'ai accuſé la nature de barbarie. Juſqu'ici nous ſommes d'accord ſur le ſort fatal de cet être malheureux, qui, ſouvent, n'oppoſe à tous ſes maux, que la douceur & la patience; mais nous penſons bien différemment ſur le parallèle que vous établiſſez entre les femmes & les femelles des animaux: vous avancez que « l'art appellé au ſecours de » celles-là, trouble quelquefois les opérations » de la nature, au lieu de les faciliter; & » vous préférez la condition de celles - ci, » parce qu'elles ſont à l'abri de ces inconvé- » niens », tandis que j'en ai vu périr un grand nombre, faute de ne pouvoir rendre leurs petits.

Pourquoi, Monſieur, confondre ici l'art avec l'artiſte ? Vous n'ignorez pas que les fautes de ce dernier ne doivent jamais faire inculper le premier. Combien de Rhéteurs qui parlent mal, de Logiciens qui déraiſonnent, de Littérateurs ; car tous ne ſont pas des *Linguet*, qui écrivent mal ! En conclurez-vous que la Rhétorique ne ſoit pas l'art de parler ; la Logique, celui de raiſonner ; la Littérature, celui d'écrire ? Eh bien, quoiqu'il puiſſe y avoir des ſoi-diſans Accoucheurs qui troublent quelquefois les opérations de la nature, il n'en eſt pas moins vrai que l'Art des accouchemens enſeigne à bien accoucher : d'ailleurs, l'opération céſarienne dont vous parlez, trouble moins que toute autre, les fonctions de la nature ; ne concevez-vous pas, au contraire, qu'elle la redreſſe dans ſes écarts , & que c'eſt une reſſource qu'aucune autre opération ne pourra ſuppléer , ni même imiter ? Votre génie vous fera ſans doute appercevoir quelques nuances de cette vérité ; mais le Chirurgien ſeul , peut en ſentir toute l'importance.

Continuant de parler de l'art , vous dites : « il y a même des circonſtances où , de ſon » aveu, ſon miniſtère eſt mortel ». Rien n'eſt moins vrai ; jamais l'art n'a tenu ce langage ; pourquoi le lui prêtez-vous ſi gratuitement ? Et où , pourſuivez-vous, « des deux êtres qui » le réclament, il faut néceſſairement ſacrifier » l'un, ſans être ſûr de ſauver l'autre ». Ce cri vulgaire, Monſieur, ne méritoit pas d'être conſacré par votre plume : ce n'eſt pas aïnſi que l'entend la Chirurgie ; elle n'a aucun pré-cepte qui diſe de ſacrifier un être, même pour en ſauver un autre ; à plus forte raiſon, lorſ-qu'elle n'eſt pas ſûre de lui conſerver la vie. Le peuple a prêté cette manière de penſer aux Chirurgiens qui ne l'ont jamais eue. Non , le véritable Accoucheur ne ſacrifiera jamais la mère à l'enfant , ni l'enfant à la mère ; cepen-dant , on a pu le dire, & vous le répétez : voyons donc ce qui y a donné lieu ; car les préjugés les plus abſurdes ſont quelquefois fondés dans leur origine.

Il eſt fréquent qu'un Accoucheur ſoit mandé pour ſecourir des femmes enceintes, qui, épuiſées par la longueur d'un travail pénible, ou par une maladie mortelle, ſont près de rendre le dernier ſoupir : il leur prodigue des

foins devenus infructueux, & ces mères périffent, malgré toutes les reffources de l'art : que
fait-il alors ? Loin d'oublier que ces victimes
en renferment d'autres, il met auffi-tôt à profit,
cette opération fi décréditée par les profélites
de la fection de la fymphyfe, & tire victo-
rieufement du tombeau qui lui étoit préparé,
un enfant né débiteur, envers la Chirurgie,
de la vie que cette feule opération pouvoit
lui conferver. Quelquefois, n'étant appellés
qu'après la mort de la mère, nous opérons
de même, pour conferver l'enfant.

Dans l'un & l'autre cas, nous rempliffons
les devoirs de notre état, & l'on ne peut difconvenir que nous n'ayons fauvé beaucoup
d'enfans. Peut-on, en ces cas, reprocher aux
Chirurgiens de n'avoir pas également confervé
les mères ; que dis-je ? de les avoir facrifiées ?
C'eft cependant ce qui a toujours fait croaffer
le peuple ignorant, qui attribue à l'Accoucheur, une perte décidée avant qu'il eût opéré.
Voyez donc, Monfieur, combien font injuftes
les affertions inférées dans votre Journal :
elles ne peuvent être de vous. Si je ne m'étois
propofé d'être concis, je citerois quatre faits
qui me font propres, & analogues à ce que
je viens d'avancer.

Pour étayer l'affertion la plus hafardée, vous
ajoutez : « telle eft, par exemple, cette efpèce
» d'accouchement, où l'enfant, arrêté par des
» obftacles invincibles, ne peut voir le jour
» qu'à l'aide du fer, & fe fent arracher de la
» prifon, dont les iffues lui font fermées par
» un paffage que la nature n'a point ouvert ;

» c'eſt ce qu'on appelle *opération céſarienne* ;
» reſſource terrible, proſcrite par les gens
» inſtruits, & dont le ſuccès eſt encore un
» problême aux yeux de ceux qui ne ſe dé-
» cident qu'après des preuves ».

Toute cette tirade de ſophiſmes répétés par-tout, ſe réduit à vouloir perſuader,

1°. Que l'opération céſarienne eſt meurtrière ;

2°. Qu'elle eſt barbare, parce que, pour tirer du ſein de la mère l'enfant à qui la voie naturelle eſt interdite, elle lui fraie une route nouvelle.

3°. Qu'elle eſt proſcrite par les gens inſ-truits ;

4°. Que ſon ſuccès eſt encore un problême aux yeux de ceux qui ne ſe décident qu'après des preuves.

Si le célèbre *Linguet* eût connu l'art de guérir comme celui d'écrire, de pareilles rêveries n'euſſent jamais trouvé place dans ſon Journal. Comment, en effet, peut-on avancer qu'une plaie de l'utérus ſoit mortelle (1), tandis que nous avons une infinité d'exemples, que des inflam-mations vives, des abcès, des gangrènes, des ruptures, des extirpations même de ce viſcère, ne l'ont pas été ; tandis que ſoixante-quatre opérations céſariennes ont été pratiquées ſur quelques femmes, dont une l'a ſubi cinq fois, une autre ſix, une troiſième ſept, ſans qu'il en ſoit péri aucune, quoique pluſieurs aient

---

(1) L'utérus eſt le viſcère dans lequel l'enfant eſt contenu.

été opérées par des gens qui n'étoient point de l'art (1)?

D'ailleurs, fi vous voulez être convaincu que cette opération n'eft pas mortelle, écrivez à Madame *Davignon*, maîtreffe cordonnière, rue Fromenteau, à qui M. *de Vermond* a tiré, par le moyen de cette opération, deux enfans vivans, qui n'auroient pu franchir la voie naturelle (2).

Informez-vous d'une petite femme du Fauxbourg Saint-Honoré (3), d'une de Château-Thierry (4), d'une d'Orléans, de Madame la Comteffe de Quercy, à qui l'on a tiré, par

---

(1) *Voyez* le premier volume des Mémoires de l'Académie royale de Chirurgie, par M. *Simon*.

(2) Un de fes enfans vient d'être marié.

(3) Quoique cette femme ait commis des imprudences après l'opération, elle s'en eft fi bien tirée, qu'elle eft accouchée plufieurs fois depuis. Les enfans, qui étoient petits, parce qu'ils n'étoient pas à terme, n'ont pas dû leur exiftence à l'opération, néceffaire pour le premier.

(4) En 1681, cette opération fut pratiquée dans le même pays, par MM. *N......* & *Bourret*, Chirurgiens, fur une femme qui étoit dans les douleurs de l'enfantement depuis deux jours, & qui, ne pouvant plus fupporter les maux qu'elle enduroit, voulut abfolument qu'on l'accouchât par le côté: le fuccès couronna l'adreffe des Chirurgiens, qui confervèrent à la mère & à l'enfant, la vie qu'ils étoient près de perdre: la plaie fut cicatrifée fix femaines après l'opération. Onze mois écoulés, cette femme fe trouvant dans le même cas, exigea qu'on lui fit une feconde fois l'opération, avant qu'elle eût perdu fes forces. M. *Bourret* obtint le même fuccès pour la mère; mais l'enfant étoit mort.

l'opération céfarienne, deux enfans vivans ;
dont l'un avoit trois têtes : quelle autre opération pouvoit fuppléer celle - ci ? Toutes les
dames que je viens de citer fe portent bien,
& n'ont point d'*incontinence d'urine.* Sachez
que Madame *de Valandré*, opérée le 30 août
1778, à Mézières, près de Charleville, rece-
voit compagnie un mois après l'opération, &
étoit à Paris en janvier 1779, jouiffant d'une
parfaite fanté.

Enfin, je ne dois point vous laiffer ignorer
que j'en ai opéré deux, qui n'ont point
éprouvé d'accidens, & qui jouiffent de la
plus parfaite fanté.

Regarder l'opération céfarienne comme barbare, parce qu'elle fraie une route nouvelle
à l'enfant, à qui la voie naturelle eft fermée,
n'eft-ce pas tenir le difcours fuivant ?

« Lorfque les iffues naturelles ne peuvent permettre la fortie d'un enfant, qui, en périffant
dans le fein de fa mère, devient infailliblement parricide, il vaut mieux les laiffer périr
l'un & l'autre, que d'offrir au premier un paffage, duquel dépend uniquement le falut des
deux ».

Qui pourroit mieux que vous, Monfieur,
fentir que cette phrafe eft la vôtre, & que
vous avez parlé contre vos fentimens ? Car,
en fuppofant que la fection de la fymphyfe foit
utile & neuve, quelle reffource avions-nous
avant cette découverte ? Je dis plus ; quelle
reffource avons-nous encore aujourd'hui, malgré le pompeux étalage du fuccès apparent de
l'opération faite à Paris ? Je n'irai point chercher

des preuves bien loin ; les rénovateurs de la
fection de la fymphyfe m'en fourniffent eux-
mêmes. En effet, quoiqu'ils nous aient d'abord
affurés, & l'on en fent la raifon, « que cette
» opération fimple, point douloureufe, &
» indiquée par la nature, alloit faire difpa-
» roître l'opération céfarienne (1) ».

Bientôt après, ils ne propofent plus « que
» de fubftituer la fection de la fymphyfe dans
» certains cas où l'on pratiquoit l'opération
» céfarienne (2) » : reftriction qui forcera toujours de convenir, la fection fût - elle même
reconnue utile, que l'opération céfarienne eft
une reffource conftante, qu'aucune autre ne
peut fuppléer ; donc elle reftera néceffaire, de
l'aveu même de fes antagoniftes ; donc il faudra toujours y recourir; donc elle ne doit pas
être regardée comme barbare, ou il faut renoncer au feul moyen que préfente l'art, de
conferver la vie à une infinité de mères &
d'enfans. Ainfi , loin de rejetter cette opération, pour admettre la fection renouvellée de
la fymphife, ne devroit-on pas, au contraire,
en comparant l'inutilité, les dangers & l'incertitude de celle-ci, avec l'avantage & la certitude de celle-là, ériger des autels à l'inven-
teur d'une opération qui tient du prodige ?

Pour rendre l'opération céfarienne plus
odieufe, il femble que, vous dépouillant,

---

(1) Il eft facile d'en juger ; la fection de la fymphyfe
eft profcrire aujourd'hui, & l'opération céfarienne fera
de tous les temps.

(2) *Voyez* le Mémoire de M. *S*....page 3.

pour ainsi dire, de ce caractère humain qui vous est naturel, & dont vous venez de nous donner la preuve la plus convaincante (1), vous affectiez d'emprunter des autres, les mots barbares de *fer*, d'*arracher*, &c. Que ne gagnerions-nous pas, si vous eussiez écrit d'après votre manière de voir & de penser, & non d'après celle des autres !

Mais, voyons : dans quelle opération n'est-on pas obligé de se servir du fer ? Que pourriez-vous lui substituer, quand il est nécessaire d'inciser ? Dites-moi, je vous prie, si le génie des opérateurs de symphyse leur a suggéré un moyen nouveau de la couper, sans faire usage du fer ? Cette opération n'exclut donc pas plus le fer que la césarienne ; elle est donc, à cet égard, aussi barbare ; & considérée sous ce seul point de vue, elle ne mérite pas la préférence. Je vais plus loin, j'ose assurer qu'elle est plus cruelle que l'opération césarienne, pour laquelle il suffit d'inciser des parties molles, tandis que la section de la symphyse, indispensablement, en incise de dures & de molles. D'un autre côté, le croirez-vous ? les opérateurs de la symphyse ont osé conseiller publiquement, non-seulement d'armer la main de l'instrument tranchant, qui est & doit être le même que pour l'opération césarienne, mais même de prendre la scie, pour

______

(1) M. *Linguet* venoit de sacrifier une partie du fruit de ses veilles & de ses travaux, pour découvrir & remédier aux causes de la mendicité.

féparer la fymphyfe offifiée ; circonftance qui
n'eft pas fans exemple , & qui néceffiteroit , il
eft vrai, cette cruelle audace , ou forceroit
enfuite de pratiquer l'opération céfarienne ,
après avoir fait la première incifion fur le
pubis. Je crains, pour plus d'une raifon, qu'il
ne foit indifpenfable d'en venir fouvent à cette
extrémité , fi la fection de la fymphyfe eft
jamais en vogue : cette vérité ne peut être
conteftée, puifque fur cinq femmes opérées ,
deux ont été expofées à cet accident funefte.

Vous fuppofez , Monfieur, qu'il faut une
extrême violence pour tirer l'enfant par le
paffage que lui ouvre l'opération céfarienne ,
& vous l'exprimez énergiquement par le mot
arracher : cette fuppofition n'eft nullement fondée , & ne peut être de vous. Jamais il n'a
fallu exercer la moindre violence fur l'enfant
qui naît de l'opération céfarienne ; cela eft fi
vrai, que me croyant difpenfé de toute preuve,
j'en appelle aux gens de l'art ; il ne peut donc
y avoir que des perfonnes peu inftruites qui
vous aient fuggéré cette fauffe idée. Les exfym-
phyfiftes, au contraire, feront forcés de convenir que , toutes les fois qu'après la fection
de la fymphyfe ils feront l'extraction de l'enfant par les pieds, à travers des baffins dont
l'étroiteffe exigeroit l'opération céfarienne , il
leur faudra toujours les arracher avec tant de
violence, qu'ils auront la douleur, ou le fang-
froid, de les voir périr avant de naître.

Le mot *arracher*, & cette violence barbare
qui fait horreur à l'humanité, ne font donc

applicables qu'à la section de la symphyse (1).

Concluons que si l'une des deux opérations peut être accusée de barbarie, c'est cette dernière, & non l'opération césarienne, & que toutes les fois qu'après la section, un enfant sera tiré du sein de sa mère par les pieds, vivant, & avec facilité, ce sera la preuve la plus convaincante, & je n'en choisis pas d'autres, que pour cet accouchement il ne falloit, ni section, ni opération césarienne.

Qui ne sera point étonné, Monsieur, que vous ayez pu confier au papier, « que cette » dernière opération étoit proscrite par les » gens instruits » ? Ouvrez les fastes de la Chirurgie, lisez-y les décisions authentiques de son Académie, vous serez alors persuadé du contraire, & vous verrez combien l'on a abusé de votre bonne-foi.

Pour completter l'horreur qu'on vous a inspirée contre l'incision césarienne, vous terminez par assurer « que son succès est encore » un problême aux yeux de ceux qui ne se » décident qu'après des preuves ». Quoi ! un seul fait, & un fait illusoire décide en faveur de la section de la symphyse (2), & des milliers de succès ne pourront empêcher qu'on ne fasse le procès à l'opération césarienne ! Croyez-

______

(1) On ne verra bientôt que trop, combien mon assertion est fondée.

(2) Les opérations qui ont été pratiquées ne prouvent point son utilité, puisque le bassin de toutes les femmes qui ont été opérées, à l'instant où vous écrivez, ayant été examiné avec soin, s'est trouvé bien conformé.

moi,

moi, Monfieur, ils ne font un problême qu'aux yeux de ceux à qui l'on peut dire : *oculos habent, & non videbunt !* Jettez un coup-d'œil fur les exemples multipliés qui s'en trouvent épars dans les auteurs, vous y verrez la folution de votre problême, & vous ferez convaincu que fes fuccès ne font équivoques, que pour ceux qui ne croient point à l'évidence.

Mais, paffons à l'éloge que vous faites de la fection de la fymphyfe. « M. *Sigault*, dites-» vous, a imaginé un procédé qui a les avan-» tages de l'opération céfarienne, fans en avoir » les dangers ».

1°. M. *Sigault* n'a point imaginé, mais feulement renouvellé ce procédé.

Pour ne point ici flétrir les lauriers dont une compagnie illuftre l'a couvert, j'aurois tu que de tous les temps l'on a eu l'idée d'augmenter l'ouverture du baffin, afin de faciliter l'accouchement, parce que les moyens n'étant pas précifément les mêmes, j'aurois pu paroître répréhenfible. *Hippocrate* (1) prefcrivoit les bains aux femmes dont le baffin étoit vicié, afin d'en augmenter les dimenfions, & de faciliter l'accouchement ; ce confeil n'eft certainement pas à négliger. *Ambroife Paré* (2), *Véfale* (3), affurent que de leur temps, le peuple étoit perfuadé que, pour faciliter l'ac-

____

(1) De aquis & locis.
(2) Fol. 13, page 696.
(3) Tom. Ier, p. 111. De corporis humani Fabricâ. Lib. 1, cap. 29.

N

couchement, on féparoit les os pubis, en les comprimant; ils ont regardé cette idée comme abfurde : mais pourquoi taxer d'abfurdité une idée qui, de nos jours, immortalife un Docteur-Régent de la Faculté de Paris ? Quoi qu'il en foit, je ne tirerai point parti de ces moyens, qui tendent cependant à la même fin. Mais dois-je taire que des auteurs célèbres aient parlé de la fection de la fymphyfe dans les mêmes vues que M. *Sigault ?* Non, fans doute. Que ce rénovateur de la fection ait ignoré qu'un des plus illuftres Profeffeurs de fa Faculté, a dit formellement que dans les petites femmes fur-tout, la fubftance qui unit les os pubis eft moins dure & plus relâchée pendant la groffeffe & l'accouchement, afin que faifant la fection de la fymphyfe, elle puiffe fe féparer aifément, je n'y vois rien d'extraordinaire : mais que toute la Faculté de Paris n'ait aucune connoiffance de ce qu'un de fes membres a configné dans un ouvrage public, c'eft ce qu'on ne pourra fe perfuader. *Quin & parte infernâ*, dit l'auteur, *ultimi lumborum fpondyli, in mulieribus parvis præfertim, magna eft cartilago ligamentofa, ut os facrum foras longiùs excurrens, locum det ampliorem fœtui. In iifdem recens fœtis aut parturientibus, cartilago pubis offa connectens mollior eft, ac laxior, ut vi parvâ fecando, facile feparetur. Voyez* Jacobi Sylvii opera medica, anno M. DC. XXX. Lib. 1, cap. 2. De Cartilaginibus (1).

---

(1) Ce paffage convaincra qu'il y a long-temps que la fubftance qui unit les os du baffin entre eux, eft

L'idée d'agrandir l'ouverture du baffin par un moyen quelconque, même par la fection de la fymphyfe des os pubis, n'eft donc pas nouvelle ; mais les Anciens & les Modernes, bien perfuadés que l'écartement des os pubis qui en réfulte, ne réparoit jamais les vices du baffin, qui rendent l'accouchement impoffible par les voies ordinaires, & entraînoit fouvent, après lui, les plus grands accidens ; cette idée a été enfevelie dans le plus profond oub'i, & le fera encore à jamais ; au moins cela eft à defirer pour le bonheur des humains. J'ai été deux fois témoin, dans une année, d'une forte extenfion des fubftances & des ligamens qui uniffent & contiennent les articulations du baffin : deux fois j'ai vu les femmes refter long-temps boiteufes.

2°. La fection de la fymphyfe n'a pas les avantages de l'opération céfarienne, en ce qu'on eft certain, par celle-ci, de conferver toujours la vie de l'enfant, & de le tirer aifé-ment du fein de fa mère, au lieu que celle-là n'en permettra jamais l'expulfion, bien moins encore l'extraction par la voie naturelle, fans qu'il périffe, fur-tout lorfqu'on voudra l'en tirer par les pieds.

3°. Les dangers qui doivent accompagner la fection, & ceux qui peuvent en être les fuites, paroiffent plus redoutables que ceux

---

reconnue tenir du ligament & du cartilage ; de nos jours cependant, chacun a voulu s'approprier cette découverte.

qui réfultent de l'autre opération. Un parallèle exact fuffira, je crois, pour en convaincre les lecteurs non prévenus.

1°. L'opération céfarienne menace-t-elle, ainfi qu'on le publie, les jours de la mère & ceux de l'enfant ? Perfonne ne peut révoquer en doute, que le dernier ne foit à l'abri de tout danger. Le détail fuivant mettra à portée de juger combien l'on a chargé le tableau de ceux que peut courir la mère.

Quelles parties intéreffe-t-on dans l'opération céfarienne ? Les tégumens & l'utérus ; comment le font-elles ? Par une plaie qui, traitée felon les règles de l'art, peut être promptement réunie ; quelle étendue doit avoir la plaie à l'inftant de l'opération ? Quatre pouces & demi, cinq pouces au plus, & non neuf, comme l'ont confeillé quelques praticiens ; quelle longueur lui reftera-t-il, après avoir fait l'extraction de l'enfant & de fes dépendances ? Deux ou trois pouces au plus ; aucune partie dont la léfion puiffe menacer les jours de l'opérée, ni déranger fes fonctions, ne peut être comprife dans l'incifion. Les vaiffeaux utérins, même à l'inftant de l'opération, ne fourniffent prefque point de fang, & le peu qui s'en écoule tombe, pour l'ordinaire, dans la cavité de l'utérus, ou s'échappe par la plaie extérieure.

Si l'on pratique l'opération comme je l'ai indiqué, il eft probable qu'aucune femme ne périra d'hémorragie, ou d'épanchement dans l'abdomen, feul fubterfuge dont on pourroit fe fervir contre cette opération. Quelque portion d'inteftin pouvoit être pincée dans la plaie de la matrice , ou s'échapper au dehors , dans la méthode adoptée. On obviera à ce double inconvénient, par celle que je publie.

Si l'on apprécie donc l'opération céfarienne comme elle doit l'être , on fera convaincu qu'elle n'entraîne , après elle , aucun accident qui lui foit annexé ; que ceux qui furviennent ordinairement peuvent être facilement prévus ou guéris ; qu'enfin il n'eft point d'opération majeure plus facile à pratiquer.

Paffons actuellement à ce qui concerne la fection de la fymphyfe , jugée néceffaire pour fuppléer l'opération céfarienne.

Je me tairai fur la fatalité du fort de l'enfant, auquel on prétend offrir un paffage libre par la fection de la fymphyfe des os pubis ; ce que j'en ai dit, ce que j'en expoferai, prouve que fa perte eft inévitable (1).

Les accidens qui menacent la mère font de deux efpèces ; les uns font inféparables de l'opération ; les autres pourront rarement être évités.

Les premiers font, l'incifion des tégumens, qui s'étend depuis un pouce & plus , au-deffus de la fymphyfe , jufqu'à un pouce au-deffous ; ce qui fait une plaie de cinq pouces au moins, y compris la fymphyfe , qui, dans la femme *Souchot* , avoit trois pouces, fuivant le rapport des Commiffaires (2) de M. *Sigault.*

---

(1) Qu'on ne m'oppofe point l'enfant de la femme Souchot : fa vie a été confervée, parce que l'opération n'étoit pas néceffaire pour fa fortie.

(2) *Voyez* Rapp. page 9.

N 3

Vient ensuite l'incision de plusieurs artères, inévitables :

Celle de la ligne blanche ;

La division des muscles pyramidaux ;

La section de la symphyse, qui, quoi qu'en aient dit MM. *Sigault* & *Leroy*, a causé à la femme *Souchot*, de qui je le tiens, une douleur au-dessus de toute expression ;

La difficulté, peut-être l'impossibilité de la réunion des ligamens de la symphyse ; ce qui rendra celle-ci moins solide, & probablement la marche incertaine ;

L'incision d'une des jambes du clitoris, celle des artères qui y rampent, & qui font quelquefois assez considérables, & en assez grand nombre, pour occasionner une hémorragie d'autant plus dangereuse, qu'il sera quelquefois impossible de l'arrêter (1) ;

Celle d'un des muscles ischio-caverneux ;

La désunion du tissu cellulaire, qui unit la vessie à la partie interne de la symphyse, & des pubis ; désunion qui peut occasionner des accidens, lorsque les pubis auront été très-écartés ;

Les douleurs violentes que ressentira la malade aux symphyses sacro-iliaques, & même aux environs ;

La déchirure des ligamens de ces symphyses ;

La désunion du périoste qui les recouvre ;

La difficulté de marcher après la guérison ;

Enfin, la lenteur de la guérison.

______

(1) Une des observations suivantes le prouve.

Les accidens qui peuvent être évités, mais qui ne le feront pas toujours, font :

La perforation de la veffie ;

Une incifion à l'urètre ;

L'incontinence d'urine ;

Une plaie au clitoris,

Une au vagin,

Une aux petites lèvres ;

La déchirure du périnée ,

Celle des artères qui y rampent intérieurement ;

La difficulté, quelquefois l'impoffibilité de la réunion de la fymphyfe des os pubis , & de celle des fymphyfes facro-iliaques ;

Enfin, la claudication.

Quelques-uns des accidens énoncés fe trouvent dans le Mémoire de M. *Sigault* , & dans le rapport de MM. les Commiffaires. Si les autres ne s'y rencontrent point, c'eft parce qu'on n'a pas examiné fcrupuleufement l'anatomie de ces parties ; mais il n'eft pas moins vrai que toutes les femmes qui fubiront cette opération, feront toujours expofées aux premiers (1) , & fouvent aux derniers. Lorfqu'ils n'auront pas lieu, c'eft qu'on n'aura point du tout, ou prefque point obtenu d'écartement ; & l'on pourra affurer alors, que l'opération étoit entiérement inutile. D'après ces expofitions, il eft facile d'établir, que des deux opé-

-----

(1) L'examen anatomique des parties qui fe trouvoient intéreffées dans les expériences que j'ai faites, m'a offert un tableau prefque fidèle de l'expofé ci-deffus.

rations citées, celle - ci eſt ſeule cruelle, &
doit être ſeule rejettée.

Continuant de faire l'éloge de la ſection de
la ſymphyſe, vous dites : « Procédé qui, n'exi-
» geant de violence que celle qu'il faut pour
» ſeconder celle que la nature elle-même em-
» ploie, ne changeant rien à ſa marche, ne
» fait que réparer ſon oubli, & compléter
» ſon ouvrage, au lieu de l'interrompre,
» comme l'autre, d'une manière auſſi funeſte
» qu'effrayante ».

Il ſuffit, Monſieur, je ne puis trop le redire,
de jetter un coup - d'œil ſur les accidens qui
réſultent des deux opérations, pour conclure
à l'avantage de la céſarienne, qui, certainement, eſt la moins violente. Vous ne pouvez
d'ailleurs vous peindre aiſément la force qu'il
faut exercer ſur les cuiſſes de la femme, pour
obtenir deux pouces & demi d'écartement des
os pubis ; & puis, la ſection de la ſymphyſe
ne peut *ſeconder la nature*, à plus forte raiſon,
réparer ſon oubli, & compléter ſon ouvrage, ſi
elle ne peut donner au baſſin ce qui lui man-
que, pour rendre poſſible, par la voie ordinaire, l'accouchement qui ne l'eſt pas. Pour
le prouver, je ne veux d'autre fait que celui
que M. *Sigault* a cité dans ſon Mémoire (1).

« Le diamètre tranſverſal de la tête de l'en-
» fant, dit-il, meſuré d'une boſſe pariétale à
» l'autre, portoit trois pouces & demi ; le
» baſſin n'ayant que deux pouces & demi, &

____

(1) *Voyez* page 6.

» par conſéquent un de moins que ce qu'il nous
» falloit d'ouverture, il eſt conſtant que l'en-
» fant auroit péri, &c. ».

Selon M. *Sigault*, il manquoit au baſſin un pouce d'ouverture, pour que la tête pût le traverſer. Eh bien, Monſieur, il eſt démontré que la ſection de la ſymphyſe des os pubis, l'écartement des pubis même, porté à deux pouces & demi, ainſi que dit l'avoir obtenu M. *Sigault*, n'a jamais augmenté l'ouverture ſupérieure du baſſin de devant en arrière, de plus de trois, quatre à cinq lignes (1) ; il nous en reſtera toujours ſept à deſirer ; car avant l'opération, le baſſin n'avoit que deux pouces & demi ; par elle, il n'a pu, à la rigueur, gagner que cinq lignes ; donc il n'a pu avoir, après la ſection, que trois pouces moins une ligne : mais la tête ayant trois pouces & demi, ſa groſſeur a dû toujours excéder d'un demi-pouce, l'ouverture du baſſin ; donc elle n'a pu le traverſer, ſans perdre un demi-pouce, malgré l'avantage que nous accordons à la ſection.

Pour obtenir cette diminution, lorſqu'on a tiré l'enfant par les pieds, l'expérience dé-montre qu'il faut exercer, ſur le tronc, les efforts les plus violens, qui néceſſiteront tou-jours la perte de l'enfant, ſouvent la luxation des vertèbres du col, quelquefois même la ſéparation du tronc.

---

(1) Cette augmentation peut être obtenue ſur le baſſin bien conformé, & non ſur celui qui eſt vicié.

Cependant, les sectateurs de la section m'ont assuré qu'ils avoient tiré l'enfant par les pieds, & qu'ils n'avoient éprouvé aucun obstacle pour l'extraction de la tête ; ce qui, dans la supposition faite, auroit été impossible : d'où il faut conclure que cette supposition est gratuite, je veux dire que le bassin de la femme Souchot est plus spacieux qu'on ne l'a estimé, & que la tête n'avoit pas le volume qu'on a assigné ; donc le fait est illusoire ; donc on n'y peut compter, pour regarder la section de la symphyse comme propre à rendre possible, par la voie ordinaire, l'accouchement qui ne l'est pas, à cause de l'étroitesse du petit diamètre du détroit supérieur, reproché au bassin de la femme Souchot (1).

L'opération césarienne n'a jamais *interrompu l'ouvrage de la nature*, ainsi que vous l'avez avancé ; elle l'a, au contraire, toujours réparé & complété ; ce qu'on ne rencontre point, j'ose l'assurer, dans la section de la symphyse : il est vrai que celle-là a quelquefois été funeste ; mais l'on doit seulement en accuser les circonstances ; & je répéterai toujours, d'après mes preuves, que cette opération est une des plus faciles de la Chirurgie. Si elle paroît meurtrière, ce n'est qu'aux yeux de ceux qui, loin d'en avoir su jamais apprécier les avantages, l'ont mal jugée. Rappellez-vous, en

____

(1) L'on doit encore regarder comme moins concluantes, à cet égard, les opérations qui ont été faites en province.

effet, mes tableaux véridiques des deux opérations, & je ne doute nullement que celui
de la fection ne vous effraie le plus.

Je ne me permettrai pas la moindre réflexion
fur les actes généreux de la Faculté, que vous
peignez fi bien ; les motifs de ces actes euffent-
ils pu être fufpects, comme vous l'avez avancé ;
je me bornerai à dire, avec vous : *puiffent-ils
ne fe manifefter jamais que par de femblables
fymptomes !* Puiffe, hélas ! l'authenticité qu'on
leur a donnée, n'être pas auffi funefte qu'il y
a lieu de le craindre (1).

Je ne me croirois point acquitté envers
vous, fi je n'étayois ma doctrine par des faits ;
qu'on ne me reproche point de n'en avoir
peut-être pas fuivi la chronique ; je les ai confiés au papier, à mefure qu'on m'en a envoyé
le détail, des différens endroits où les opérations ont été pratiquées. Tout ce que je
fais, c'eft que le fuivant eft le premier & le
plus authentique.

Mon deffein étant d'inftruire, & non de
critiquer, je n'ai point infcrit le nom de ceux
qui ont opéré, à moins que je l'aie lu im-
primé. Si je prouve qu'ils n'ont point été heureux ; fi mes remarques ne leur font point
favorables, ce n'eft point leur capacité, mais
le procédé opératoire que j'inculpe. J'efpère
donc trouver grace auprès de ceux qui pourront fe reconnoître.

---

(1) Ce que je prévoyois alors n'a été que trop
vérifié.

Section de la symphyse des os pubis pratiquée à la femme Souchot. *Perforation de la veffie ; incontinence d'urine.* (Amicus Plato , magis amica veritas).

Si l'amour du bien & de la vérité n'eût été, de tout temps, le mobile de mes actions, je me ferois tu fur l'objet que je traite ; mais je me dois à mes concitoyens : plaider leur caufe, les tirer de l'erreur, c'est m'acquitter envers eux. Le public ne peut être conftamment injufte ; s'il s'eft laiffé furprendre, il reviendra fur fes pas , & alors il reconnoîtra la droiture de mes intentions , & il verra que mon but eft de le préferver des dangers inféparables d'une opération que nos aïeux avoient profcrite.

La femme *Souchot* exifte, & fi l'on excepte le *prolapfus* complet de la matrice & du vagin, l'excoriation des parties externes de la génération, l'état affreux où elles font, qui les rend méconnoiffables, & l'incontinence d'urine, qui fubfifte toujours, quoiqu'on ait affuré le contraire (1), elle paroît fe bien porter. Ce fuccès prouve-t-il l'utilité de la fection ? C'eft ce que je vais examiner.

Si l'on ajoute foi au récit qu'on a fait de cette opération, l'on ne peut croire à la réuffite, ou il faut rejetter tout ce qui a été dit du baffin de la femme Souchot & de la tête de fon en-

____

(1) J'ai vifité cette femme le 5 août 1786 ; ces accidens étoient les mêmes.

fant , puifque j'imagine avoir démontré que ,
malgré les avantages que j'ai accordés à la
fection de la fymphyfe des os pubis , il étoit
impoffible qu'elle facilitât la fortie d'une tête
de trois pouces & demi à travers un baffin de
deux pouces & demi , fans faire périr l'enfant ,
peut-être même la mère. La réuffite n'eft point
un être de raifon ; il faut donc renoncer aux
dimenfions gratuitement données au baffin , ou
à celles accordées à la tête. M. *S*.... me deman-
dera peut-être ce qui me décide à prononcer
ainfi ? Les expériences de mes Confrères & les
miennes ; le réfultat de ces expériences ; le jugement qu'on en doit porter ; les fciences fami-
lières à tout Chirurgien inftruit ; la Géométrie ,
les Mathématiques , tout , enfin , prononce
pour moi. Il niera fans doute les expériences
cadavériques ; il niera les preuves qu'on peut
tirer contre lui , par des machines inanimées
de fer ou d'autres matières ; il nie tout enfin ,
& nous fommes encore à obtenir de lui une
feule raifon de fes négatives : il s'en eft cru
quitte , en furchargeant les papiers publics de
récits emphatiques d'opérations fans nombre ,
pratiquées inconfidérément & fans néceffité.
Du refte , quand doit-on croire M. *S*... & fes
profélites ? Eft-ce quand ils admettent les expériences cadavériques , pour les tourner à
leur profit ; ou quand ils les récufent , lorfqu'elles leur font contraires ? Qu'ils répondent.

Si j'ouvre le premier Mémoire de ce Médecin , j'y lis ce qui fuit : « je communiquai
» (c'eft M. *S*... qui parle) , mes idées à M. *Alp.*
» *L. R.* dont les écrits favans & lumineux

» annoncent les plus profondes connoiſſances
» dans l'art des accouchemens. Je ſavois qu'à
» la première notion qu'il avoit eue de mon
» projet, il l'avoit plutôt regardé comme une
» belle chimère, que comme ſuſceptible d'exé-
» cution ; mais je ſavois auſſi que, trop ſage
» pour s'en tenir à de ſimples apperçus théo-
» riques, il avoit interrogé l'expérience, &
» avoit cherché à connoître, ſur les cadavres
» des femmes mortes depuis peu en travail,
» ce qu'il devoit croire. La vue d'un écarte-
» ment conſidérable, ſur une femme qui venoit
» d'expirer en travail, & ſur laquelle il avoit
» fait la ſection, ne lui permettoit plus de
» douter de la poſſibilité : auſſi s'eſt-il prêté à
» mes deſirs, avec tout le zèle que je devois
» attendre d'un Confrère. En conſéquence,
» j'ai ſaiſi l'occaſion qui s'eſt préſentée le pre-
» mier octobre dernier, ſur la femme Souchot ».

Saiſir l'occaſion d'opérer une femme vivante, en conſéquence des expériences par leſquelles on a *interrogé & cherché à connoître, ſur les cadavres des femmes mortes depuis peu, en travail, ce qu'on doit croire,* n'eſt-ce pas avouer l'utilité des expériences cadavériques ? Par quelle ſingularité M. *S......* nie-t-il donc cette utilité dans une Lettre inſérée dans le Journal de Paris le 7 avril 1778, n° 97, où il ſemble s'être fait une loi de taire la vérité ; puiſque c'eſt dans cette Lettre qu'il annonce *la guériſon complète de la femme Souchot, qui ne ſe reſſent plus d'incommodité quelconque, ſans écoulement d'urine,* '&c. ? Pourquoi abuſer ainſi de la cré-dulité des gens honnêtes ? Cette *incontinence* fubfiftoit encore en 1786, lorfque j'ai vifité cette femme, & fubfiftera toute fa vie. Attaquant enfuite les faifeurs de brochures, d'expériences fur des cadavres froids & fur des machines de fer, il prétend leur prouver *combien la nature fe moque des mauvais raifonneurs & de leurs expériences fur des corps inanimés*, par un fait qui lui arrive du fond de la Baffe-Bretagne. Ce fait eft celui de la femme *Berrou*, dont il fera parlé, & à qui il eft très-douteux que la fection de la fymphyfe ait été faite. D'ailleurs, fi elle l'a été, l'on ne fait pourquoi, puifque le baffin de cette femme eft bien conformé. Du refte, quel avantage en eft-il réfulté? Celui de tirer du fein de la mère un enfant *mort*. L'on obfervera ici une petite négligence de M. *S.....* peut-être eft-ce de fa part une réticence : le mot de *mort* ne fe trouve point dans la Lettre citée; je ne lui ferai pas un crime de cette réticence. Mais, que dire de la Lettre fuivante, où il cite cinq mères & leurs enfans fauvés par cette opération, tandis que de ces dix êtres, il y en avoit quatre de morts?

Quant à la tirade qu'on trouve ici contre les faifeurs de brochures, de machines de fer, elle ne regarde que moi, & c'eft avec raifon; j'avoue l'avoir bien méritée. Pourquoi, en effet, dès que j'ai vu la contagion fe propager, me fuis-je avifé de réitérer des expériences qui, dix ans avant, m'avoient fait dire en ami, à M. *S....* que la fection de la fymphyfe ne pouvoit être que pernicieufe? Pourquoi, fur-tout, ai-je eu l'audace d'en faire une en préſence de vingt perſonnes, qui ont ſigné le procès-verbal qui en a été dreſſé, ſur lequel ſe trouve la ſignature d'un Docteur-Régent de la Faculté ? Pourquoi ai-je été aſſez malheureux de démontrer, par cette expérience, que la ſection de la ſymphyſe n'étoit qu'un rêve qu'il falloit oublier ? Pourquoi une ſeconde, faite en préſence de Médecins & de Chirurgiens, a-t-elle également prononcé contre cette opération ? Pourquoi ai-je dépoſé la copie de la première expérience à l'Académie, & a-t-elle ſervi de baſe à preſque tout ce qui a été écrit ſur cet objet ? Pourquoi ai-je ajouté quelques réflexions contradictoires à l'opinion de M. *S....* ? Pourquoi un baſſin de fer, exécuté par un des plus habiles Mécaniciens (1) d'après l'original qui ſe trouve dans mon cabinet, & qui eſt ſemblable à celui, qu'il me paroît, qu'on a donné gratuitement à la femme Souchot, a-t-il démenti la poſſibilité du fait, les choſes ſuppoſées telles qu'elles ont été annoncées ? Pourquoi un de mes écoliers (2) a-t-il recueilli de mes leçons, de mes entretiens familiers avec lui, & du fruit de ſes veilles, de quoi faire imprimer une brochure, dont la doctrine eſt contradictoire à celle de M. *S....* ? Pourquoi, enfin, ai-je été aſſez mal-adroit de préſenter aux Journaliſtes de Paris, à M. *R....* le baſſin ſuſdit, & une Lettre qui n'a pu voir le jour, quoiqu'on convînt qu'elle ne méritât point

------

(1) M. *C......*
(2) M. *Bamps.*

d'être

d'être tout-à-fait enfevelie dans l'oubli ? Cette Lettre avoit, à la vérité, la témérité de faire le procès à la fection de la fymphyfe, & d'étayer fon jugement par des raifons folides, dans un temps où il n'étoit pas permis d'élever la voix contre cette opération, & où perfonne n'avoit encore ofé le faire. Je ne puis m'empêcher de convenir de mes torts ; & malgré tout, il n'eft pas en mon pouvoir de revenir fur mes pas, & d'adopter la fection de la fymphyfe des os pubis ; je n'ai point, à la vérité, la foupleffe de ceux qui, felon les circonftances, admettent, ou rejettent les chofes, quoique confidérées fous un même point de vue. On voit, en effet, par l'expofé ci-deffus, que M. *S....* avoue & nie l'utilité des expériences cadavériques. Mais, oublions cette contradiction, & voyons fi les cadavres & les machines inanimées, bien confultés, ne peuvent, & ne doivent pas offrir des réfultats femblables à ceux qu'on obtient fur le vivant. Le baffin d'une femme morte en travail, ou peu après, dont l'ouverture fupérieure préfentera d'un côté quatre pouces & plus, & de l'autre deux pouces & demi feulement, n'eft-il pas analogue à celui d'une femme vivante, dont les diamètres font les mêmes ? la fection faite au baffin du cadavre n'équivaut-elle pas à celle qu'on pratique fur le vivant ? un écartement de deux pouces & demi fur le cadavre, n'eft-il pas le même qu'un pareil fur le vivant ? Pourquoi donc nie-t-on l'évidence ? M. *S.....* j'en conviens, s'eft réfervé un faux - fuyant, en annonçant que les expériences qu'il dit lui être

O

propres, ou à son coopérateur, ont été faites sur des cadavres encore chauds, tandis que les nôtres l'ont été sur des cadavres froids. Qu'il se désabuse : nous avons pris, pour le moins, autant de précautions que lui ; mais glissons sur cet objet, & passons à la narration historique de la femme *Souchot*, telle qu'elle nous a été transmise par M. *Sigault*.

Narration historique de l'opération faite à la femme Souchot, *d'après M.* Sigault (1).

La femme *Souchot* avoit eu quatre enfans morts. M. *Sigault* avoit assisté & coopéré, avec des personnes de l'art, à la sortie de ces enfans. M. *Levret*, présent à l'extraction du quatrième, « ayant examiné la femme, dit » M. *S*...., prit les dimensions du bassin, qu'il » annonça être de deux pouces & demi dans » son petit diamètre, qui s'étend du sacrum » au pubis ; cette dimension, & le vice du » bassin bien constatés, & assuré qu'on ne pour- » roit jamais se procurer l'enfant vivant, par » les manœuvres ordinaires, je proposai la » section de la symphyse ; elle fut unanime- » ment rejettée ; j'indiquai ensuite l'opération » césarienne ; M. *Thevenot* seul l'adopta ; l'en- » fant s'étant présenté par les mains, M. » *Levret* trouva qu'elles étoient très - petites, » & crut que le reste du corps devoit être » dans la même proportion, & que, par con- » séquent, l'enfant pourroit passer vivant ».

---

(1) *Voyez* son Mémoire lu à la Faculté, année 1777.

La décifion de M. *Levret* prévalut, & l'on fe détermina à aller chercher les pieds de l'enfant; l'on éprouva les plus grandes difficultés, & cet enfant perdit la vie.

M. *Levret* convint alors que la femme *Souchot* étoit dans l'impoffibilité phyfique d'accoucher naturellement, & qu'elle ne le pourroit que par l'opération céfarienne.

« Affurément, ajoute M. *S...*, fi le forceps » eût pu être de quelque utilité dans cette » circonftance, comme l'ont prétendu depuis » quelques perfonnes, M. *Levret*, à qui l'art » en doit le perfectionnement, n'auroit pas » manqué de le propofer. Convaincu, par » cette malheureufe expérience, & les trois » accouchemens précédens, auffi infructueux, » que le cinquième ne feroit pas plus heureux, je me déterminai à faire la fection de » la fymphyfe. En conféquence, affifté de M. » *Alp. Leroy*, j'incifai la peau & la graiffe un » peu au-deffus du pubis, jufqu'à la commiffure des grandes lèvres; opération très-» peu douloureufe : cette première incifion » faite, la fymphyfe, partie infenfible, fe trou-» vant à découvert, je pénétrai les mufcles » pyramidaux & la ligne blanche, & j'intro-» duifis, par cette ouverture, l'index de la » main gauche, le long de la partie interne » de la fymphyfe; je continuai la fection du » ligament & du cartilage, qui fe trouvent » très-épais au dernier terme de l'accouche-» ment.

» Auffi-tôt après la fection, il fe fit un écar-» tement fubit de deux pouces & demi; je

» profitai du moment pour introduire la main
» dans la matrice, & y percer les membranes
» de l'enfant, dont je faifis auffi tôt les pieds,
» que j'amenai au dehors. L'accouchement fut
» très-heureufement & promptement terminé
» par M. *Alp. Leroy*. Le diamètre tranfverfal
» de la tête de l'enfant, mefurée d'une boffe
» pariétale à l'autre, portoit trois pouces &
» demi. Le baffin n'ayant que deux pouces
» & demi, & par conféquent un de moins
» que ce qu'il nous falloit d'ouverture, il eft
» conftant que l'enfant auroit péri comme les
» quatre autres, fi je n'avois pas fait la fec-
» tion de la fymphyfe.

» Toute cette opération, & l'accouchement,
» n'ont pas duré plus de quatre à cinq minutes.
» Je crois, Meffieurs, continue M. *Sigault*,
» devoir vous faire obferver que, n'ayant
» point été prévenu de la groffeffe. de la
» femme *Souchot*, furpris par le moment,
» n'étant point muni de l'inftrument obtus que
» j'avois fait faire pour mes expériences, étant
» très - malade, mal éclairé par une garde
» effrayée, dont la main tremblante faifoit
» vaciller la lumière, je fis l'opération pref-
» que fans y voir, avec un biftouri ordinaire.
» Quoique bien fecondé par mon Confrère,
» néanmoins contrarié par les circonftances,
» & fur-tout ému, & très-ému, j'en conviens,
» puifque je tentois une opération neuve, dont
» le fuccès même a été problématique parmi
» les gens de l'art ; je perdis la ligne de direc-
» tion, en décrivant une diagonale de droite
» à gauche ; le biftouri, que j'aurois dû faire

» arrondir à fon extrémité, étant au contraire
» aigu, j'intéreffai une portion du méat uri-
» naire ; accident fans doute très-évitable.

» On a cherché, Meffieurs, à faire regarder
» comme un inconvénient très-grave & irré-
» parable de l'opération, cet accident qui,
» aux yeux des gens inftruits, ne paroîtra
» jamais que ce qu'il eft, une bleffure très-
» légère, & facile à guérir. Un accident plus
» important, eft *l'incontinence d'urine* qui a
» fuivi l'opération, a été confidérable, &
» même continu dans les commencemens,
» mais qui diminue chaque jour, & n'a lieu
» que dans certaines pofitions de la femme
» *Souchot*, ainfi qu'elle vient de le déclarer aux
» différentes queftions que lui a faites M. le
» doyen ».

Il eft furprenant que cette hiftoire, qui,
d'après M. *S....*, paroît porter l'empreinte de
la vérité, foit auffi variée que les plumes qui
nous l'ont tranfmife, quoique toutes aient été
les organes de ce Médecin. Ici on a pris une
infinité de précautions pour conferver la vie
des quatre premiers enfans ; ils ont cependant
eu le malheur de périr ; & M. *S......* avoue,
avec cette franchife qui caractérife l'homme
honnête, qu'il y avoit *affifté & coopéré.* Là, je
veux parler de l'Epître de M. *P....... de S.......*
L..... (1), que l'on fait avoir été le rédacteur
des penfées de M. *S.......* L'on apperçoit que,
fans égard pour ceux qui avoient mis tout en

---

(1) *Voyez* le Journal de Paris.

uſage pour éviter la perte des quatre premiers enfans de la femme *Souchot*, l'auteur de cette Lettre, loin de faire mention des précautions qui ont été priſes, s'eſt plu à peindre avec les couleurs les plus noires, la fin tragique de ces enfans, & a oſé inculper, devant le tribunal public, des citoyens intègres, qui n'ont d'autre reproche à ſe faire que celui d'avoir rencontré des circonſtances défavorables, & d'avoir été expoſés à la cenſure ignominieuſe d'un auteur partial, qui, ſans connoître le ſujet qu'on lui faiſoit traiter, n'a eu en vue, dans ſon enthouſiaſme, que de ſaiſir l'inſtant favorable de ſervir ſon ami, ſans reſpecter la vérité ; il répète, avec gaieté de cœur, des phraſes qui auroient dû le faire frémir, & que je ne retrace ici qu'en friſſonnant.

« Vous ſavez, dit-il, que toutes les fois
» qu'au terme de l'accouchement, l'enfant ne
» peut franchir la voie naturelle, même aidé
» des manœuvres uſitées, l'art n'a trouvé que
» deux moyens, ou de maſſacrer, de ſang-
» froid, l'enfant aux portes de la vie, pour
» l'arracher avec la plus grande violence, ou
» de recourir à l'opération céſarienne, qui
» conſiſte à ouvrir le ventre ſur le côté, pour
» en extraire le fœtus. Le nom ſeul, & les
» détails de ces deux opérations meurtrières,
» dont le travail eſt ſi difficile, & le ſuccès
» ſi rare, font frémir l'imagination, & friſ-
» ſonner l'humanité ».

Plus bas : « les quatre premiers enfans de
» la femme *Souchot* ont été maſſacrés, en les
» arrachant ; & les plus habiles Accoucheurs

» de cette Capitale avoient....... ». Ici faifant, fans doute, abftraction de M. *S....* il n'implique que les plus habiles Accoucheurs. Faut-il donc que des plumes femblables forcent les gens à talent à rougir de leur favoir & de leur réputation ? Qui, dorénavant, ne craindra pas de paffer pour habile Accoucheur ?

On lit, dans une brochure éphémère : « Le » 27 feptembre 1777....... lorfque nous étions » affemblés à la Faculté, &c. M. *Sigault* vint » à moi, me prit à part, & me dit (c'eft le » coopérateur qui parle) : Je dois, fous peu » de jours, accoucher, pour la cinquième » fois, la femme d'un nommé *Souchot*, dont » les accouchemens ont été très - laborieux, » à raifon de la difformité de fa taille, qui » n'eft que de trois pieds huit pouces. Dans » le premier, fait en décembre 1769, j'em- » ployai inutilement mes forces pour faire » franchir la tête. J'appellai M. *Piet*, pour me » feconder ; & après des efforts, tantôt alter- » natifs, tantôt réunis, la tête alongée a paffé » à travers le baffin comme à travers la filière... » Dans le mois de mai 1771, j'ai été appellé » une feconde fois, pour l'accoucher ; j'ai con- » voqué fucceffivement M. *Thevenot*, Accou- » cheur très-fage & très-éclairé, ainfi que M. » *Coutouly*. La tête n'a franchi qu'au moyen » d'un crochet appliqué fur le pariétal droit. » Défolé de la perte inévitable de ces enfans, » j'ai..... Je n'ai pas été plus heureux ; l'accou- » chement s'eft terminé au huitième mois ; » l'enfant a encore été victime des efforts » qu'il m'a fallu employer pour faire franchir

» la tête, qui, cependant, étoit peu volumi-
» neuſe..... Enfin, le jour de Pâques 1775, j'ai
» été appellé une quatrième fois; alors j'ai
» convoqué une foule d'Accoucheurs & de
» Médecins célèbres : à ſix, nous avons em-
» ployé alternativement nos forces, & nous
» nous ſommes preſque épuiſés : ce n'a été
» qu'apiès deux heures de ſemblables ma-
» nœuvres, que la tête de l'enfant eſt ſortie,
» au moyen de ce qu'un pariétal s'eſt enfoncé
» & déprimé ».

Si ce récit eſt fidèle, M. *S....* l'eſt peu dans
ſa narration, & l'on a à lui reprocher d'avoir
négligé des choſes eſſentielles. En effet, il ne
fait point mention du crochet porté ſur la tête
du ſecond enfant, & ſon coopérateur l'atteſte;
il affirme que, *n'ayant point été prévenu de la
groſſeſſe de la femme Souchot, ſurpris par le moment, &c.* & ſon coopérateur dit formellement : « le 27 ſeptembre 1777, M. *S....* vint
» à moi..... & me dit, je dois, ſous peu de
» jours, accoucher, pour la cinquième fois,
» la femme d'un nommé *Souchot* ». Du 27 ſeptembre, le matin, au premier octobre, dans
la nuit, il y a environ cinq jours, M. *S.....*
étoit donc prévenu de la groſſeſſe de la femme
Souchot ; il auroit donc pu prendre, pour
l'opération, les précautions néceſſaires, qu'il
n'a point, dit-il, priſes, n'ayant point été prévenu de la groſſeſſe.

Je m'interdis toute réflexion ſur la contradiction de ces récits, qui ne peuvent capter
la confiance de l'homme raiſonnable. Je me
borne à rapporter le diſcours que m'a tenu la

femme *Souchot*, en préfence de témoins, le 6 octobre 1777.

« J'ai quitté, m'a t-elle dit, mon ouvrage
» à huit heures du foir ; je reffentois quelques
» légères douleurs, lorfque je fuis rentrée chez
» moi ; une voifine a été chercher M. *S*.....
» qui s'eft tranfporté chez M. *Alp. Leroy*, quar-
» tier Saint-André-des-Arcs ; il étoit dix heures
» du foir, ou environ, lorfqu'ils font arrivés ;
» ils ont fait de la charpie, j'en ai fait avec
» eux, ils m'ont enfuite placée fur le bord du
» lit, & m'ont coupée ; la douleur qu'ils m'ont
» faite étoit fi vive, que je n'ai pu m'empêcher
» de jurer, & de leur reprocher de m'avoir
» trompée, puifqu'ils m'avoient affuré que ce
» qu'ils avoient à me faire ne feroit point dou-
» loureux. Quand ils m'eurent coupée, mon
» enfant a forti tout de fuite, pendant que ces
» Meffieurs arrangeoient leur affaire : il a été
» un petit moment fans crier, enfuite je l'ai
» entendu, & j'ai appellé mon mari, à qui
» j'ai dit : viens embraffer ton enfant ».

Le temps qui s'eft écoulé, entre l'inftant où l'on a commencé l'opération & celui où l'enfant a crié, a été fi court, que le mari a pu, tout au plus, ouvrir la porte pour fortir, & la rouvrir pour rentrer.

Lorfque la femme *Souchot* me dit que *fon enfant étoit forti pendant que ces Meffieurs arrangeoient leur affaire*, je regardai, avec étonne-ment, un Chirurgien qui m'accompagnoit ; & comparant la fortie fpontanée de cet en-fant annoncée par la mère, & l'extraction de ce même enfant par les pieds, atteftée par ceux qui avoient affuré l'avoir opérée ; cette contradiction fit renaître, malgré moi, les premières idées qui s'étoient élevées dans mon efprit, fur l'impoffibilité phyfique qu'il y avoit à pouvoir *couper les tégumens en plufieurs temps, la fymphyfe en deux, percer les membranes, & tirer un enfant par les pieds*, en s'y mettant deux, l'un après l'autre, & fur-tout étant obligés de prendre toutes les précautions que dit avoir pris le coopérateur de M. *S....* pour la fortie de la tête, le tout en moins de quatre à cinq minutes, ainfi que me l'a dit M. *S....* Je ne balançai plus à croire ce que j'avois attefté à la première nouvelle de cette opération, qu'il falloit renoncer aux connoiffances acquifes fur les accouchemens, pour imaginer qu'il fût poffible d'exécuter tant de chofes en fi peu de temps ; qu'en conféquence l'Accoucheur devoit tenir ce langage : Ou l'on en impofe fur le temps affigné pour l'opération & l'extraction de l'enfant, ou l'enfant étoit près de fortir fpontanément. Ajoutez à cela la courte abfence du mari, & vous ferez contraint, par les circonftances, d'accorder plus de confiance au dernier membre du dilemme, qu'au premier. Cependant, les Médecins opérans affirmèrent le contraire. Faifons taire toute fufpicion, & bornons-nous à examiner le fait.

Examen de la fection de la fymphyfe faite à la femme Souchot.

Pour tirer de l'opération faite à la femme *Souchot*, tout le parti qu'on peut en tirer au profit de l'humanité, analyfons,

1°. Les motifs qui paroissent avoir décidé M. *S.,...* à pratiquer la section de la symphyse des os pubis à la femme *Souchot :*

2°. La manière dont l'opération a été pratiquée :

3°. Les résultats qu'on en a obtenus :

4°. Les accidens qui l'ont accompagnée & suivie :

5°. Les raisons qui ont déterminé M. *Levret* à préférer l'extraction de l'enfant par les pieds à l'usage du forceps :

6°. Celles qui lui ont fait prononcer que la femme *Souchot* ne pourroit accoucher que par l'opération césarienne.

7°. Enfin, le cas qu'on doit faire du tout.

Deux motifs paroissent avoir seuls déterminé M. *S....* à opérer la femme *Souchot* ; l'énoncé de M. *Levret* de deux pouces & demi, de la symphyse des os pubis à l'os sacrum, & la perte des quatre enfans précédens : ces motifs sont - ils suffisans pour autoriser la conduite qu'a tenue M. *S....* ? C'est ce que je ne crois pas. Ne peut-on pas lui dire : *nunquam jurare in verba magistri ?* Le prononcé de ce célèbre Accoucheur ne devoit pas être l'unique guide de M. *S....* , ni le dispenser de réunir un nombre suffisant de Consultans , pour s'assurer de nouveau des dimensions du bassin. Lorsqu'il s'agit de la vie de deux êtres , peut-on prendre trop de précautions ? M. *Levret* étoit-il infaillible ? les dimensions du bassin sont-elles toujours les mêmes à chaque accouchement ? Non. La première assertion n'a pas besoin de preuves : la dernière est démontrée par ce qui a été dit, *page 24 & suiv.* d'où je conclus, que le baffin de la femme *Souchot*, lequel les quatre premiers enfans n'avoient pu franchir fans perdre la vie, ayant été agrandi par cinq groffeffes fuccef-fives, devoit permettre la fortie du cinquième enfant vivant, eût-il eu le même volume que les précédens : fi l'on ajoute que celui-ci, je parle d'après M. *Alp. Leroy*, n'étoit pas plus volumineux qu'un enfant de fept à huit mois de groffeffe, on verra clairement l'inutilité de l'opération qui a été pratiquée. Du refte, j'ai mefuré la tête de cet enfant, & j'ofe affurer que fon petit diamètre n'avoit pas trois pouces & demi, comme on l'a avancé ; quant à l'étendue du baffin de la femme *Souchot*, j'attefte qu'elle a plus de deux pouces & demi. Je m'en fuis affuré plufieurs fois : fi M. *S......* continue de penfer que ce que j'avance foit dicté par un efprit de parti, qu'il foumette, en ma pré-fence, la femme *Souchot* à un nouvel examen ; qu'il me convainque de ma méprife, & j'em-bouche fur le champ la trompette, pour pu-blier mon erreur.

De la manière dont l'opération a été pratiquée à la femme Souchot ; *des accidens qui l'ont fuivie, & des réfultats qu'on en a obtenus.*

J'ai été furpris de trouver de la diffemblance entre l'expofé de M. *S....* & celui de MM. les Commiffaires. Le premier dit, page 6 de fon Mémoire : « J'incifai la peau, la graiffe, » un peu au-deffus du pubis, jufqu'à la com-» miffure des grandes lèvres.... Cette première

» incifion faite, la fymphyfe, partie infen-
» fible, fe trouvant à découvert, je pénétrai....
MM. les Commiffaires, page 10 : « Nous
» avons vu que l'on avoit fait une incifion
» au-deffus du pubis, en defcendant fuivant
» la ligne de la commiffure fupérieure des
» grandes lèvres. Ayant écarté les grandes
» lèvres, nous avons reconnu que l'incifion
» avoit été prolongée fur la gauche, dans la
» longueur de la fymphyfe du pubis, entre
» les petites lèvres, jufqu'au vagin exclufive-
» ment ; que la jambe gauche du clitoris,
» une partie des petites lèvres, l'extrémité du
» méat urinaire, avoient été coupés.... ».
Suivant le premier expofé, l'incifion étoit
bornée à la commiffure des grandes lèvres. Si
l'on en croit MM. les Commiffaires, elle fe
prolongeoit entre les petites lèvres, qui avoient
été coupées en partie......... Ce dernier expofé
nous offre une incifion plus étendue que le
premier, & des parties léfées, dont M. *S....*
n'a point parlé. Je laiffe au public impartial à
décider, fi la difparité frappante qui règne
entre ces récits, eft erreur de mots ou de
fait.

M. *S....* page 7, convient cependant « d'avoir
» intéreffé une portion du méat urinaire ; mais
» il affure que cet accident ne paroîtra, aux
» yeux des gens inftruits, qu'une bleffure très-
» légère, & facile à guérir. Un accident bien
» plus important, dit - il, eft *l'incontinence*
» *d'urine* qui a fuivi l'opération..... ».
Si des Chirurgiens inftruits euffent penfé,
comme M. *S......*, que la bleffure n'intéreffoit

qu'une portion du méat urinaire, ils l'auroient regardée comme une bleſſure légère & facile à guérir ; mais s'ils avoient été convaincus que la veſſie avoit été ouverte par l'inſtrument, ils n'auroient pas pris le change à cet égard, comme on a fait ; ils auroient vu cette bleſſure d'un autre œil ; ils auroient auſſi-tôt introduit une algalie dans la veſſie ; ils l'y auroient contenue ; ils auroient enfin traité méthodiquement, probablement guéri la plaie, qui eſt devenue incurable.

Des Chirurgiens inſtruits ne ſe ſeroient point point écriés *que l'incontinence d'urine étoit un accident plus important que la bleſſure* ; ils auroient jugé que l'accident le plus grave étoit la perforation de la veſſie, & que l'*incontinence d'urine* n'en étoit que l'effet ; ils n'auroient point eu recours, au bout de vingt jours, à un Chymiſte fameux (1), pour qu'il procédât rigoureuſement à l'analyſe chymique du fluide dont il s'écouloit près de quatre pintes par jour. La couleur & l'odeur auroient ſuffi à ces Chirurgiens, pour qu'ils euſſent décidé, ſans frais, & à la première pinte, que c'étoit de l'urine.

M. S..... dit *qu'il étoit ému & très-ému* ; j'admire ſa modeſtie : dans le fait, il étoit alors plus à plaindre qu'à blâmer. Il eſt bien naturel à un Médecin qui opère, d'*être ému : quiſque ſuam tractet artem.*

« Il étoit d'ailleurs mal éclairé par une garde
» effrayée, dont la main tremblante faiſoit
» vaciller la lumière ».

____

(1) M. *Bucquet.*

Le gain d'une bataille dépend fouvent de la fermeté du général ; s'il eft effrayé, chaque foldat tremble. Mais que faifoit le coopérateur ? peut-être, hélas ! étoit-il le plus intimidé.

Ici perce le myftère qu'on a mis pour cette opération ; ici l'on diftingue le danger à ne pas s'affurer de Confultans intelligens, inftruits & fermes, quand on veut pratiquer une opération majeure. Quel Chirurgien eût refufé fon avis à M. *S....* ?

Je n'entrerai point dans le détail de tous les accidens qui ont fuivi l'opération, ils ont été des plus graves ; & l'opérée a été à une telle extrémité, qu'on en a défefpéré plufieurs fois : mais je dirai que *les douleurs des reins, de la feffe & de la cuiffe gauches,* que l'on a attribuées à un effort qui avoit ébranlé la fymphyfe cartilagineufe des os des îles avec le facrum, & que l'on a enfuite nommé *lait répandu,* étoient réellement l'effet de l'écartement des fymphyfes facro-iliaques ; écartement inévitable, dès qu'il y en aura un des os pubis.

L'enfant & la mère vivent.

Ce réfultat eft heureux ; mais, tout ce que j'ai expofé, prouve qu'il n'eft point dû à l'opération, mais à des circonftances favorables, que n'a pas toujours rencontrées M. *S...* comme on le verra bientôt. Ce qui ne peut être révoqué en doute, c'eft que la fiftule urinaire, & *l'incontinence d'urine* dont la femme *Souchot* eft horriblement incommodée, ne foient la fuite de l'opération.

Page 5, M. *S....* parlant du quatrième enfant de la femme *Souchot*, & voulant prouver que la section de la symphyse étoit l'unique moyen de conserver le cinquième, dit que « si le forceps eût pu être de quelque utilité » pour le quatrième, M. *Levret* n'auroit pas » manqué de le proposer ».

Suivant vous, M. *Levret* avoit estimé le petit diamètre du détroit supérieur à deux pouces & demi. Si cela est, il étoit fondé à ne point proposer le forceps : bien plus, vous nous avez appris que le quatrième enfant présentoit les mains à l'orifice de la matrice ; vouliez-vous que M. *Levret* proposât d'y appliquer le forceps ?

Vous dites, même page, que quelques personnes ont prétendu depuis, que le forceps auroit pu être utile pour le quatrième enfant. Personne, que vous, n'a pu tenir ce langage. Voici ce qui a été dit par M. *Coutouly* & par moi, peut-être par d'autres. Si les enfans de la femme *Souchot* présentoient la tête, le bassin de cette femme paroît être de ceux où les enfans pourroient en être tirés vivans par le moyen du forceps. J'ai dit de plus, que le cinquième enfant auroit vu le jour, sans section de symphyse, sans opération césarienne, même sans forceps.

Je ne prétends point inculper M. *S....* ; il a cru la section nécessaire ; il se croyoit fondé en raisons, soit ; mais il n'en a point pour rejetter l'utilité du forceps, dans la circonstance que j'ai exposée : la perte des quatre premiers enfans ne peut rien contre mon allégation.

L'expérience

L'expérience ne prouve que trop qu'il périt un très-grand nombre d'enfans tirés par les pieds, même à travers le baffin le mieux conformé.

Je crois avoir démontré, dans un Mémoire que j'ai lu à l'Académie royale de Chirurgie, que la manière de tirer les enfans par les pieds étoit défectueufe ; qu'elle devenoit fouvent meurtrière : j'ai rectifié cette méthode ; je crois avoir étayé ma doctrine de preuves fuffifantes, & j'imagine qu'en s'y conformant, on aura la fatisfaction de conferver une infinité d'enfans, qui périroient par toute autre méthode (1).

La perte des premiers enfans de la femme *Souchot* ne démontre donc point l'étroiteffe affignée du baffin de cette femme, & la profcription abfolue du forceps. Les obfervations fuivantes deffilleront les yeux fur l'objet en queftion.

Le 5 mai 1773, M. *Coutouly* fut mandé (2), pour fecourir une femme contrefaite, enceinte de fon cinquième enfant, à terme & en travail. Des Accoucheurs expérimentés avoient terminé les quatre premiers accouchemens. Le premier enfant avoit été tiré, après fa mort, avec le crochet ; les trois fuivans l'avoient été par les pieds. Tous avoient péri, à raifon de l'étroiteffe du petit diamètre du détroit fupérieur.

______

(1) Je ferai enforte de publier fous peu, ce Mémoire, & plufieurs autres, fur les points les plus importans de l'Art des Accouchemens.

(2) Rue Saint-Sauveur.

P

Le cinquième, tiré par M. *Coutouly*, de la même manière que les trois derniers, subit le même sort. Cet Accoucheur, mandé pour le sixième enfant, ayant examiné soigneusement le bassin, se persuada qu'il pouvoit tirer l'enfant vivant avec le forceps, & il le fit.

En 1776, cette même femme envoya chercher M. *Coutouly*. Les douleurs de l'enfantement étoient accompagnées de circonstances fâcheuses qui font périr beaucoup d'enfans; la tête de celui qui se présentoit étoit au-dessus du détroit supérieur; l'accouchement n'a pu être terminé que le lendemain; il l'a été de la même manière que le précédent, & avec le même succès, *à la grande satisfaction de M. Levret, qui étoit présent, & qui, jusques-là, avoit douté qu'on pût employer utilement le forceps, dans des cas semblables.*

En 1778, la sortie d'un huitième enfant fut annoncée par les douleurs qui ont coutume de la précéder. M. *Coutouly* en fut prévenu: les membranes étoient percées, l'eau écoulée; rien ne le découragea; il manda MM. *Destrémeau*, *l'Hereter*, *Bodin* & moi. Nous reconnûmes, par le moyen de son pelvimètre, que le petit diamètre du détroit supérieur n'avoit que deux pouces dix lignes.

Après nous être convaincus de l'état de la femme, & de celui des parties qui devoient livrer passage à l'enfant, & de sa position, nous fûmes d'avis d'employer le forceps, quoique la tête fût, comme dans les cas cités, au-dessus du détroit supérieur; elle fut saisie par M. *Coutouly*, qui tira l'enfant vivant.

D'un très-grand nombre d'obfervations que j'aurois pu citer, j'ai choifi celles-ci, qui décident le cas en queftion. Les cinq premiers enfans qui ont perdu la vie à l'inftar des quatre premiers de la femme *Souchot*, ont été tirés par les pieds : cette perte, & les difficultés qu'on avoit éprouvées, avoient fait prononcer que l'opération céfarienne étoit inévitable : elle paroiffoit, pour le moins, auffi indiquée dans ce cas, que dans celui de la femme *Souchot*. Les Médecins de la Capitale auroient opiné pour la fection de la fymphyfe. Cependant, les trois derniers enfans trouvent leur falut dans l'ufage du forceps, dans les connoiffances réunies des Accoucheurs, & dans l'habileté de notre Confrère, M. *Coutouly*. Pourquoi, les circonftances étant les mêmes, peut-être plus favorables, le dernier enfant de la femme *Souchot* n'auroit-il pas joui du même avantage ?

Il eft effentiel d'obferver que l'accouchée, qui n'avoit point été fatiguée par l'inftrument, s'eft fi bien portée, qu'elle a, chaque fois, forti de chez elle, le douzième jour de fa couche.

M. *S.......*, page citée, dit qu'à raifon des difficultés que l'on avoit éprouvées pour la fortie du quatrième enfant de la femme *Souchot*, « *Levret* convint alors que cette femme » étoit dans l'impoffibilité phyfique d'accou- » cher naturellement, & qu'elle ne le pourroit » que par l'opération céfarienne ».

Si *Levret* a tenu ce langage, il étoit en contradiction avec fa doctrine, puifqu'il prétend que, quand l'Accoucheur peut introduire la main dans la matrice, & l'en retirer, tenant un des pieds de l'enfant, il n'y a point de néceffité abfolue de pratiquer l'opération céfarienne. On avoit acquis plus d'une preuve de la poffibilité d'aller chercher, dans la matrice, & d'en tirer par les pieds, les enfans de la femme *Souchot :* à la vérité, le précepte de *Levret* eft erroné ; & comme il eft de l'homme de mérite de revenir de fes erreurs, je ne fuis point étonné que ce grand homme n'ayant cru reconnoître que deux pouces & demi d'ouverture au petit diamètre du détroit fupérieur, n'ait vu d'autre moyen de conferver la vie de l'enfant, que l'opération céfarienne. Toute autre, en ce cas, ne peut remplir cet objet.

Mais en accordant que *Levret* eût reconnu une étendue de trois pouces au petit diamètre du détroit fupérieur, & qu'il eût fuppofé qu'une tête de trois pouces & demi fût retenue au-deffus de ce détroit, à l'inftant où quelque accident fâcheux auroit néceffité l'accouchement, il eft certain que *Levret* voulant conferver l'enfant, n'auroit encore pu, d'après fa manière de penfer, admettre d'autre moyen que l'opération céfarienne, puifque, jufqu'en 1776, il n'avoit pas cru poffible d'employer utilement le forceps, dans un cas de cette nature ; & c'eft en 1775, que M. *S....* vouloit qu'il l'admît dans une circonftance femblable. Si ce Médecin eût mieux connu les préceptes de *Levret*, il n'auroit pas été furpris du filence de cet auteur fur l'utilité du forceps, pour faifir une tête au-deffus du détroit fupérieur ;

il ne l'eût pas été de l'énoncé de *Levret* pour l'opération céfarienne ; mais il n'en eût point tiré parti, pour publier que cette opération étoit inévitable, & pour convaincre les gens trop crédules, que la fection de la fymphyfe, fa foi-difant opération, pouvoit la fuppléer; ce qui n'eft pas.

Conclufion à tirer de la fection de la fymphyfe, faite à la femme Souchot.

Je ne m'appefantirai pas davantage fur ce qui concerne la femme *Souchot* ; je dirai feulement que cette femme intrépide, qui a bravé le danger, a été expofée mal-à-propos au péril le plus imminent, même à perdre la vie : je dirai que la publicité inconfidérée que l'on a donnée au fuccès illufoire de l'opération à laquelle on l'a foumife, a déjà fait beaucoup de victimes, ainfi qu'on le verra ci-après.

Le plus grand malheur, peut-être, pour l'humanité, c'eft qu'il foit permis de publier (1), par l'entremife des papiers publics, des nouveautés relatives à l'art de guérir. Si cette marche produit un bien, elle occafionne mille maux. Le feul Charlatan prend ordinairement cette voie. Si, par hafard, l'homme honnête s'en fert, il le fait avec une modération qui met en garde contre l'innovation, & à l'abri de l'erreur, fi c'en eft une.

Le Charlatan, au contraire, ne doutant

______

(1) Avant d'avoir l'attache des gens de l'art.

rien , & s'inquiétant peu du mal que son audace produira , s'applaudit toujours, quand tout a tourné à son profit.

Les Magistrats jetteront sans doute un coup-d'œil sur cet objet important : ces hommes estimables desirent certainement le bien ; mais je sens qu'il leur est impossible de faire tout celui qu'ils respirent.

Je me croirois trop heureux , si je pouvois fixer l'attention du Gouvernement , qui, en supprimant les abus qui se commettent à cet égard , rendroit à l'humanité le service le plus essentiel.

Des sections de symphyses pratiquées sur le cadavre , ou sur le vivant , depuis celle de la femme Souchot.

De toutes les sections de symphyses qui ont été faites après celle de la femme *Souchot*, la suivante paroît avoir fait époque, puisqu'il en est fait mention dans plusieurs Ouvrages.

La nommée *le Bel*, âgée d'environ dix-huit ans, fut conduite à mon amphithéâtre à onze heures du soir : elle étoit enceinte de neuf mois & en travail : elle avoit des convulsions violentes, & ne respiroit qu'avec la plus grande difficulté. Les extrémités étoient froides, le pouls petit & intermittent, le visage décoloré, les yeux enfoncés & presque éteints, & la connoissance imparfaite ; un sang écumeux sortoit de sa bouche & de son nez.

Cet état me fit présumer qu'il y avoit épan-chement dans la poitrine, & prononcer, en préfence de vingt perfonnes, que cette femme avoit peu de temps à vivre : mais on pouvoit fauver l'enfant, & il ne pouvoit l'être que par l'accouchement le plus prompt.

J'avouerai, avec franchife, que j'héfitai, pendant quelques inftans, fur le parti que j'avois à prendre ; je ne voyois que des rifques à courir. Le public s'imagine que l'on fait des épreuves, même fur le vivant, dans les hôpitaux & dans les amphithéâtres ; il juge ordinairement l'homme de l'art, fur l'évenement ; il le préconife, quand il eft couronné du fuccès, n'eût-il rien fait pour y contribuer ; & il le blâme, s'il n'eft point heureux, quoiqu'il fe foit comporté en homme prudent & inftruit.

Pénétré de ces réflexions, je voulois que cette infortunée fût tranfportée à l'Hôtel-Dieu ; mais bientôt, foulant aux pieds toute confidération politique, & n'écoutant que la voix de mon cœur, je me rendis aux vœux d'une mère tendre, qui me conjuroit, les larmes aux yeux, de ne point abandonner fa fille. J'examinai auffi-tôt fi l'accouchement étoit poffible ; mais les bords de l'orifice offroient une réfiftance invincible ; je prefcrivis une faignée du bras, qui fut faite fur le champ (1) ;

______

(1) Quand le péril eft auffi imminent qu'il l'étoit dans ce cas, & que l'impoffibilité de l'accouchement, qui doit être terminé alors fur le champ, ne dépend que de la réfiftance des bords de l'orifice, la faignée, comme le plus prompt des relâchans, ou l'incifion des bords de l'orifice, font les vrais moyens à mettre en ufage.

l'obſtacle fut vaincu, & je terminai l'accouchement avec facilité; mais la malade ſuccomba à une nouvelle convulſion. L'enfant étoit mort bien avant que de naître.

Quoique je fuſſe très-affligé de la perte de cette femme, je ne perdis point de vue le fruit que je devois en tirer pour l'humanité, & pour l'inſtruction de mes élèves.

J'annonçai, en conſéquence, que je pratiquerois la ſection de la ſymphyſe des os pubis ſur ſon cadavre, & que j'en ouvrirois la poitrine. Deux motifs m'animoient, celui de convaincre mes diſciples de l'erreur, ou de la vérité de mon pronoſtic ſur l'épanchement dans la poitrine. S'il étoit faux, ma mépriſe leur devenoit utile, en les rendant plus circonſpects. S'il étoit juſte, il tournoit également à leur profit, puiſque je l'avois aſſis ſur des ſignes, ſur des ſymptomes, dont je leur avois fait part.

Le ſecond motif étoit d'éclairer, par une expérience plus authentique qu'aucune de celles qu'on avoit faites, les perſonnes qui avoient été abuſées ſur les avantages accordés à la ſection de la ſymphyſe. Je ſavois combien on les exagéroit; j'étois convaincu qu'elle ne pouvoit remplir le but qu'on ſe propoſoit. Pour ſervir mes ſemblables, il me reſtoit à rendre publiques les preuves que j'en avois. Je crus donc ne devoir pas me borner à pratiquer cette opération en préſence de mes diſciples, quoique la plupart fuſſent étrangers, & par conſéquent non ſuſpects; je regardai comme néceſſaire, de réunir pluſieurs de mes Confrères, pour qu'ils m'aidaffent de leurs confeils : *qui benè agit, non odit lucem.* Nous fûmes réunis (1) environ fept heures après la mort de la femme *le Bel ;* c'étoit, pour ainfi dire, prendre la nature fur le fait.

Après les précautions convenables pour conftater fa mort, & pour reftituer aux articulations la foupleffe dont elles jouiffent pendant la vie, le cadavre fut fitué fur un plan incliné ; alors j'incifai les parties contenantes, un peu au-deffus de la fymphyfe ; je dirigeai obliquement l'incifion de gauche à droite, en côtoyant la branche du pubis droit.

La fymphyfe mife à découvert, j'en fis la fection, felon la direction de la plaie des parties molles : cette fection faite, les os pubis s'écartèrent de fept lignes & demie fupérieurement, & d'environ fept inférieurement. Nous éloignâmes alors fortement les cuiffes, & l'écartement eut treize lignes de plus. Les cuiffes rapprochées, le cadavre fut laiffé en lieu de fûreté.

Le lendemain nous procédâmes aux recherches fuivantes, & nous remarquâmes :

1°. Une incifion longitudinale & oblique, qui s'étendoit de la partie moyenne fupérieure des mufcles pyramidaux à la partie moyenne inférieure & latérale de la petite lèvre droite ;

2°. La commiffure fupérieure des grandes lèvres non divifée ;

---

(1) Nous étions au moins trente Chirurgiens ou Médecins étrangers, ou régnicoles, entre autres un Médecin de la Faculté.

3°. Quatre pouces de l'angle supérieur de la plaie à l'inférieur ;

4°. Quinze lignes d'étendue de la tubérosité des os pubis à l'angle supérieur de la plaie ;

5°. Les muscles pyramidaux en partie séparés ;

6°. La branche droite du clitoris, le muscle ischio-caverneux droit, coupés ;

7°. Le clitoris, le canal de l'urètre, la vessie & le vagin intacts ;

8°. La substance qui unissoit les os pubis avoit, dans sa partie moyenne, quatre lignes d'épaisseur ; la section qui en avoit été faite, s'étendoit obliquement de gauche à droite. Cette obliquité, dont personne n'a parlé, me paroît nécessaire, parce que l'instrument glissant dans le tissu cellulaire, entre la branche du pubis & la grande lèvre, ne peut intéresser le vagin, ni diviser la commissure supérieure des grandes lèvres ; ce qu'on évitera rarement par l'incision verticale à la symphyse.

Une précaution essentielle que nous avons conseillée alors, & qu'aucun de ceux qui avoient fait la section de la symphyse n'avoit prise, c'est de vuider la vessie, & d'y laisser l'algalie pendant qu'on opère ; par cette précaution, elle ne seroit probablement jamais lésée.

Examen du bassin.

Le bassin, dans l'état naturel, avoit, de la symphyse à la saillie du sacrum, quatre pouces deux lignes, ci . . . . 4 pouc. 2 lig.

D'une partie latérale du détroit supérieur à l'autre . . . . 4 p. 7 l. ¾

Examen du baffin, les os pubis écartés de deux pouces.

Les mufcles pfoas & iliaques enlevés, le baffin avoit, du pubis droit à la faillie du facrum. . . . . 4 pouc. $\frac{1}{2}$

Du pubis gauche à ladite faillie. 4 p. 7 lig.

D'une partie latérale du baffin à l'autre, ... 5 p. $\frac{1}{2}$.

La partie moyenne & fupérieure de la fymphyfe facro - iliaque gauche étoit écartée de . . . . 2 lig. $\frac{3}{4}$.

Vis-à-vis du détroit fupérieur. . 3 lig. $\frac{1}{2}$.

Les ligamens de cette fymphyfe feulement diftendus fupérieurement & antérieurement, déchirés inférieurement.

Ceux de la fymphyfe facro-iliaque droite moins diftendus & non déchirés, la fymphyfe moins écartée que fa congénère.

Dans les efforts qu'on a faits pour écarter les pubis au-delà de deux pouces, l'angle fupérieur de la plaie étoit très-diftendu.

Examen du baffin, les os pubis écartés de deux pouces & demi.

Du pubis droit à la faillie du facrum. . . . . 4 p. 7 lig.

Du pubis gauche à ladite faillie. 4 p. 9 lig. $\frac{1}{2}$.

D'une partie latérale du détroit fupérieur à l'autre. . . . . 5 p. 10 lig. $\frac{1}{2}$.

La fymphyfe facro - iliaque gauche étoit écartée de . . . . 5 lig.

Les parties qui la revêtoient, déchirées.

Les ligamens de la fymphyfe facro-iliaque

droite étoient près de se rompre ; le périoste détaché permettoit d'introduire dessous, avec facilité, l'extrémité du manche d'un scalpel.

Les efforts qui ont été faits sur le bassin, l'ont été de dedans en dehors, pour imiter ceux de la tête de l'enfant dans sa progression.

Examen du bassin, les os pubis écartés de trois pouces.

A peine a-t-on eu porté l'écartement des os pubis à trois pouces, que toutes les parties susceptibles de prêter ont été déchirées.

L'écartement de la symphyse sacro-iliaque gauche étoit tel, que l'on y introduisoit le doigt index avec la plus grande facilité.

Gain obtenu par la section, les os pubis écartés de deux pouces.

Du pubis droit à la saillie du sacrum.   4 lig.
Du pubis gauche à ladite saillie . . 5 lig.
D'une partie latérale du détroit supérieur à l'autre. . . . . 10 lig.$\frac{1}{4}$.

Gain à deux pouces & demi d'écartement.

Du pubis droit à la saillie . . . 5 lig.
Du pubis gauche à la saillie. . . 7 lig.$\frac{1}{2}$.
D'une partie latérale du détroit supérieur à l'autre. . . . . 1 p. 3 lig.$\frac{1}{4}$.

Gain à trois pouces d'écartement.

Rien de plus qu'à deux pouces & demi.

Convaincu des réfulats de la fection de la fymphyfe, je procédai à l'ouverture de la poitrine, dans laquelle étoit épanchée beaucoup d'eau fanguinolente, ainfi que je l'avois dit avant la mort.

J'ai dépofé dans le fein de l'Académie royale de Chirurgie tout ce qui vient d'être lu; j'ai même eu la fatisfaction de lui communiquer le premier, mon opinion fur cette opération, que j'avois méditée il y avoit plus de huit ans. J'ai rappellé à cette Compagnie favante, les idées des Anciens qui y avoient été relatives, & qui convainquent que nos aïeux l'avoient connue & jugée, comme on la juge aujourd'hui, dangereufe & incapable de fuppléer à l'opération céfarienne.

On trouve l'extrait du détail de l'opération faite à la femme *le Bel*, dans une brochure de M. *Alp. Leroy.* Il femble ne l'y avoir inféré que pour le défigurer, & fufciter une réponfe que chacun a dédaigné de faire. Il dit « qu'un » grand nombre de fpectateurs furent convo- » qués, parce qu'on crut fa défaite certaine ». En honneur, perfonne n'a penfé à lui.

Eu égard à l'écartement de trois pouces, auquel nous avons porté la diftance des os pubis, qui a occafionné les plus grands dé- fordres, il s'écrie : « de cet inftant on ne me » contefta plus ma découverte fur l'écarte- » ment ». Hélas! nous n'étions pas affez mal- adroits pour envier une bévue préjudiciable à l'humanité.

Je ne releverai point toutes les infidélités répandues dans la brochure de ce Médecin;

il me faudroit un temps que je puis, que je dois employer mieux.

Pour être frappé des contradictions qui y font répandues, il suffit de la lire; mais je ne le conseille qu'à celui qui a du temps à perdre.

Depuis la section faite à la femme *Lebel*, je l'ai pratiquée fur plufieurs cadavres, & j'ai toujours obtenu les mêmes réfultats.

Je dois faire obferver, 1°. que les fections de symphyfe que j'ai faites, l'ont été fur des baffins bien conformés, fur lefquels on obtient un gain qu'on n'auroit certainement pas fur celui qui feroit vicié, vu que dans les premiers, le facrum ne rentre jamais autant, ni auffi promptement que dans le dernier.

2°. Qu'au-delà de deux pouces d'écartement, le gain qu'on obtient pour le petit diamètre du détroit fupérieur, prefque le feul qui en ait befoin, fe réduit à-peu-près à zéro, puifqu'à deux pouces & demi, il n'y a qu'une ligne de plus, & à trois pouces, rien, fi ce n'eft des défordres affreux, qui doivent enlever la plupart des femmes foumifes à un écartement auffi téméraire.

Deuxième fection de la symphyfe, pratiquée à la femme d'un Tourneur, par M. S....

Ne devrois-je point taire l'opération dont il s'agit ? N'étonnera-t-elle point l'humanité entière ? Expofer à une opération dangereufe la mère, pour tirer de fon fein un enfant mort, près d'en fortir, n'eft-ce pas fe rendre coupable envers fes femblables ? N'eft-ce pas femer fur leurs pas, des maux qu'ils n'euffent dû jamais connoître : tel eft le fait dont je fuis forcé de rendre compte.

La femme d'un Tourneur étoit dans les douleurs de l'enfantement (1). Une Sage-femme tira l'enfant par les pieds ; elle ne put amener la tête. M. *S....* fut mandé. Trop confiant de fa prétendue decouverte, il ne vit que ce moyen à mettre en ufage. Il incifa donc la fymphyfe, & fit l'extraction de la tête. Tandis que les affiftans chantoient fes louanges, l'homme inftruit déploroit le fort de l'opérée. L'Accoucheur ne pouvoit fe diffimuler qu'il y avoit deux reffources bien différentes de celle qu'on avoit employée. On pouvoit, en effet, attendre avec patience, que la tête changeât de pofition, ou que, foumife à l'action de la matrice, elle fût infenfiblement moulée à l'efpace qu'elle avoit à parcourir ; ce qui s'obtient ordinairement en peu de temps, & la fortie fpontanée de cette partie a lieu, ou l'extraction en eft facile ; fi les chofes ne fe paffent point ainfi, il fuffit de vuider le crâne (2), & la tête eft bientôt chaffée, ou tirée dehors ; quelquefois il fuffit de lubréfier, de relâcher les parties que la tête doit traverfer, pour obtenir ces avantages. Je pourrois citer nombre d'exemples de ce que j'avance. Plufieurs de mes Confrères en ont été témoins.

Quoi qu'il en foit, le vrai praticien fera

---

(1) Quartier Saint-Médéric.
(2) Il eft queftion ici de l'enfant mort.

convaincu que la section de la symphyse étoit
très-inutile dans ce cas-ci, & que la femme
en question a été la victime de l'enthousiasme.

Troisième opération faite par le même.

M. *S*.... consulté par la nommée (1), sur le
parti à prendre pour terminer son accouchement, décida que le seul étoit la section de
la symphyse des os pubis. Il fondoit son opinion sur ce que cette femme avoit eu deux
enfans qui avoient péri, en les tirant par les
pieds. Mais, chacun sait qu'à moins que cette
espèce d'accouchement ne soit terminé par une
main habile, la plupart des enfans périssent (2).

Cette infortunée se rendit aux vœux de
M. *S*...... Elle alla fréquemment chez lui, &
exécuta, avec exactitude, ce qu'il lui pres-
crivit.

La grossesse parvint au terme ordinaire ; le
travail se décida ; M. *S*... fut mandé ; plusieurs
Médecins & un Chirurgien l'accompagnèrent.
Tout étant disposé pour l'accouchement, M.
S.... fut chercher les pieds de l'enfant, il en
tira le corps ; mais la tête ne suivit point.
Jusques-là ce Médecin ne s'étoit point occupé
des dimensions du bassin ; il avoit cependant
eu près de neuf mois pour y penser ; le danger
seul l'avertit qu'il en est temps. Il porte la

---

(1) Rue Mouffetard.
(2) Les deux accouchemens avoient été terminés
par une Sage-femme.

main

main dans l'excavation ; il prononce que la rentrée de la faillie du facrum étrecit le détroit fupérieur. Il engage alors le Chirurgien à s'en affurer : celui-ci connoiffoit trop le péril auquel étoit expofé l'enfant, pour perdre, à un pareil examen, des inftans qui ne devoient être employés qu'à la terminaifon la plus prompte de l'accouchement : il la confeilla. M. *S......* ne perdant point de vue fon objet, ne fongea qu'à divifer la fymphyfe. Que de moyens plus doux auroient pu fuffire pour la fortie de la partie retenue ! On les néglige ; la fection de la fymphyfe eft faite, & la tête tirée ; mais l'enfant perd la vie.

On remarquoit à fa tête, trois incifions profondes ; qui ne pouvoient avoir lieu fans la léfion de la matrice, ou celle du vagin : de la matrice, fi, comme l'a avancé M. *S...* l'obftacle dépendoit de la rentrée de la faillie du facrum ; puifqu'alors la tête devoit être retenue au-deffus de cette faillie, & conféquemment enveloppée de la matrice qui a dû être incifée trois fois, pour que la tête le fût autant de fois : du vagin, fi cette partie feule entouroit la tête déjà parvenue dans l'excavation (1).

Je m'abftiens de toute réflexion ; mais je ne puis taire que la femme dont il eft queftion, & que j'ai vifitée depuis, eft d'une riche ftature, & qu'elle n'eft, ni n'a jamais été contrefaite.

-----

(1) Je tiens ce détail de quelqu'un qui étoit préfent à l'opération.

Q

Quatrième operation, par le même.

L'hiſtoire de la nommée *Navet* (1) eſt ſin-
gulière. M. *S*.... penſa que la grande difformité
de cette femme étoit propre à mettre le comble
au crédit de la ſection de la ſymphyſe. Il fut
mandé dès les premières douleurs de l'enfantement. Pluſieurs perſonnes l'accompagnoient,
entre autres M. *Goubelly*. L'opération fut décidée & pratiquée à ſept heures du matin.
M. *S*...... frappé de la mort récente des deux
enfans qui font le ſujet des obſervations ci-
deſſus ; & l'attribuant, fans doute, à la manière dont ils avoient été tirés, confie la ſortie
de celui-ci à la ſeule action de la matrice ; mais
la tête reſte immobile au - deſſus du détroit
ſupérieur. Les Conſultans étonnés, cherchent
un moyen de terminer l'accouchement. M. *G*...
homme plein de ſagacité, croyant pouvoir
ſuppléer la matrice, & en imiter la fonction
trop tardive, s'aſſocie un aide vigoureux, avec
lequel il devoit chaſſer l'enfant. Il étoit néceſ-
ſaire de bien s'entendre, afin d'agir de concert. L'ingénieux *G*.... invente auſſi-tôt un mot
du guet : *à l'ordre*, eſt le mot. Trop ſouvent,
fans doute, il étoit répété : de preſſer alors
l'abdomen fortement, les deux hommes matrices ſe hâtoient. Pour prix de ces preſſions
continuées durant quinze heures, ſortit un
cadavre. L'infortunée & trop confiante *Navet*,

---

(1) Demeurant Cimetière S. Jean , chez un Boiſſelier.

après avoir horriblement fouffert de l'opération & des procédés extravagans qui l'ont
fuivie, a été très-long-temps & fi griévement
malade, qu'on a défefpéré de fa vie plufieurs
fois ; qu'elle n'a forti de fon lit qu'au bout de
trois mois , & à l'aide de béquilles. Mais ,
qui le croira? cette femme a eu depuis, fpontanément, trois enfans vivans & à terme : à
la vérité, ils ont peu vécu (1).

Je laiffe au lecteur, le foin d'apprécier le
fait, & de juger.

Cinquième fection de la fymphyfe, faite à la Dame
Blandin , *par M.* Sigault.

La Dame *Blandin* (2) avoit eu deux enfans
morts : elle en defiroit ardemment un vivant.
Elle devint enceinte. La fection de la fymphyfe étoit alors en vogue. Les Journaux re-
tentiffoient de fes avantages ; ils l'annonçoient
comme *facile , douce , point douloureufe , & pouvant fuppléer l'opération céfarienne.* Le public
confiant croyoit à ces fables. La femme *Blandin* (3) manda donc M. *S.....* qui lui promit un
enfant vivant. D'après cette promeffe flatteufe ,
elle fe livra aveuglément aux foins de ce Médecin. Le moment de l'accouchement arrivé ,
M. *S....* fit la fection de la fymphyfe, qui dura

---

(1) Je tiens ceci d'elle & de la Sage-femme qui l'a
accouchée.
(2) Tabletière , rue de la Poterie.
(3) Le 24 août 1778.

près d'une heure : elle fut si pénible & si dou‑
loureufe, que deux perfonnes qui étoient pré‑
fentes furent forcées de fortir, ne pouvant
tenir aux cris perçans de l'opérée ; l'enfant,
qui avoit donné des fignes certains de vie,
lorfqu'on l'avoit faifi, fut tiré mort, & la
mère, qui eut une maladie longue, fut à toute
extrémité ; mais elle guérit.

Quelque temps après, étant devenue en‑
ceinte, elle manda M. *S*...... (1), qui promit
de l'accoucher, à condition qu'elle fe fou‑
mettroit à la fection de la fymphyfe, protef‑
tant que c'étoit le feul moyen de conferver
la vie à l'enfant ; parce qu'elle feule pouvoit
augmenter l'ouverture du baffin, qu'il difoit
être auffi étroite que *le goulot d'une bouteille* : il
s'efforça de le prouver, par toutes les démonf‑
trations qui lui vinrent à l'efprit : il ne put
convaincre, ni la femme, ni le mari, qui fe
rappelloient trop le paffé. Choqué de ce défaut
de confiance, il dit, *que puifqu'on ne vouloit*
pas qu'il pratiquât fon opération, il alloit fe
retirer ; que par tout autre moyen on tueroit im‑
manquablement l'enfant.

Madame *Belami*, Maîtreffe Sage-femme, fut
mandée. Elle examina la femme *Blandin*,
annonça qu'elle étoit en travail, & que l'en‑
fant préfentoit la tête ; il étoit alors une heure
après‑midi : les membranes n'étoient point
rompues : les douleurs légères & éloignées
devinrent plus fortes vers les fix heures : à

---

(1) Le 7 octobre 1779.

huit, les membranes fe rompirent fpontané-ment; la tête alors s'avança, & l'accouche-ment fut terminé à onze heures. L'enfant étoit vivant, & plus volumineux qu'un nouveau-né bien conftitué, avec lequel il fut comparé le lendemain (1).

Nous ne reprocherons point à M. *S.....* fa méprife fur les dimenfions du baffin; il faut, pour les apprécier, beaucoup d'expérience & d'habitude; mais on ne peut lui paffer d'avoir fait plufieurs fections de fymphyfe, fans avoir pris les précautions néceffaires, ni les avis de perfonnes éclairées, que tout homme dé-licat prend en pareille circonftance.

Section de la fymphyfe des os pubis faite à la femme Vefpres. *Expofé de l'état de cette femme avant l'opération.*

La femme *Vefpres* n'avoit que deux pieds & demi de hauteur; fes extrémités étoient très-contrefaites; elle n'avoit jamais marché qu'avec des béquilles : cependant, elle avoit joui d'une très - bonne fanté durant fa grof-feffe. Le 14 novembre, veille de l'opération elle fortit dans la matinée; peu de temps après qu'elle fut rentrée, elle reffentit les premières douleurs de l'enfantement; elles furent fi lé-gères, qu'elles ne l'empêchèrent point de s'oc-cuper dans l'intérieur de fa maifon, & de s'égayer avec fes voifines. Sur les onze heures

---

(1) *Voyez* la Brochure qu'en a fait imprimer Mme *Belami.*

du soir, les douleurs étant devenues plus fortes, M. *Sigault* fut mandé : il vint à minuit ; il convoqua MM. *Deseffarts*, *Descemet*, *Grandlas* & *Thouret*, Médecins. La mère de la malade exigea qu'il y eût des Accoucheurs, & nous manda, M. *Coutouly* & moi. Lorsque nous fûmes tous réunis, nous procédâmes à l'examen du bassin de la femme *Vespres*, & il fut arrêté qu'il paroissoit avoir deux pouces & demi de la symphyse des os pubis à la saillie du sacrum.

Nous délibérâmes ensuite sur le parti à prendre, pour terminer l'accouchement, sans exposer la vie de la mère, ni celle de l'enfant.

M. *Coutouly* & moi, nous prononçâmes que l'opération césarienne pouvoit seule remplir cet objet ; que tout autre compromettroit la vie de l'enfant.

MM. les Médecins préférèrent la section de la symphyse des os pubis.

Nous protestâmes en vain, & de vive voix, & par écrit (1), contre cette opération ; elle fut décidée & pratiquée.

La symphyse divisée, les os pubis s'écartèrent l'un de l'autre d'un pouce cinq lignes ; aussi-tôt M. *S....* qui venoit d'opérer, porta la main dans le vagin, rompit les membranes, & fut chercher les pieds de l'enfant ; il en tira un hors de la vulve : ses mouvemens très-distincts annonçoient la vigueur de cet enfant.

---

(1) *Voyez* les procès-verbaux insérés dans ma brochure, où l'histoire de la femme *Vespres* est traitée fort au long.

M. S.... éprouva de grandes difficultés, & fit les plus violens efforts pour l'extraction du tronc & de la tête. Enfin, il termina l'accouchement ; mais l'enfant avoit déjà perdu la vie.

MM. les Médecins consternés de cette perte, & désespérés de n'avoir pas suivi notre avis, nous engageoient à certifier que l'enfant avoit survécu à son extraction. Nous ne crûmes point devoir, dans la situation où ils étoient, leur tenir rigueur ; & par déférence (1), nous signâmes *que l'enfant avoit donné quelques signes de vie, qui ne s'étoient pas soutenus long-temps.* Cette condescendance ne préjudicioit à personne, & obligeoit nos co-consultans. Le reproche qu'ils ont à se faire, c'est d'avoir décidé en maîtres sur une matière qu'ils ne connoissoient point (2). *Felices essent artes, si de illis soli actifices judicarent.*

Pendant l'opération, la femme *Vespres* n'a cessé de s'écrier : *vous me tuez, finissez, aussi-bien je me meurs.* Enfin, ne pouvant résister à l'atrocité des douleurs, elle tomba dans une syncope qui fit craindre pour sa vie, & qui persista pendant & long-temps après l'opération ; que l'on juge aujourd'hui l'assertion de MM. *Sigault* & *Alp. Leroy,* qui donnent au public cette opération comme *simple & point douloureuse.*

---

(1) Ce n'est ici ni excuse, ni faux-fuyant ; c'est la vérité.

(2) Un troisième procès-verbal atteste ce que j'avance : tous les trois sont signés des Médecins & des Chirurgiens.

L'opérée revint à elle à force de foins ; mais, hélas ! accablée fous le poids des accidens les plus graves, & en proie aux douleurs les plus aiguës, elle fuccomba le fixième jour.

La ftature & la corpulence de l'enfant ne permettoient pas de douter qu'il eût été très-fort & très-vigoureux.

Si l'on defire de plus grands éclairciffemens fur l'opération pratiquée à la femme *Vefpres*, on confultera la brochure que j'ai publiée à ce fujet, où l'on trouvera une analyfe de celle de M. *Sigault.*

Procès - verbal de l'ouverture du cadavre, & réflexions fur fa teneur.

« A la première infpeſtion, les bords de la
» plaie étoient écartés d'un pouce l'un de
» l'autre ; elle étoit de figure ovale, & avoit
» deux pouces dans fon grand diamètre.

» L'écartement des pubis étoit d'un pouce ;
» le pubis droit étoit faillant ; le gauche paroif-
» foit rentré en arrière : fuite de l'obliquité
» caufée par la mauvaife conformation de tout
» le baffin.

» La plaie étoit livide & blafarde inférieure-
» ment, fupérieurement elle avoit confervé
» fa couleur naturelle.

» La partie de la veffie qui fe préfentoit à
» l'angle fupérieur de la plaie, étoit blanche,
» ridée dans fon milieu, fans léfion à l'exté-
» rieur.

» Avant de procéder à l'ouverture de l'ab-
» domen, le baffin a été refferré au moyen

» d'une ſangle portée ſur toute ſa circonfé-
» rence, & arrêtée ſur l'endroit de la ſection
» même.

» Le cadavre ayant été retourné, on a
» trouvé la fourchette déchirée ; déchirement
» qui ſe propageoit juſqu'à trois lignes de la
» marge de l'anus, l'intérieur de la fourchette
» gangréné de la profondeur d'un pouce, &
» le reſte d'une couleur livide ; la marge de
» la lèvre gauche, d'un rouge vif, la droite
» noire en totalité.

» Le bas-ventre ouvert, l'arc du colon a
» paru très-diſtendu, l'épiploon dépourvu de
» graiſſe, les inteſtins grêles dans l'état na-
» turel.

» Tous les autres viſcères dans l'état ordi-
» naire ; la partie poſtérieure du péritoine
» dans l'étendue des trois dernières vertèbres
» lombaires, & ſuivant la deſcente du rectum,
» de couleur livide.

» La matrice avoit quatre pouces trois lignes
» dans ſon plus grand diamètre ; elle étoit de
» couleur blanche antérieurement & poſtérieu-
» rement ; le bord latéral externe de ſon fond
» un peu phlogoſé : la face poſtérieure, à ſes
» parties latérales droite & gauche, verdâtre ;
» les ovaires dans l'état naturel ; les ligamens
» larges, les trompes, verdâtres, d'un rouge
» brun, du côté droit.

» Un foyer de pus, de couleur gris foncé,
» dans la foſſe iliaque gauche, dont on ſuivra
» ci-après l'étendue.

» La partie latérale gauche & la moitié de
» la veſſie, étoient altérées & verdâtres ; le

» col de ce viscère, le méat urinaire & son
» corps, ont été démontrés intacts par l'in-
» sufflation.

» Le corps de la matrice très-sain, sa mem-
» brane interne molle se déchirant aisément,
» couverte d'un enduit sanguinolent, spécia-
» lement dans l'endroit de l'adhérence du pla-
» centa; on a observé une destruction évidente
» de sa substance dans la partie latérale gauche
» & inférieure, qui descendoit jusques au col
» de la matrice; & le stilet introduit, a dé-
» montré une communication avec le foyer
» dont nous avons parlé ci-dessus, lequel foyer
» poursuivi, s'étendoit jusqu'au haut du rein,
» du côté droit de la matrice, le long du
» muscle psoas, une échimose considérable
» descendant jusques dans la fosse iliaque.

» Le vagin étoit gangréné, & plus en mor-
» tification que toute autre partie, de manière
» cependant que sa partie antérieure étoit un
» peu moins affectée que la postérieure.

» L'intervalle réel de la symphyse à l'os
» sacrum, ou diamètre antéro-postérieur (1)
» du détroit supérieur, le cadavre non dissé-
» qué, s'est trouvé d'un pouce dix lignes.

» Les parties molles enlevées, le diamètre
» de l'os sacrum à la symphyse s'est trouvé
» d'un pouce onze lignes & demie.

» Le diamètre transversal, les os à nud, a
» été trouvé de quatre pouces quatre lignes.

» *Nota*, que la cavité cotyloïde gauche

____

(1) C'est la dénomination qui a été donnée.

» formoit une éminence en dedans du baffin,
» qui ne laiffoit d'intervalle entre elle & la
» partie moyenne du facrum, qu'un pouce.
» La corde tirée de cette protubérance à l'ex-
» trémité droite du diamètre tranfverfal, étoit
» de trois pouces fept lignes.

» La fymphyfe poftérieure droite, recou-
» verte de fon périofte, intacte ; celui-ci déta-
» ché de la furface d'environ fept lignes ; les
» deux os défunis dans la partie antérieure,
» d'environ une ligne.

» La fymphyfe poftérieure gauche un peu
» mobile, le périofte entier & point dé-
» taché.

» L'angle des pubis, partie inférieure, de
» quatre-vingt-quatre degrés.

» Deux pouces fept lignes entre les deux
» tubérofités des ifchions, les pubis rappro-
» chés.

» La diftance de la fymphyfe facro-cocci-
» gienne à la fymphyfe des pubis, de trois
» pouces neuf lignes.

» A un pouce & demi d'écartement des os
» pubis, on a eu, depuis la partie antérieure
» & moyenne de la bafe du facrum jufqu'au
» pubis droit, deux pouces trois lignes, &
» jufqu'au pubis gauche, un pouce onze lignes.
» Signés, *De l'Epine, Defeffarts, Doyen,*
» *Defcemet, Sallin, Goubelly, Thouret, Alphonfe-*
» *Leroy, Sigault, Laffus, Dubertrand, Perrhylle,*
» *Coutouly, Pelletan, Default, Lhéritier, Bodin,*
» *Lauverjat* ».

Section de la symphyse. Hémorragie mortelle.

M. *F....* a eu la douleur de voir périr d'hémorragie, sous l'instrument, la femme qu'il a opérée à Naples. Je tiens ce fait de deux Italiens, qui m'ont assuré avoir lu la lettre qu'a écrite à ce sujet M. *F....* à M.... à Paris.

Hémorragie dangereuse.

M. *Bonnard*, Chirurgien à Hesdin, évalue à trois palettes, le sang qui s'est écoulé de deux branches artérielles ouvertes, & qui sont inévitables ; il n'a cependant incisé que les tégumens. Que seroit-ce, s'il eût complété l'opération ? Le coopérateur de M. *S......* dit : « après la section, il y a une hémorragie ar- » térielle ». Quelque petite qu'elle soit, doit-on en être spectateur tranquille ? J'ai vu, dans un cas semblable, une artère fournir beaucoup de sang. Pendant qu'on faisoit la section de la symphyse, à l'Hôtel-Dieu de L..., le sang a tellement donné, qu'on a été forcé de faire la ligature des artères qui le fournissoient.

Quelques personnes de l'art m'objecteront, peut-être, que l'inspection anatomique ne nous offre pas un assez grand nombre, & d'assez grosses artères dans le trajet des parties qu'on doit inciser, pour que les femmes puissent périr d'hémorragie.

Je réponds que les artères vuides ou pleines ne présentant, après la mort, que des tableaux imparfaits de ce qu'elles sont pendant la vie, foit parce qu'une affez grande partie échappera à l'injection le mieux faite, foit parce que la matière injectée ne leur rendra point le diamètre qu'elles avoient pendant la vie : d'ailleurs, la fection fera toujours faite dans un temps où le fang, circulant avec rapidité, s'écoulera plus abondamment en un quart-d'heure, qu'il ne feroit peut-être en trois, dans un inftant de calme ; c'eft ce qu'a remarqué très-judicieufement M. *Bonnard.*

Plufieurs femmes marcheront avec peine, peut-être refteront-elles boîteufes, après la fection de la fymphyfe.

Je fuppofe ici un écartement de deux pouces & demi des os pubis ; ce que MM. *Sigault* & *Leroy* ne peuvent me refufer, puifqu'ils le croient néceffaire pour obtenir l'augmentation dont on a befoin pour la fortie d'un enfant à travers un baffin étroit ; ils ont même porté cette néceffité plus loin.

Je donnerai, pour première preuve, le réfultat des expériences que j'ai faites publiquement, configné dans cet ouvrage : ne pouvant être fufpectées, elles ont été tronquées par des perfonnes qui ne fe font point piquées d'exactitude. Quelques obfervations établiront une feconde preuve.

Première Obfervation.

La Dame *Favier* éprouva les douleurs de l'enfantement le 26 feptembre 1777. J'examinai fon état, & je prononçai que l'accouchement feroit prochain ; il fut en effet terminé en trois

heures, par les feuls efforts de la matrice :
quoiqu'ils fuffent des plus violens, la tête,
plus portée antérieurement que poftérieurement, mit prefque tout ce temps à traverfer
le détroit fupérieur ; & à l'inftant où elle s'en
échappa, la Dame *Favier s'écria qu'elle avoit
fenti un craquement, & qu'elle étoit écartée*. Bientôt
après l'enfant vit la lumière ; le délivre vint
aifément. L'accouchée mife dans fon lit, ne
ceffa de fe plaindre des vives douleurs qu'elle
reffentoit dans toute la circonférence du baffin,
& dans les cuiffes ; ce qu'elle attribua à la
violence de celles qu'elle venoit d'éprouver :
mais elle fut bientôt défabufée ; car, s'étant
mife fur fes genoux, pour uriner, elle ne put
s'y foutenir : informé de cette circonftance,
ainfi que du mouvement & de la douleur extrême qu'elle reffentoit à la fymphyfe des os
pubis, je lui prefcrivis tout ce qui convenoit
pour calmer le premier accident, & pour affu-
jettir les os du baffin, qui avoient fouffert un
écartement dans lequel j'introduifois aifément
le petit doigt fur fon champ, à la partie inférieure de la fymphyfe ; la fupérieure étoit
dans l'état naturel. La douleur fut calmée en
peu de jours ; mais ce ne fut que pour faire
diftinguer à la malade celles qu'elle avoit aux
fymphyfes facro-iliaques ; ces douleurs fe
propageoient le long du trajet du nerf fciatique.
La malade garda, pendant douze jours, le
repos le plus exaĉt ; à cette époque, elle eut
l'imprudence de fe lever ; mais elle ne put faire
quatre à cinq pas qu'en fe foutenant fur tout
ce qui fe trouvoit à fon paffage, & qu'en

boîtant des deux côtés. Elle paya cher cette imprudence ; car elle fut forcée de garder le lit environ un mois. Le 26 octobre, à l'aide d'un bras, elle fut à l'églife, près de chez elle, n'en revint qu'avec la plus grande difficulté, & en fut fi fatiguée, qu'elle fut forcée de fe mettre au lit, pour y prendre quelque repos. Peu d'heures après, elle voulut aller à vingt-cinq pas de fon logis, il lui fut impoffible, quoiqu'elle fût bien foutenue. Je la vis au bout de quelques jours ; c'étoit fa cinquième femaine de couche ; elle reffentoit encore des douleurs aux fymphyfes facro-iliaques, & fa marche étoit incertaine ; ce qui a eu lieu plus de deux mois, à dater du jour de l'accouchement.

Seconde Obfervation.

Une dame de la rue de Sartine eut une pre-mière groffeffe des plus pénibles ; pendant deux mois elle eut des convulfions très-violentes & prefque continuelles. Je lui adminiftrai les fecours convenables ; la groffeffe parvint à fon terme, & cette dame accoucha heureufement. Les mêmes accidens accompagnèrent une feconde groffeffe ; des douleurs très-violentes dans la matrice & dans les fymphyfes du baffin, la rendoient des plus pénibles. Les pré-cautions que je pris dès le commencement, diminuèrent les convulfions, & en éloignèrent les accès. Deux mois avant d'accoucher, les douleurs devinrent fi gênantes, & les os du baffin fi peu affujettis entre eux, qu'elle ne pouvoit marcher que très-courbée en devant,

se soutenant d'une main sur ses meubles, &
de l'autre, à l'aide d'une canne, ou d'un bras.
Elle est accouchée heureusement à terme, en
deux heures un quart, par les seuls efforts de
la matrice. Durant quelque temps, elle n'a pu
se soutenir sur ses jambes, ni sur ses genoux.
Quelques mois après, elle ne marchoit encore
que très-difficilement, quoiqu'on eût mis en
usage tous les moyens convenables (1).

La première observation prouve que le
moindre écartement des os pubis occasionne
celui des symphyses sacro-iliaques, & qu'alors,
quoiqu'il n'y ait ni désunion, ni rupture des
ligamens qui contiennent les os du bassin,
cependant les femmes éprouvent les douleurs
les plus violentes dans toutes les symphyses,
une impossibilité à se soutenir après l'accouchement, & durant long-temps une très-grande
difficulté à marcher.

Par la seconde, on voit que le seul gon-
flement & l'amollissement des substances qui
unissent les os du bassin, peuvent occasionner
assez de mobilité, pour rendre la marche pénible, soit pendant la grossesse, soit après
l'accouchement, quoique l'éloignement des
parties osseuses ne se soit opéré que par une
gradation insensible. Que doit-il s'ensuivre,
lorsque l'écartement des pubis est considérable, & produit par une cause violente ? Que
doit-on conclure, quand les accidens annexés

____

(1) M. Deschamps, Chirurgien en chef de l'Hôpital
de la Charité, a traité cette Dame.

à un pareil écartement ne le fuivent pas de près ? Que l'écartement n'a pas eu lieu, ou qu'il n'a pas été tel qu'on l'a avancé. C'eft ce qu'on peut affurer de prefque toutes les fections de fymphyfes qui ont été, ou que l'on dit avoir été faites, fans qu'elles aient été fuivies des accidens cités.

Je crois devoir prévenir le jeune praticien d'être fur fes gardes, lorfque pareil accident arrivera aux perfonnes qu'il accouchera, parce qu'il peut porter le plus grand préjudice à fa réputation. La Dame *Martel*, dont il eft queftion dans les deux dernières obfervations, & à qui j'ai confervé la vie deux fois, a été affez injufte pour m'accufer d'être caufe de l'accident mentionné, qui exiftoit, comme on l'a vu, plus de deux mois avant fon accouchement. Le public ignorant veut des fuccès, & nous rend prefque toujours refponfables des accidens qui n'ont pu même être prévus. L'homme de l'art affronte le danger, & quoiqu'il n'attende, le plus fouvent, qu'une vile ingratitude pour prix de fes foins, il traite avec humanité, il guérit, s'il le peut, l'ingrat qui s'efforce de le détruire.

Claudication, écoulement involontaire de l'urine, état affreux de l'opérée, à la fuite de la fection de la fymphyfe.

Une femme, qui avoit été opérée à Br. vint confulter un Chirurgien, digne de foi, & de qui je tiens le fait. Cette femme avoit les os du baffin vacillans, & fi peu de ftabilité

R

fur fes jambes, qu'elle ne pouvoit marcher qu'à l'aide d'une béquille. Le mufeau de la matrice dépaffoit les grandes lèvres ; celles-ci & l'intérieur des cuiffes étoient excoriés, par le frottement de la chemife, & par l'urine qui couloit involontairement ; enfin, les parties génitales étoient fi dénaturées, qu'elles reffembloient à un chou - fleur, d'où s'écouloit un pus fanguinolent.

Différens Chirurgiens, qui ont vu cette femme, m'ont affuré qu'elle étoit digne de compaffion, & qu'elle auroit préféré la mort à l'état déplorable où elle étoit.

Les fecours le mieux indiqués n'ont pu adoucir les maux affreux de cette infortunée, condamnée à traîner des jours malheureux.

Offification des fymphyfes du baffin.

De fix opérations qui avoient été faites en peu de temps, on avoit déjà rencontré deux fymphyfes offifiées. Un Chirurgien de W... ne balança point à la fcier : n'y auroit-il pas de la témérité à confeiller cette opération en pareil cas ? Qui pourra, en effet, répondre que la fymphyfe antérieure étant offifiée, les poftérieures ne le feront pas ? L'infpection des cadavres prouve que l'offification des dernières eft beaucoup plus fréquente que celle de la première. J'ai eu un baffin, dont une des fymphyfes poftérieures eft offifiée, l'antérieure ne l'eft pas. M. *Vicq-d'Azir* m'a dit, chez la femme *Souchot*, qu'il en avoit fix femblables. Il eft donc certain que toutes les fois que la fymphyfe antérieure sera ossifiée, il y aura tout lieu de croire que les postérieures le seront aussi, d'où il résultera que la première sciée, cette horrible opération deviendra aussi inutile qu'elle doit être dangereuse, puisque l'écartement nécessaire des os pubis ne pouvant être obtenu que par celui des os des îles avec le sacrum; ce dernier devenant impossible, le premier n'aura pas lieu.

Quelqu'un, qui a lu la relation de la scène tragique de W.... m'a assuré que le Chirurgien faisoit, & de l'opération, & de la situation où il s'est trouvé alors, le tableau le plus affreux.

M. *Bonnard*, après avoir incisé les tégumens, a également trouvé la symphyse antérieure ossifiée.

M. *Sigault* & un de ses Confrères m'ont dit, qu'ayant voulu couper la symphyse des os pubis à une femme morte d'hydropisie, cette symphyse étoit ossifiée. Cependant, quel état plus propre à s'opposer à cette ossification, que l'hydropisie, qui abreuve & amollit toutes les parties ?

Une des femmes de Madame la Duchesse de *L*.... mourut peu de temps après être accouchée. Je fis l'ouverture du corps en présence de MM. *Dufouar*, *Deftremeau*, & du Médecin de la maison : ces Messieurs desirèrent que je pratiquasse l'opération de la symphyse des os pubis. J'y portai un bistouri, sans pouvoir la diviser. J'en accusai la flexibilité de l'instrument, & je pris un fort scalpel; la résistance fut la même; je découvris la symphyse, que nous trouvâmes entiérement ossifiée. La femme n'étoit âgée que de trente-quatre ans.

Opération céfarienne indifpenfable après l'incifion des tégumens , même après la fection de la fymphyfe.

L'offification de la fymphyfe des os pubis déterminera toujours le Chirurgien prudent à pratiquer l'opération céfarienne , plutôt que de fcier la partie offifiée , par les raifons allé-guées ci-deffus. Mais, en fuppofant qu'il ait divifé la fymphyfe , foit avec le biftouri , foit avec la fcie , ne fera-t-il pas également con-traint de pratiquer l'opération céfarienne , quand , malgré fa hardieffe, les fymphyfes facro-iliaques fe trouveront offifiées ? eh ! qui peut jamais être tranquille fur cet objet ? Qui donc, au moment de la fection, peut affirmer que cette opération ne va pas le couvrir d'igno-minie ?

Quelle difgrace n'a pas dû éprouver M. *Bonnard*, Chirurgien auffi prudent qu'inftruit, lorfqu'après avoir incifé les tégumens , il s'eft vu forcé d'avoir recours à l'opération céfa-rienne ! Je ne chercherai point ici à peindre fon état ; mais une ame fenfible doit être dou-loureufement affectée , d'un pareil événement.

Toutes les opérations qui ont été pratiquées ne prouvent rien en faveur de la fection de la fymphyfe.

1°. De dix êtres pour lefquels elle avoit été faite, quatre étoient morts, lors même que M. *S...* proclamoit leur fanté, par la voie du Journal de Paris, n° 140.

Depuis cette époque, une infinité ont eu le même fort. Qu'on n'en accufe point l'impéritie de ceux qui ont fait cette fection, en penfant que M. *S....* auroit eu du fuccès. Il l'a faite, à ma connoiffance, à Paris, à cinq femmes ; une d'elles & quatre enfans ont péri.

Je n'accuferai point la fection, de la perte des êtres qui y ont fuccombé ; mais ce qu'on peut affirmer, c'eft qu'ils ne parleront jamais en fa faveur.

2°. L'examen du baffin des femmes qui ont été opérées, & citées dans le Journal de Paris, a prouvé qu'ils étoient tous bien conformés (1). D'ailleurs, quelles font les caufes qui paroiffent avoir déterminé les Chirurgiens à pratiquer la fection de la fymphyfe fur ces femmes ? J'en excepte M. *Nagel* ; nulle autre que la longueur du travail. Entre les mains de qui étoient ces infortunées ? La plupart étoient livrées à des Sages-femmes, dont prefque toutes ignorent ,

______

(1) Excepté celui de la femme *Souchot* , qui étoit étroit, mais affez évafé pour permettre, fans opération , la fortie de l'enfant venu après la fection de la fymphyfe.

non-feulement les moyens de faciliter l'accouchement, mais même les fignes du travail. Il
réfulte de ce défaut de connoiffances, ou que
l'accouchement qui auroit été facile & prompt,
devient laborieux & long, ou qu'elles fe trompent fur l'état de la femme, & qu'elles pré-
maturent le travail. Leur pronoftic, à cet égard,
n'en impofe jamais à l'accoucheur inftruit, mais
induit fouvent en erreur le jeune praticien,
qui fe détermine quelquefois à employer des
moyens extrêmes, tandis qu'il ne devroit s'oc-
cuper qu'à calmer les accidens occafionnés par
les procédés mal-entendus des perfonnes qui
l'ont précédé. Que de faits femblables ne pour-
rois-je point citer ! Il y a quelques années que
M. *S.....* me manda pour une Dame, auprès
de laquelle il étoit depuis environ quatre jours;
je trouvai très - peu de difpofition à l'accouchement; cependant, il avoit fait des tentatives pour le terminer ; j'ignore de quelle
efpèce ; mais je puis affurer que la fourchette
& le périnée étoient déchirés, qu'il y avoit
hémorragie confidérable, & que toutes les
parties génitales étoient enflammées. Je me
gardai bien d'envifager le temps depuis lequel
la femme étoit, ou avoit paru en travail,
comme une raifon péremptoire de terminer
alors l'accouchement : les accidens fixèrent
mon attention ; je prefcrivis donc des fumi-
gations & des injections émollientes, afin de
calmer l'inflammation des parties génitales,
d'obvier à la gangrène qui les menaçoit, &
de relâcher les parties qui devoient livrer paffage à l'enfant : ces fecours furent d'abord

adminiftrés avec foin, par M. *S*....; mais peu après négligés par un Confultant, qui promit beaucoup plus qu'il ne tint ; j'abandonnai la malade à ceux à qui elle croyoit devoir fa confiance. L'accouchement ne fut terminé que vingt-quatre heures après, encore ne le fut-il qu'à l'aide du forceps. La femme étant bien conformée, on ne s'eft fervi de cet inftrument, qu'en raifon du péril auquel étoient expofés & la mère & l'enfant : en effet, ils expirèrent l'un & l'autre, quelques heures après l'accouchement.

Le 11 mars 1772, deux Sages-femmes (1) donnoient, depuis cinq jours, des foins à une femme en travail. Les boiffons incendiaires dont elle avoit fait ufage, avoient occafionné une vive inflammation aux parties génitales & à la poitrine, & un crachement de fang. La matrice faifoit d'inutiles efforts : ce font ces cas où des praticiens croient, mal-à-propos, ce vifcère dans l'inertie. Je fis faire deux faignées à peu d'intervalle l'une de l'autre, & des injections relâchantes pendant fort long-temps. Malgré ces moyens, la matrice ne pouvant vaincre la réfiftance des parties enflammées, je prefcrivis le bain d'eau tiède, dans lequel la malade refta jufqu'à ce que ces parties fuffifamment relâchées, permirent à l'enfant vivant de les traverfer fans beaucoup de difficulté. La péripneumonie céda aux moyens que je confeillai. L'intérieur des grandes lèvres,

------

(1) Rue Bourbon-Villeneuve.

R 4

& une partie du vagin, furent affectés de gangrène. Quatorze bains, de deux heures chacun,
en fept jours, firent féparer plufieurs efcarres
gangréneufes; le huitième, la fuppuration étoit
louable, & la guérifon parfaite peu de jours
après. La femme a recouvré la fanté dont elle
jouiffoit auparavant, & eft accouchée depuis,
heureufement.

J'ai fouvent été follicité d'appliquer le forceps fur des têtes retenues depuis plufieurs
jours, quoique le travail fût bien décidé. Sans
entrer dans aucun détail fur le paffé, je m'affu-
rois du préfent; tantôt, remarquant que la
denfité des membranes s'oppofoit feule à l'accouchement, je les rompois, & la fortie de
l'enfant s'opéroit avec tant de facilité, que les
affiftans en étoient dans la plus grande furprife : d'autres fois, la tête de l'enfant n'eft
retenue dans l'excavation, que par la réfiftance
naturelle des parties molles, toujours d'autant
plus confidérable, qu'elles font moins lubré-
fiées; que les femmes font plus vigoureufes,
& ont la fibre plus énergique. Par la raifon
contradictoire, toutes chofes égales d'ailleurs,
les femmes foibles & délicates accouchent plus
aifément que les précédentes (1) : celles-ci
jouiront cependant du même avantage, par
l'ufage des relâchans, qui les met fouvent à
l'abri de celui du forceps; j'ai vu des accouchemens retardés depuis plufieurs jours, fe

-----

(1) Cette vérité n'eft point encore affez connue,
& mérite cependant de l'être.

terminer en peu d'heures par leur moyen. L'obfervation fuivante en eft la preuve.

En 1777, la nommée....... (1) étoit en travail depuis quarante - huit heures : la Sage-femme m'envoya chercher, & me dit que l'année précédente, cette femme, dans le même état où je la voyois, avoit été accouchée avec le forceps, par un Accoucheur de réputation ; j'examinai le baffin, que je trouvai bien conformé ; les membranes étoient rompues ; la matrice agiffoit avec force fur l'enfant ; mais les parties molles lui offroient un obftacle invincible : il céda aux relâchans, & l'accouchement fut terminé en moins d'une heure. L'enfant étoit vivant & très-robufte.

Je pourrois citer un grand nombre de faits femblables, qui prouveroient que l'accouchement long - temps retardé, n'exige que très-rarement, pour fa terminaifon, l'ufage des inftrumens ; qu'il n'y a guère que l'ignorant ou l'intrigant qui fe ferve fouvent de ces moyens (2). Il y avoit plus de vingt ans que je pratiquois les accouchemens à Paris, que je ne m'étois pas encore fervi dix fois du forceps, quoique depuis plufieurs années je fuffe fort occupé. Des moyens bien moins dangereux font la bafe de ma pratique, & me procurent la fatisfaction d'aider les femmes en travail, avec beaucoup plus d'avantage qu'on

---

(1) Rue du grand Hurleur.
(2) Deux cas néceffitent l'application du forceps ; 1°. l'étroiteffe du baffin ; 2°. les accidens qui obligent à accélérer l'accouchement.

ne l'a fait jufqu'ici, & d'écarter une infinité de dangers auxquels elles font fouvent en proie, par toute autre méthode. J'eftime donc, & il paroît certain que la plupart des accouchemens pour lefquels on a fait la fection de la fymphyfe, fe feroient terminés par le feul ufage des relâchans. Mais, me dira-t-on, celui de la femme de *Smire* l'eût-il été fans cette opération ? M. *Nagel* affure qu'une excroiffance s'oppofoit au paffage de l'enfant. 1°. En bonne Chirurgie, le terme d'*excroiffance* fignifie, lorfqu'on n'y joint pas celui d'*offeufe*, une végétation molle, dont l'obftacle eût pu, avec le temps & les moyens convenables, être vaincus par les feules forces de la matrice, ce dont on a beaucoup d'exemples. Il a plu à un Journalifte de baptifer cette excroiffance, du nom d'*exoftofe*; mais, ou M. *Nagel* s'eft trompé, ou l'auteur du Journal n'eft pas rigorifte dans fes dénominations. 2°. Il eft vraifemblable que cette tumeur n'égaloit pas le volume de la tête d'un enfant, & nous en avons vu plus d'un à deux têtes, traverfer la voie naturelle, fans fection de fymphyfe. En 1778, on en a préfenté un à l'Académie royale de Chirurgie, qui étoit venu vivant; le fait de *Smire* ne prouve donc rien en faveur de la fection de la fymphyfe; peut-être avons-nous à regretter le défaut d'expérience, & la précipitation de la plupart de ceux qui ont divifé la fymphyfe.

※

Section de la fymphyfe faite à la femme Berron.

L'hiftoire de la femme *Berron*, en Baffe-Bretagne, a fait époque dans les Journaux; M. *Sigault* l'a fait inférer dans celui de Paris, & y étale fept atteftations légalifées, & dites bien en forme. Je ne fais fi M. *Sigault* en a oublié quatre; mais il n'eft mention, dans le détail qu'il fait de fes atteftations, que de trois, dont les deux premières font de trois perfonnes qui n'ont point vu opérer : la troifième, de deux Sages-femmes, qui ont pu attefter tout ce qu'elles n'ont point vu, comme elles auroient pu ignorer tout ce qui fe feroit paffé fous leurs yeux; il faut être très-inftruit pour bien juger. Quoi qu'il en foit, je ne chercherai point ici à prouver que la fection de la fymphyfe n'a point été faite à la femme *Berron*, je me bornerai à dire que cette fection eft encore un problême pour les Chirurgiens de Saint-Paul-de-Léon, qui n'ont pu obtenir de vifiter l'opérée, quoiqu'elle l'eût promis à l'un d'eux, qui, s'étant préfenté à l'heure indiquée, a été refufé : la raifon que lui a alléguée la femme *Berron*, c'eft qu'on lui avoit offert une récompenfe pour prix de fon refus. Depuis, cette femme a été vifitée par les Médecins & Chirurgiens de l'Hôpital de Breft, en préfence de M. *Poif-fonier*, pour lequel ils ont toute la déférence qu'il mérite à tous égards, & auquel ils favoient bien qu'ils ne déplairoient point, en certifiant que la fection avoit été pratiquée; cependant, non - feulement ils n'ont pu l'affirmer, mais encore ils ont reconnu que le baffin de cette femme étoit bien conformé. « La fection des » tégumens, dit quelqu'un qui étoit préfent, » & dont j'ai lu la lettre, a été faite, & l'union » des os eft fi parfaite, qu'on ne peut décider » s'ils ont été féparés avec l'inftrument; on y » fent une éminence perpendiculaire très-fuper- » ficielle; mais tout le monde a décidé qu'elle » avoit pu être faite ».

Décider qu'elle a pu être faite, n'eft pas affirmer qu'elle l'ait été : quelle fatisfaction cependant n'auroient pas eu les Chirurgiens & Médecins de Breft, dont le fort dépend de M. *Poiffonier*, à prononcer, en fa préfence, qu'elle avoit été pratiquée ? Ne le pas faire, n'eft-ce pas, fur l'affirmative de cette opéra- tion, laiffer plus que du doute dans l'efprit de ceux qui lifent ces mots : *elle a pu être faite.* L'éminence perpendiculaire, qui a été touchée, n'eft point une preuve de la réunion ; car il y a une éminence à toutes les fymphyfes qui n'ont point été divifées.

Mais, peut-on croire que cette fection a été faite ? Lorfqu'on voit cette femme defcendre & remonter *un lit qui eft fort élevé de terre, le troifième jour après la fection*, fans éprouver la moindre douleur ; lorfqu'on fait qu'elle a pref- que toujours vaqué à fes affaires domeftiques, & a fait une lieue un mois après, tandis que celles à qui la fubftance qui unit les os pubis n'a fouffert qu'une extenfion graduelle, mais confidérable, n'ont pu marcher que très-diffi- cilement pendant plufieurs mois. D'ailleurs, en fuppofant qu'elle ait été faite, elle ne prouve rien en faveur de la fection, puifque le baffin de la femme *Berron* étoit bien conformé, & elle ne nous laiffe donc que des regrets de voir que la conformation du baffin foit ignorée d'un très-grand nombre de Chirurgiens, qui, en conféquence, expofent les femmes à l'ufage des inftrumens, ou à des opérations, à l'abri defquelles elles auroient été entre les mains d'Accoucheurs inftruits. Il nous manquoit, à la vérité, un inftrument propre à prendre, avec exactitude, les dimenfions du baffin, MM. *Coutouly* & *Traifnel*, nos Confrères, viennent d'en offrir à l'Académie royale de Chirurgie, qui rempliffent parfaitement cet objet. Nous en avons fait ufage fur le cadavre & fur le vivant, & nous nous fommes convaincus de l'exactitude avec laquelle ils apprécient l'étendue des baffins, de la fymphyfe à la faillie du facrum.

Celui de M. *Traifnel* eft imaginé, non-feulement pour apprécier les dimenfions des différens diamètres du baffin intérieurement, mais même extérieurement. Je me plais à rendre ici juftice à l'intelligence de mes Confrères, qui ont enrichi l'art des accouchemens, en obviant à l'incertitude de l'étendue intérieure du baffin, de laquelle l'Accoucheur le plus inftruit ne pouvoit s'affurer qu'avec les doigts, qui, quoiqu'en dife un Accoucheur moderne, n'en font fouvent que des interprètes infidèles. Il faut cependant convenir que le praticien qui, au moment du travail, porte la main dans l'excavation, & examine, avec attention, les dimenfions du baffin, ne peut fe tromper que

très-rarement, fur le choix des moyens néceffaires pour la terminaifon de l'accouchement:
mais , *non datur omnibus.....*

*Mort de la mère & de l'enfant à la fuite de la
féction de la fymphyfe pratiquée à Arras.*

Le 24 avril 1778 , MM. *R....* & *L....* furent
mandés par une Sage-femme , pour accoucher
la nommée *N....* , à terme, en travail, & attaquée, depuis deux jours, de convulfions, de
vomiffemens & de foibleffes : elle étoit âgée
de quarante ans , & à fa première groffeffe ;
« la tête de l'enfant, dit M. *R....* , étoit en-
» clavée dans le détroit (il ne fpécifie point
» lequel) , de manière qu'on ne pouvoit in-
» troduire feulement un doigt dans le paffage».
Cette impoffibilité ne lui ayant pu permettre
d'examiner les dimenfions du baffin intérieurement , il s'en dédommagea par l'examen extérieur du fujet, dont les épaules très - larges
avoient , felon lui, acquis en plus , ce que les
hanches avoient en moins. La diftance de la
crête de l'un des os des îles à l'autre, étoit
de dix pouces ; &, fi on l'en croit, elle doit
être de quatorze à quinze. Suivant lui, le détroit du baffin n'avoit que deux pouces un
tiers. Convaincu , par les dimenfions citées,
d'un défaut de conformation qui formoit un
obftacle infurmontable à la nature, ce Médecin
mit tout fon efpoir dans la féction de la fymphyfe , qu'il affure avoir été pratiquée avec la
plus grande habileté, par M. *L...* : malgré l'écartement des pubis, qui fut d'environ deux

pouces, l'extraction de l'enfant fut très-difficile. Si l'on en croit M. *R....* , l'enfant eft venu
vivant, a été baptifé, mais a très - peu vécu.
Si j'en juge par ce qui m'en a été mandé, l'enfant eft venu mort ; du refte, ce qui eft très-
certain, c'eft que la mère a péri le 29 avril,
cinquième jour de fon accouchement.

Le 30, les Médecins & Chirurgiens en
corps, convoqués par M. le Procureur du
Roi, ayant examiné fcrupuleufement le baffin
de l'opérée, ont attefté *qu'on n'y a trouvé aucun
vice de conformation.*

Cette affirmative contradictoire à celle de
M. *R.....* eft étayée d'un Mémoire qui paroît
avoir, en fa faveur, le bon droit & la vérité ;
cependant, je n'en tirerai point parti, &, fans
entrer dans aucun détail de ce qui s'eft paffé
entre les Médecins, les Chirurgiens d'Arras,
& M. *R....,* je me bornerai à examiner :

Si le baffin de l'opérée étoit bien conformé ;

Si fa conformation rendoit la fection de la
fymphyfe néceffaire pour la fortie de l'enfant ;

Si, en admettant treize pouces & demi de
circonférence à la tête, fon petit diamètre
devoit en avoir quatre & demi ;

Si la fituation affignée de la tête dans le
détroit inférieur indiquoit un enclavement ;

Si l'on a mis en ufage les moyens propres
à combattre l'inflammation de la matrice, &
à s'oppofer à la gangrène.

Avant de prononcer fi le baffin de l'opérée
d'Arras étoit bien conformé, il paroîtroit néceffaire d'expofer ici ce qu'on entend par baffin
bien conformé, & quelles en font les dimen-

fions : mais je crois devoir renvoyer à ce que j'en ai dit au commencement de cet Ouvrage.

M. *R*..... trouvera ma defcription du baffin bien différente de celle qu'il nous en a donnée, dans une brochure intitulée : *Obfervations inté-reffantes*, &c. ; il me reprochera d'être en con-tradiction avec lui, je veux dire de n'admettre que dix à onze pouces de la crête d'un des os des îles à l'autre, au lieu de *quatorze* ou *quinze* qu'il a affignés (1) ; d'articuler un dé-troit inférieur, lorfqu'il n'en foupçonne point ; de le trouver bien conformé, dans le cas où lui, qui en parle, fans favoir s'il eft fupérieur ou inférieur, ou, ce qui eft le même, fans le connoître, le croit on ne peut pas plus difforme. Il s'écriera, fans doute, de nouveau, *que voulez - vous dire par détroit inférieur ? Mon oreille n'eft point faite à ce langage peu anato-mique* (2). Qui pourra, fans furprife, Monfieur, entendre le vôtre ? Il invoquera encore le *B*.... *de H*.... (3), avec lequel il ne me foup-çonnera certainement pas d'accord.

Je réponds, 1°. que fi je fuis en contradic-tion avec M. *R*...., c'eft fa faute ; 2°. que s'il eût compris *de Haller*, il ne l'eût point tra-vefti comme il l'a fait, il eût fu que les dimen-fions affignées par cet illuftre auteur font les mêmes que celles que j'ai citées ; que la diffé-rence apparente des réfultats dépend uniqu. ment de la manière différente de mefurer.

---

(1) *Voyez* page 8 de fa brochure.
(2) *Voyez* page 39.
(3) *Voyez* page......

Le

Le célèbre *de Haller* prend, pour point fixe de fes mefures, la partie fupérieure de la fymphyfe; il trouve, de cette partie à la faillie du facrum, quatre pouces, & moi auffi, parce qu'alors notre bouffole eft la même : partant du même point, pour defcendre à la partie moyenne du facrum, *de Haller* affigne cinq pouces; je n'en compte que quatre & demi, par la raifon que je mefure de la partie moyenne interne de la fymphyfe à la partie du facrum qui lui eft diamétralement oppofée; ce qui établit la différence d'un demi-pouce. Le *Baron* defcendant du point défigné de la fymphyfe au coccix, nous donne encore cinq pouces; cela eft vrai : mais lorfqu'on mefurera comme je l'ai fait, & comme on le fait ordinairement, de la partie inférieure de la fymphyfe au coccix, l'on n'en admettra que trois, quelquefois trois & demi, parce que l'étendue de la fymphyfe étant d'un pouce & demi, ou de deux, celui qui mefure de fa partie fupérieure aura un pouce & demi, ou deux, plus que celui qui le fait de fon inférieure. Ceci pofé, il eft aifé de juger que les dimenfions que j'ai affignées font les mêmes que celles du *Baron de Haller.* Il eft malheureux qu'elles aient échappé à M. *R...*, autrement il n'eût fait aucun reproche aux Médecins & Chirurgiens d'*Arras.* Que, pour le bien de la chofe, il fe prête donc à la divifion qui vient d'être faite; qu'il foit perfuadé qu'il y a deux détroits, un fupérieur, un inférieur, entre lefquels eft le petit baffin, ou excavation du petit baffin; qu'il foit convaincu que les dimenfions affignées,

S

qui font les plus ordinaires des baffins bien conformés, prouvent que le détroit inférieur du baffin de l'opérée d'Arras ne devoit pas s'oppofer à la fortie de la tête de l'enfant, & que le détroit fupérieur n'étoit point vicié : la diftance de dix pouces de la crête d'un des os des îles à l'autre, donnée par ce Médecin, en eft la preuve.

La louable conformation des deux détroits fembloit nous raffurer fur celle de l'excavation ; cependant, je ne diffimulerai point que, d'après le rapport des Médecins & des Chirurgiens d'Arras, il manquoit un pouce & demi à l'étendue qui fe remarque de la partie moyenne interne de la fymphyfe à la même partie du facrum ; mais de cette difformité, que je crois plutôt une erreur de calcul, ou une faute d'attention, qu'un vice exiftant, doit-on conclure que la fection étoit utile, & que c'eft par elle qu'on a obtenu la fortie de la tête ? Non. La tête, fuivant M. *R....*, étoit enclavée dans le détroit inférieur : ce détroit eft au-deffous de l'obftacle cité. L'opération a donc été pratiquée pour un obftacle qui n'arrêtoit plus la tête. Mais, me dira M. *R....*, je ne me plains que de celui qu'offroit le détroit inférieur. Eh bien ! il ne manquoit au petit diamètre de ce détroit que deux lignes, & fon grand diamètre avoit un demi-pouce de plus que celui de beaucoup de baffins bien conformés. Comment donc concevoir que les efforts de la matrice aient pu agir fuffifamment fur la tête, pour lui faire traverfer un endroit du baffin auquel, fuivant M. *R.....*, il manquoit

un pouce & demi, & ne pas accorder qu'elle
eût pu franchir celui qui, ne lui préfentant
que deux lignes de moins, lui offroit en même
temps un demi-pouce de plus ? qui pourra nier
cette vérité ? Mais en accordant que la tête
étoit retenue dans le détroit inférieur, il n'eft
pas moins démontré qu'elle n'y étoit point
enclavée. M. *R......* l'a cependant cru, parce
qu'ayant treize pouces & demi de circonférence, elle devoit, dit-il, avoir quatre pouces
& demi de petit diamètre. Son erreur vient
de ce qu'il confidère la tête comme cercle
régulier, & que le tiers d'un cercle de treize
pouces & demi de circonférence eft de quatre
& demi. Mais la tête, par rapport au baffin,
ne doit pas être confidérée comme un cercle,
mais bien comme un ovale irrégulier, dont
les diamètres inégaux ne donnent pas les mêmes
réfultats que le tiers d'un cercle régulier. M. *R...*
avoue qu'il ne fait point les élémens d'*Eu-
clide* (1). Mais eft-il donc néceffaire d'être
Géomètre, pour s'appercevoir que la partie
fupérieure de la tête offre une furface à laquelle
on remarque deux diamètres, dont l'un eft
plus étendu que l'autre ? Eft-il néceffaire de
recourir à des autorités pour s'en affurer ? Non.
Suivons l'avis de M. *R....*, voyons des cadavres, étudions-les, & ne voyons point, dans
le raifonnement, des chofes de fait que chacun
peut fe démontrer. A la vérité, il ajoute : « ceux
» qui manquent de cadavres, qu'ils s'en tien-
» nent aux autorités ».

---

(1) *Voyez* page 44, note 15°.

Le Chirurgien ne doit jamais s'en tenir aux autorités, qu'autant qu'il les trouve conformes au livre de la nature ; croyez-moi donc, M. R.... confultez les cadavres, examinez des têtes d'enfans nouveaux nés, & vous conclurez avec moi, que celle dont le vertex a treize pouces & demi de circonférence, n'en a pas quatre & demi de petit diamètre, mais feulement trois & demi, trois quarts au plus.

Mais j'admets que la tête étoit enclavée, comme le dit M. R..... ; que s'enfuivroit-il ? que la feétion de la fymphyfe des os pubis étoit également inutile ; puifque le forceps eût fuffi, à coup fûr, pour terminer cet accouchement. On fait que ce cas eft le triomphe de cet inftrument, qui ne peut alors nuire, ni à la mère, ni à l'enfant. L'expérience l'a prouvé tant de fois, que je me borne à citer très-peu de faits.

Première Observation.

Une Sage-femme & un Chirurgien étoient occupés depuis plus de quarante-huit heures, à donner inutilement des foins à l'époufe d'un marchand de vin (1). Je fus mandé ; je remarquai que l'enfant préfentoit la face : elle étoit très-tuméfiée ; je faifis auffi-tôt la tête avec le forceps, & je tirai l'enfant bien portant ; la mère n'en fut nullement incommodée.

---

(1) Rue de la Truanderie.

Seconde Obfervation.

Le 11 du mois de décembre 1778, j'ai fait pareille opération avec le même fuccès. L'enfant étoit retenu au détroit fupérieur depuis trois jours.

Troifième Obfervation.

Peu de temps après, j'en tirai un autre retenu également au-deffus du détroit fupérieur depuis dix heures.

Le coccix peut rendre l'accouchement impoffible dans deux circonftances : la première, lorfqu'il eft enkilofé avec le facrum : la deuxième, lorfque, fans être enkilofé, quelque obftacle s'oppofe à fa rétrogradation.

La première circonftance exige fouvent l'application de quelque inftrument.

La deuxième offre une autre indication.

Obfervation.

Le 15 feptembre 1776, nous fûmes mandés, M. *P....* & moi, pour une femme en travail depuis quatre jours; le coccix enkilofé s'oppofoit à la fortie de l'enfant, dont les feffes étoient fort avancées dans l'excavation. M. *P...* voyant l'inutilité de nos tentatives, propofa le levier, qu'il porta fur une des aînes de l'enfant; je fis effort en même temps fur l'autre avec mon doigt en manière de crochet : l'accouchement fut terminé en peu de temps; mais l'enfant eut une cuiffe fracturée, & mourut au bout de vingt-quatre heures.

Ce fait me fournit l'idée d'un inftrument pour ces cas ; il a les avantages du crochet moufle de *Smellié*, fans en avoir les inconvéniens ; l'ufage que j'en ai fait depuis, m'a convaincu de fon utilité.

Deuxième circonftance.

. La feconde circonftance offre une indication fimple à remplir. Il n'eft pas rare de voir les femmes en travail couchées à plat fur un lit quelconque : cette fituation, quoique vicieufe, eft prefque généralement adoptée ; d'où il réfulte que le coccix fortement appuyé fur le lit, ne peut être pouffé en arrière par la tête de l'enfant ; ce qui eft en général indifpenfable pour fa fortie : elle refte donc immobile dans l'excavation pendant plufieurs jours ; la caufe ignorée, l'on en accufe l'étroiteffe du baffin, & l'on ne fait pas attention qu'elle n'eft qu'accidentelle, & qu'on peut facilement y remédier : on jette les yeux fur les moyens extrêmes ; le forceps fe préfente à l'idée comme le plus avantageux & le plus certain ; il eft mis en ufage, & l'on fe félicite d'avoir terminé heureufement, par ce moyen, le quatrième jour, un accouchement qui eût dû l'être fous quelques heures par les feules forces de la matrice, fi l'on n'eût pas méconnu la caufe qui s'y oppofoit.

Première Obfervation, qui prouve la néceffité de fituer les femmes en travail, de manière que le coccix puiffe rétrograder.

Il y a quelques années que je fus mandé pour une femme en travail depuis trois jours : deux Sages-femmes m'avoient précédé : le forceps paroiffoit néceffaire ; on le demandoit. Un fimple examen de l'état des parties qui devoient livrer paffage à l'enfant ; de la pofition de ce dernier, dont la tête étoit dans l'excavation, & de la fituation de la mère, ne me laiffèrent point de doute fur la caufe de l'impoffibilité de l'accouchement : j'y remédiai, en fituant la femme de manière que le coccix fût en défaut. Par cette fituation, aidée de quelques injections relâchantes, l'accouchement fut terminé en moins de deux heures.

Seconde Obfervation.

Madame......, nièce de M. *P....*, Confeiller au Parlement, étoit en travail depuis près de quatre jours. Son Accoucheur, qui me manda, m'engageoit à terminer l'accouchement avec le forceps. M'étant affuré que le baffin de cette Dame étoit bien conformé ; mais que le coccix appuyé fortement fur le lit ne pouvoit rétrograder, & que cette feule caufe s'oppofoit à la fortie de l'enfant, je mis le coccix en défaut, & une heure & demie après, nous eûmes la fatisfaction de recevoir, & non de tirer avec le forceps, un enfant vivant. Deux ans après, cette Dame est accouchée heureusement en trois heures de temps, sans autre secours que celui de relâcher les parties molles avant & pendant le travail, & de tenir le coccix en défaut; ce qui prouve que le bassin, qu'on croyoit vicié, ne l'étoit point.

On cherche à éviter que le coccix n'appuie trop sur le lit, en faisant soulever la femme avec une serviette; mais outre que ce moyen ne remplit qu'imparfaitement, quelquefois point du tout, le but qu'on se propose, il fatigue étonnamment la femme & les personnes chargées de ce soin. Que seroit-ce, si l'on se trouvoit seul, comme il arrive quelquefois? Si l'on dispose, au contraire, le lit de manière que le coccix ne porte point dessus, l'on atteindra le but desiré, & l'on obviera à la longueur des accouchemens retardés par cette seule cause. Cet avis salutaire doit être goûté; il est à souhaiter qu'on en profite.

L'une ou l'autre des causes alléguées s'opposoit peut-être à l'accouchement de l'opérée d'Arras; les moyens que je propose l'auroient facilité : la section de la symphyse des os pubis étoit donc inutile.

Mais, me dira-t-on, des accidens terribles menaçoient les jours de la mère & ceux de l'enfant; des moyens aussi simples pouvoient-ils s'y opposer? C'est ce qu'il nous reste à examiner.

*Examen des accidens qui ont affecté l'opérée
d'Arras.*

Cette femme « étoit tourmentée violem-
» ment, dit M. *R......*, de convulsions, de
» vomissemens, & de foiblesses alarmantes ».
On sait que ces accidens reconnoissent ordinairement pour cause, l'irritation, ou l'inflammation de la matrice; & il n'y a que M. *R....*
qui ne puisse *déclarer les indications d'une maladie
qu'en tremblant d'avoir échappé quelques circonstances :* lui seul n'osera prononcer d'après des
symptomes bien caractérisés ; c'est cependant
ce que peut & ce que doit faire tout homme
instruit dans l'art de guérir. S'il eût eu l'habitude d'assister des femmes en travail, il auroit
su que, quand les douleurs sont violentes, &
que l'estomac contient quelques alimens so-
lides ou fluides, il est rare que ce viscère les
retienne jusqu'au moment de l'accouchement ;
ce qui, à plus forte raison, a lieu lorsque la
matrice est enflammée. Si l'irritation de ce viscère, & par suite, celle de l'estomac, sont
les seules causes du vomissement, il suffit ordinairement de vuider le dernier, & d'empêcher la femme de prendre aucun aliment.
Si le vomissement est déterminé par l'inflammation, la saignée & les bains doivent toujours précéder l'accouchement, qui en sera
plus facile : les bains continués pendant la
couche, calmeront l'inflammation, & mettront
l'accouchée à l'abri du danger qui la menaçoit.
Si le travail est compliqué de convulsions,

on fuivra les préceptes que nous avons donnés à cet égard (1).

En 1774, je fus mandé pour une femme qui étoit en travail depuis quarante-huit heures (2) ; les convulfions les plus violentes ne ceffoient que pour faire place à un délire qui l'agitoit étonnamment, & qui étoit fuivi de près de foibleffes inquiétantes. Les Confultans étoient d'avis de terminer l'accouchement avec le forceps. J'opinai pour le demi-bain, parce que les parties molles n'étoient point affez humectées, & l'orifice de la matrice trop peu dilaté, pour permettre l'application de cet inftrument. Mon fentiment prévalut ; la malade refta dans le demi-bain pendant deux heures ; les parties génitales en furent relâchées, & l'orifice dilaté : les accidens ceffèrent, & en peu de temps l'accouchement fe termina fpontanément. L'enfant & la mère ont été confervés.

En 1778, je fus mandé pour une Dame (3) enceinte de fon premier enfant, à terme & en travail depuis trois jours. La tête de l'enfant, en grande partie dans l'excavation, étoit appuyée immédiatement fur les membranes, & très-près du détroit inférieur ; l'orifice étoit peu dilaté (4) ; les parties molles offroient

____

(1) *Voyez* Chapitre des Convulfions.
(2) Rue du Cimetière S. Nicolas.
(3) Rue aux Fèves.
(4) Le détroit fupérieur eft quelquefois fi évafé, qu'il permet à la pointe du cône de la matrice de s'engager fi avant dans l'excavation, que j'ai vu, dans

beaucoup de réfiftance : après avoir rompu les membranes, je fis des injeétions mucilagineufes dans le vagin, & des fomentations avec la même décoétion, à l'extérieur des parties géni- tales : ces moyens, qui furent les feuls mis en ufage, procurèrent la fortie de l'enfant vivant en deux heures & demie.

A-peu-près dans le même temps, je vis une dame enceinte d'environ huit mois, & en tra- vail depuis deux jours (1) ; elle avoit eu plu- fieurs enfans à terme naturellement ; elle étoit épuifée par une perte confidérable, & des foi- bleffes alarmantes fe fuccédoient rapidement, au moment où je fus confulté : l'enfant étoit mort ; le forceps avoit été porté trois fois fans fuccès ; on vouloit en réitérer l'application ; je m'y oppofai, parce que l'orifice n'étoit point affez dilaté. Je prefcrivis des injeétions relâchan- tes : en moins d'une heure, les bords de l'ori- fice qui n'avoient pu permettre l'introduétion de la main, devinrent fi fouples, que l'extraétion de l'enfant par les pieds fut faite avec la plus grande facilité ; la mère, à qui je continuai de donner des foins, s'eft bien portée depuis : s'étant trouvée dans le même état l'année fuivante, fi l'on excepte que la perte ne faifoit que commen- cer, elle me manda ; je rompis les membranes à mon arrivée ; le fang s'arrêta auffi-tôt ; les moyens cités plus haut fuffirent pour rendre

---

quelques circonftances, l'orifice appuyé fur la partie inférieure du vagin : j'ai toujours remarqué que cet état retardoit l'accouchement.

(1) Rue de la Huchette.

l'accouchement spontané prompt & facile ; la malade qui , par la précaution que j'avois prise , avoit perdu peu de sang , ne fut point affoiblie comme dans le cas précédent , & a joui ensuite d'une parfaite santé.

L'expérience démontre donc que les moyens dont je viens de faire mention , auroient probablement calmé les accidens qui menaçoient les jours de la mère & ceux de l'enfant d'Arras ; qu'ils auroient procuré la sortie de la tête , sans la section de la symphyse ; qu'enfin ils auroient pu conserver à deux êtres , la vie qu'ils ont perdue après cette opération , & sans doute par elle.

Que M. *K.....* ne s'imagine point , ainsi qu'il l'a dit , avoir rempli l'indication dont je parle , par les topiques émolliens appliqués sur l'extérieur du bas-ventre : cette méthode erronée , est encore usitée de nos jours ; mais pour peu qu'on y réfléchisse , l'on en sentira toute la futilité , ainsi que je l'ai fait observer dans ma thèse de réception , dans laquelle j'ai traité de l'utilité des bains pour prévenir ou guérir l'inflammation de la matrice , & s'opposer à la gangrène qui s'en empare promptement , lorsqu'on néglige ce moyen. Je les ai même mis en usage avec le plus grand succès dans plusieurs circonstances où la matrice étoit déjà affectée de gangrène. Le bain , aidé des injections émollientes , produit avec une facilité étonnante , la séparation des escarres gangréneuses , & conduit cette maladie à parfaite guérison.

Lorsque les convulsions résistent à ces moyens , que le danger est imminent , & que le forceps

ne peut être mis en ufage, il faut pratiquer d'après
nos principes, l'efpèce d'opération céfarienne
indiquée par les circonftances. La vie des humains eft trop précieufe, pour que les moyens
qu'on emploie pour la conferver ne foient
pas marqués au coin de l'évidence.

La fe&tion de la fymphyfe a-t-elle pu contribuer
à la gangrène qui l'a fuivie?

Si je prononçois comme juge, j'aurois la dé-
licateffe de ne point affirmer fans reftri&tion;
mais fi je parlois à mes élèves, comme profeffeur, j'affurerois, d'après l'expérience, que
la fe&tion de la fymphyfe a dû contribuer à la
gangrène qui l'a fuivie. Le nombre de cadavres
de femmes mortes en couche, à la fuite d'abcès
gangréneux, ou de gangrène à la matrice, que
j'ai ouverts, m'engageroit à leur tenir ce langage, parce que je n'en ai jamais vu où la
gangrène de l'utérus fe foit propagée au mont
de Vénus & à la partie fupérieure des cuiffes,
la plus voifine des organes gangrénés, comme
il eft arrivé à la femme d'Arras.

« La femme mourut, difent les Médecins
» & Chirurgiens d'Arras, avec la gangrène à
» toutes les parties, tant internes qu'externes,
» de la génération; la corruption avoit gagné
» même plus de deux pouces à la partie fupé-
» rieure des cuiffes, la plus voifine des or-
» ganes gangrénés; voilà le fait comme nous
» l'avons vu; M. *Retz* a dû le voir comme
» nous (1) : tout ce que nous pouvons attefter,

____

(1) Page 14 de leur Mémoire.

» c'eſt que nous avons vu le cadavre d'une
» femme, gangréné à toutes les parties qui
» avoient ſubi l'opération (1) ».

En 1772, je propoſai de pratiquer l'opération céſarienne, pour terminer l'accouchement de la nommée......, dont le baſſin étoit très-vicié. Des Conſultans jugèrent l'opération inutile, & l'on temporiſa ; la matrice vivement irritée, s'enflamma ; alors on décida qu'il falloit tirer l'enfant par les pieds : ce procédé fut des plus pénibles, & l'enfant perdit la vie. Le délivre vint aiſément. L'inflammation de la matrice étoit telle, qu'il ne ſortit pas une cuillerée de ſang après la délivrance : cet état m'engagea à preſcrire le demi-bain ; la malade s'y refuſa ; les ſaignées, les fomentations, les topiques émolliens, les boiſſons anti-phlogiſtiques, rien ne fut négligé ; mais ces moyens furent inſuffiſans, & la malade ſuccomba le quarante-unième jour de ſa couche.

A l'ouverture du cadavre, je trouvai la matrice gangrénée en pluſieurs endroits ; les portions des inteſtins qui y touchoient gangrénées, & un dépôt à l'épiploon.

Je pourrois citer pluſieurs autres exemples, qui, comme celui-ci, prouveroient que la gangrène de la matrice ne ſe communique jamais qu'aux parties intérieures du bas-ventre, ou à la poitrine, par métaſtaſe ; qu'en conſéquence la ſection de la ſymphyſe a dû ſeule contribuer *à la gangrène remarquée aux parties qui avoient*

---

(1) Page 18 *idem.*

fubi l'opération, ainfi qu'à la partie fupérieure *des cuiffes :* fi l'on n'aime mieux, que cette dernière, celle des cuiffes, ait été occafionnée par les efforts violens qui ont été exercés fur ces parties, pour obtenir l'écartement defiré de deux pouces & demi; écartement que je crois impoffible fpontanément.

Les moyens qui ont été mis en ufage après l'accouchement, étoient - ils fuffifans pour combattre l'inflammation de la matrice, & s'oppofer à la gangrène qui l'a fuivie ?

. De l'aveu de M. *R....,* il paroît être refté dans la fécurité la plus parfaite, depuis l'opération jufqu'à la fuppreffion des lochies, c'eft-à-dire, quatre jours (1). A cette époque, alarmé, & non fans raifon, il indiqua des remèdes qui ne réuffirent point, & l'opérée mourut le lendemain.

Si M. *R......* eût prévu que l'inflammation, qui exiftoit avant, ou qui devoit immanquablement fuivre de près l'opération, fupprimeroit les lochies, il fe fût mis en garde contre cet accident; il eût prefcrit, auffi-tôt après l'accouchement, les bains, qui fuffifent ordinairement dans ce cas.

---

(1) « Cet état tranquille dura pendant les trois » jours fuivans de l'opération, pendant lefquels nous » ne jugeâmes même pas avoir befoin de la précau- » tion de faire adminiftrer l'opérée ». *Voyez* page 9 de fa brochure.

En 1773, j'ai vu une femme (1) qui étoit
en proie aux douleurs les plus vives de l'enfantement depuis quatre jours ; les membranes
étoient percées depuis plus de trois ; la matrice
& le ventre étoient tendus & douloureux : cette
femme avoit été singulièrement fatiguée par les
tentatives que deux personnes avoient faites
pour l'accoucher : mes premières recherches
me firent rencontrer une main, & presque tout
l'avant-bras hors de la vulve ; l'autre main
& une partie de l'avant-bras étoient dans le
vagin ; le corps de l'enfant étoit situé de manière que la tête à droite, étoit renversée sur
le dos ; ce qui tenoit le col très-tendu ; les
fesses étoient dans la cavité iliaque gauche ; les
cuisses fléchies , & les jambes étendues se trouvoient vers la partie antérieure de la matrice ;
la poitrine présentoit à l'orifice sa partie latérale droite , & un peu de l'antérieure : j'éprou-
vai les plus grandes difficultés à pénétrer dans
la matrice , & à saisir & emmener un pied. Je
tirai peu-à-peu sur ce pied , repoussant en même
temps la poitrine ; les bras rentrèrent, l'un entiérement, le second en partie ; les fesses s'engagèrent , & dès qu'il me fut possible, je portai
le doigt index droit en manière de crochet ,
sur l'aîne non sortie ; enfin, j'achevai de terminer cet accouchement, qui, à mes premières
tentatives , m'avoit paru ne pouvoir l'être sans
mutiler l'enfant ; ce ne fut point sans difficulté
que je fis l'extraction du délivre. Deux heures

____

(1) Rue Montmartre.

après

après l'accouchement, la femme fut mife dans le bain, où elle refta plus d'une heure. Le lendemain, la matrice & le ventre étoient encore très-tendus & très-douloureux; les parties génitales externes étoient attaquées de gangrène; les lochies couloient peu. Je n'oppofai à des accidens auffi graves, que des boiffons antiphlogiftiques & relâchantes, & deux bains par jour; ils furent portés au nombre de dix : l'inflammation céda; les efcarres gangréneufes fe féparèrent promptement; la fecrétion laiteufe s'opéra le troifième jour; les lochies furent bientôt ce qu'elles font ordinairement, pour la quantité & pour la qualité. L'accouchée, enfin, ne fut pas plus long-temps à fe rétablir de cette couche, qu'on l'eft de toute autre.

Mandé pour la Dame *B......* (1), qui étoit, depuis deux jours, dans les plus vives douleurs de l'enfantement, je trouvai le corps de l'enfant, qui avoit été tiré par les pieds, entiérement forti depuis deux heures : la tête étoit retenue au-deffus du détroit fupérieur, qui étoit très-vicié; le tronc ne tenoit plus à la tête que par la peau; le bras droit étoit fracturé; le vagin & l'intérieur des grandes lèvres contus & écorchés en différens endroits : n'ayant plus à ménager l'enfant, j'évitai de fatiguer la mère. Je ne fis donc point d'efforts fur le corps de l'enfant; je vuidai le crâne, & la tête fortit avec facilité. L'état des grandes lèvres, du vagin, la tenfion douloureufe du

---

(1) Penfionnaire de Mad. *Brémard.*

bas-ventre & de la matrice me déterminèrent à faire mettre la malade dans le bain, deux heures après l'accouchement; elle en prit douze en six jours. Tout autre moyen fut négligé; cependant l'accouchée, qui ne pouvoit uriner, y parvint aisément après le premier bain, sans de grandes difficultés; le cinquième jour, elle resta levée plusieurs heures, fut purgée le neuvième de sa maladie, & sortit en parfaite santé le douzième.

Une sage-femme donnoit des soins à la nommée..... (1), en travail depuis trois jours; l'enfant présentoit la tête; l'étroitesse du bassin s'opposant à l'accouchement, je fus mandé. L'inflammation du bas-ventre & de la matrice, l'agitation extrême du pouls, me déterminèrent à prescrire une saignée du bras : assuré, par des signes qui ne me trompent point, que l'enfant étoit mort, & le cas me paroissant épineux, je mandai un Consultant, à qui je fis part de l'impossibilité de l'accouchement spontané, par la voie ordinaire, je proposai l'usage du forceps, que je croyois indispensable; il fut d'avis qu'on temporisât : vingt-quatre heures écoulées, & les choses restant dans le même état, la nécessité du forceps ne parut plus problématique; je saisis la tête au-dessus du détroit supérieur; mais j'eus la douleur de tirer un enfant déjà atteint de putréfaction; le délivre sortit aisément. La strangurie, qui survint

____

(1) Femme d'un garçon Orfèvre, rue des Arcis, chez un Marchand de vin.

après l'accouchement, me convainquit de la vive inflammation de la veffie ; je préfcrivis les bains : le cinquième jour les urines coulèrent involontairement ; ce qui me fit craindre que la veffie n'eût été gangrénée, & ne fût perforée : mes recherches m'ayant convaincu du contraire, je fis des injections toniques, qui diffipèrent cet accident, & l'accouchée en parfaite fanté, fortit le quinzième jour de fa couche.

Ce qu'il y a de fingulier, c'eft qu'ayant depuis accouché cette femme de la même manière, l'écoulement involontaire des urines eut encore lieu, quoique j'euffe promptement terminé l'accouchement : certain que je n'avois point à craindre de perforation, je laiffai à la nature le foin de guérir cette maladie, qui le fut en peu de temps.

La moindre attention fur ce qui vient d'être expofé de la fection de la fymphyfe des os pubis, pratiquée à Arras, démontre, 1°. que le baffin de la femme étoit bien conformé, ou que, quand la difformité énoncée de l'excavation auroit exifté, elle ne s'oppofoit plus à l'accouchement ; 2°. que le détroit inférieur étant bien conformé, la tête ne pouvoit y être enclavée ; & en fuppofant qu'elle le fût, le forceps fuffifoit pour l'extraire ; 3°. que la fection étoit abfolument inutile ; 4°. qu'elle a dû être pernicieufe, pratiquée dans les circonftances où elle l'a été, & qu'elle a contribué à la gangrène, fi même elle ne l'a fufcitée ; 5°. enfin, que les moyens propres à calmer les accidens n'ont été mis en ufage, ni avant, ni après l'opération.

T 2

Observation de M. G......

Section de la symphyse. Usage du forceps, à la suite de l'opération.

Le 18 février 1779, M. G..... fit la section de la symphyse des os pubis, à la femme *Leblanc*, de Batigny, & se servit ensuite du forceps pour tirer l'enfant.

En 1780, cette femme accoucha si promptement que la sage-femme mandée à temps, ne put arriver assez tôt pour recevoir l'enfant qui étoit vivant & à terme, combien avoit été abusive la section de la symphise pour le premier accouchement.

Observation de M. Van-D...

Usage du forceps, & incontinence d'urine à la suite de la section de la symphyse.

La femme de *Jacques Bruinier* (1), avoit eu naturellement trois enfans vivans & à terme ; parvenue à la fin d'une quatrième grossesse, elle ressentit les douleurs de l'enfantement, le 27 juin 1779 : trois jours s'écoulèrent sans que l'accouchement fût terminé. M. *Van-D*..... mandé, appliqua le forceps, y adapta un lacs & fit, de concert avec la sage-femme, les tractions les plus violentes, pour terminer cet accou-

---

(1) Ouvrier à Racquenghen, province d'Artois.

chement; mais l'inftrument étant forti feul, M. V. *D*..... dit avoir fait les plus grands efforts pour repouffer l'enfant, afin d'en faifir les pieds, & n'avoir pu réuffir; pour lors, il s'étaya du confeil de MM. *B*.... & *F*....., auxquels il propofa la fection de la fymphyfe, comme l'unique moyen qui reftoit dans le cas en queftion; mais ils furent d'avis qu'on réappliquât le forceps; il le fut plufieurs fois, & toujours fans fuccès.

La fection fut donc décidée indifpenfable & pratiquée fur le champ. Les os pubis s'écartèrent d'un pouce & demi, & cependant l'accouchement ne put être terminé fans recourir encore au forceps, avec lequel on tira enfin l'enfant vivant.

Quoique l'opérée eût perdu peu de fang, elle refta long-temps en fyncope.

Le lendemain, elle n'avoit point le ventre tendu, mais de la fièvre, une toux violente, & un écoulement involontaire d'urine.

Le troifième jour, la toux, la fièvre étoient les mêmes que le deuxième; la refpiration étoit laborieufe : on craignoit une fluxion de poitrine. Les pectoraux furent adminiftrés; la plaie, toujours imbibée d'urine, étoit fans inflammation.

Le quatrième, il y avoit moins de fièvre; mais la fuffocation étoit telle, qu'elle fit craindre pour les jours de l'opérée. La fuppreffion totale des lochies, & celle de la fuppuration de la plaie, accompagnoient cet accident.

Le cinquième, les accidens étoient diminués; l'urine, qui fortoit en moindre quantité par la plaie, étoit un peu retenue à volonté ; les pubis étoient rapprochés.

Les sixième & septième, la plaie étoit peu imbibée d'urine.

Les huitième & neuvième, elle couloit involontairement par la plaie ; & par le méat urinaire, quand la femme étoit levée, & non lorsqu'elle étoit couchée.

Du dix au quatorze, les accidens étoient les mêmes.

Le quinze, l'écoulement involontaire des urines occasionna une excoriation, qui causoit à la malade les plus vives douleurs ; elles furent diminuées par les remèdes convenables.

La plaie devenue simple, n'exigea plus du Chirurgien qu'un coup-d'œil de temps en temps.

Plusieurs mois après, la femme n'avoit d'incontinence d'urine, que lorsqu'elle portoit de lourds fardeaux. Du reste, elle se portoit bien.

L'enfant avoit deux plaies à la tête ; l'une sur le coronal, l'autre sur le pariétal gauche : il survint à celle-ci un dépôt ; on donna issue au pus par une contre-ouverture. Malgré les soins donnés à l'enfant, il mourut trois semaines après sa naissance.

Réflexions.

Que dire d'une observation semblable ? se taire, seroit le meilleur parti.

Pratiquer une opération dangereuse (1), se servir ensuite du forceps, pour terminer un

---

(1) Elle est cause de l'incontinence de l'urine, qui subsiste sans doute encore.

accouchement à travers un baffin qui avoit vu naître fpontanément, & fans fuites fâcheufes, trois enfans vivans, lorfque la femme n'eft point expofée à un péril imminent ; c'eft ce que nous ne croirions point, fi nous n'avions l'obfervation fous les yeux.

A la vérité, M. *Van-D......* nous dit que, quoique les têtes des premiers enfans fuffent moins volumineufes que celle du dernier, les accouchemens avoient été longs & laborieux, parce que le baffin étoit étroit ; ce qui avoit néceffité la fection de la fymphyfe pour le quatrième enfant ; mais il ne paroît point s'être occupé des dimenfions du baffin, ni du volume des têtes, & n'avoir parlé des premiers enfans que par oui-dire.

L'on m'objectera peut-être que la femme étoit en travail depuis trois jours.

Je répondrai, 1°. que le travail que l'on a dit déclaré depuis trois jours, ne l'étoit peut-être que depuis quelques heures. Il n'eft pas rare de trouver, à cet égard, les Sages-femmes en défaut.

2°. Qu'un autre obftacle que l'étroiteffe du baffin, &c. s'oppofoit à l'accouchement. Reconnoître & vaincre cet obftacle par des moyens moins dangereux que ceux qui ont été employés ; telle étoit la route à fuivre, du moins nous le penfons.

Observation de M. *D... Chirurgien en chef de...*

Hémorragie occasionnée par la division de deux branches de l'artère honteuse ; écoulement involontaire de l'urine. Usage du forceps après la section de la symphyse. Mort de l'enfant & de la mère.

Françoise M. D., âgée de vingt-huit ans, très-contrefaite, à terme de sa première grossesse, entra à l'Hôtel-Dieu de......, le 5 décembre 1781 : elle ressentoit des douleurs depuis le 29 novembre ; depuis le 30, des eaux fétides s'écouloient, & l'enfant ne remuoit plus.

L'accouchement reconnu impossible par la voie naturelle, M. *D.....* fut mandé. L'orifice dilaté avoit une forme éliptique ; ses bords étoient amincis. Au côté droit de la femme se remarquoit une tumeur de la grosseur d'un œuf de pigeon ; la matrice étoit inclinée à gauche ; les douleurs étoient vives, & se suivoient de près. Différens accidens compliquoient le travail.

Plusieurs Chirurgiens réunis estimèrent, ainsi que l'avoit fait M. *D....*, que le petit diamètre du détroit supérieur avoit moins de deux pouces. Par cette raison, & parce que l'enfant étoit réputé mort, la section de la symphyse fut préférée à tout autre moyen, & pratiquée sans délai. Deux branches de l'artère honteuse divisées par l'instrument, fournissent aussi-tôt une hémorragie, qui force de faire la ligature de ces artères.

L'éloignement fpontané des os pubis ne fut que de dix lignes, & de deux pouces fept lignes, par l'écartement forcé des cuiffes.

Malgré cet écartement, la fection tant vantée, les avantages qu'on lui a accordés gratuitement, ne facilitent point ici l'accouchement ; le forceps eft porté deux fois fans fuccès, parce que la tête avoit perdu fa forme & fa folidité ; enfin, on va chercher les pieds de l'enfant, & l'accouchement eft terminé. L'enfant étoit mort.

Accidens qui ont fuivi l'opération.

La délivrance fut fuivie d'un friffon, qui dura plus d'une heure ; on ne put rétablir la chaleur naturelle de l'accouchée, qu'à force de foins ; le pouls-étoit petit & fréquent ; le bas-ventre tendu & très-douloureux. Ces accidens furent combattus par une légère infufion de mauve & de méliffe aromatifée d'eau de canelle ; par des fomentations émollientes, & par des embrocations d'huile camphrée, faites fur le bas-ventre. La malade rendit beaucoup de vents par la bouche ; les accidens fe calmèrent ; elle paffa la nuit tranquillement, & dormit quelques heures.

Le lendemain matin, la fièvre ne parut point augmentée ; le vifage étoit naturel ; les urines couloient involontairement ; les lochies étoient noires, fétides & peu abondantes : cet état dura vingt-quatre heures : bientôt le hoquet furvint ; la tenfion, la douleur du ventre firent de nouveaux progrès ; les anxiétés devinrent infupportables ; le pouls étoit petit, inégal &

intermittent ; la plaie & les parties extérieures
de la génération furent frappées d'une gangrène rapide : le délire se joignit à cet accident terminé par la mort à dix heures du
soir, cinquante-deux heures après l'opération.

Le corps fut porté avec précaution , à l'endroit désigné pour en faire l'ouverture.

Examen & ouverture du corps , en présence de
plusieurs Maîtres en Chirurgie.

La hauteur du corps étoit de quatre pieds
deux pouces ; la longueur des extrémités inférieures, de deux pieds ;

Les parties extérieures de la génération gangrénées ;

La division de la ligne blanche, de deux
pouces.

Hernie de la vessie à travers la plaie.

La matrice couchée obliquement dans la
fosse iliaque droite , ayant six pouces & demi
de largeur , un pied six lignes de circonférence
à son fond, quinze lignes d'épaisseur en ses
parois ; sa face interne enflammée ; les sinus
engorgés ; la lèvre postérieure de l'orifice tuméfiée & gangrénée ; l'antérieure enflammée, &
à-peu-près du volume ordinaire ;

Le vagin gangréné ; le côté gauche très-dis-
tendu , très-aminci ; le rectum enflammé ; la
vessie saine ; le méat urinaire & l'urètre très-
dilatés & gangrénés.

L'estomac & les gros intestins très-distendus ;
les intestins grêles enflammés ; l'épiploon gangréné à sa partie inférieure , & en partie fondu ;

La symphyse des os pubis étoit un peu déviée à gauche ; elle n'avoit point été divifée ; la branche fupérieure du pubis droit, à deux lignes de la fymphyfe, avoit été coupée.

En cherchant à nous rendre compte d'une erreur auffi grande, dit M. *D...* , nous avons cru la trouver dans la conformation des cuiffes, inégalement viciées , le fémur droit étant plus cambré, plus court que fon congénère ; le grand trochanter droit plus élevé, plus en dehors, & uni au fémur par un angle abfolument droit ; en conféquence, la portion de la peau qui recouvre les os pubis, & qui n'y eft unie que par un tiffu cellulaire lâche, a dû néceffairement, dans le progrès de l'accroiffement, être entraînée du côté où les tégumens avoient fouffert une extenfion plus confidérable. Nous fommes convaincus qu'on auroit pu corriger ce vice de conformation, & éviter l'inconvénient qui en a été la fuite, fi l'on eût pris la précaution de faire tenir la cuiffe gauche plus écartée que la droite.

· Cette remarque , continue-t-il , nous paroît d'autant plus importante pour la perfection de la fection de la fymphyfe, que toutes les femmes rachitiques que nous avons examinées depuis, pour nous inftruire davantage, nous ont conftamment préfenté des déviations du mont de Vénus ; & ces déviations font toujours, du côté de la hanche & de la cuiffe, plus élevées.

Les fymphyfes facro-iliaques étoient écartées , la gauche de quatre lignes, la droite un peu moins ; leurs ligamens fuperficiels intacts, les profonds déchirés, & plus attaqués de putréfaction que les premiers.

Le baffin vuide de la matrice & de la veffie nous a paru fymmétrique, excepté la légère déviation de la fymphyfe ; le petit diamètre du détroit fupérieur avoit un pouce fept lignes ; le grand, quatre pouces fept lignes ; les obliques ou moyens, quatre pouces une ligne.

Augmentation des diamètres du baffin, en raifon de l'écartement des os pubis, & Réflexions de M. D.... fur la fection de la fymphyfe....

Un pouce d'écartement des pubis a donné trois lignes d'augmentation au petit diamètre du détroit fupérieur, fix lignes au grand.

Deux pouces d'écartement ont donné quatre lignes au petit diamètre, un pouce une ligne au grand.

Deux pouces & demi ont donné cinq lignes au petit diamètre, & un pouce cinq lignes au grand.

Trois pouces d'écartement ont donné un pouce & demi au grand, & au petit, rien de plus qu'à deux pouces & demi, parce qu'il perd, par l'avancement du facrum, ce qu'il pourroit gagner par l'écartement plus grand ; d'où l'on doit conclure que, dans tous les cas où l'on pratique la fection de la fymphyfe, il eft inutile de porter l'écartement des pubis au-delà de deux pouces & demi.

Nous nous garderons bien de déduire aucune conféquence favorable ou nuifible à la fection de la fymphyfe ; car, 1°. l'infortunée n'a pas furvécu affez pour donner aux accidens confécutifs, le temps de fe développer ; mais ce qui s'eſt paſſé dans toutes les articulations qui ont ſouffert divulſion, doit nous faire juger par analogie, des déſordres annexés à la disjonction des ſymphyſes ſacro-iliaques. Ce qui ſembleroit encore donner plus de fondement à nos conjectures, c'eſt que dans la préparation anatomique du baſſin, nous avons vu les progrès de la putréfaction des ligamens qui affermiſſent les ſymphyſes ſacro-iliaques, plus prompts & plus marqués dans les couches profondes qui avoient été déchirées, que dans les· couches ſuperficielles qui avoient conſervé leur intégrité naturelle ; auſſi la ſection de la ſymphyſe pratiquée ſur *F.... M.... D....* ne nous a-t-elle point éclairé ſur la nature des accidens qui paroiſſent devoir en être inſéparables ; & juſqu'à ce que nous ayons recueilli de nouveaux faits plus lumineux que celui-ci, nous partagerons avec les praticiens les plus conſommés, la crainte qu'ils ont eue juſqu'à préſent, des ſuites d'une opération auſſi grave.

En ſecond lieu, ce fait ne nous a guère inſtruit de la facilité que l'écartement des os pubis peut procurer au paſſage de l'enfant, à travers des détroits viciés ; attendu que la tête qui forme toujours le plus grand & même le ſeul obſtacle invincible dans les baſſins diſproportionnés, n'étoit plus qu'une veſſie mollaſſe, ſuſceptible de s'accommoder à la plus petite ouverture. Nous convenons cependant que l'agrandiſſement procure au diamètre tranſverſe, par l'écartement de deux pouces & demi, a ſinguliérement facilité le jeu des inſtrumens, & celui de la main mis ſucceſſivement en uſage ;

mais cet avantage eût été zéro pour l'extraction de la tête, si elle eût eu la forme & la consistance ordinaires. L'enfant auroit péri au passage, & les divulsions des symphyses étant devenues plus considérables, en conséquence des efforts plus longs & plus multipliés, la mère eût été sans contredit exposée au danger le plus imminent.

Disons cependant que l'impossibilité d'appliquer les crochets dans le cas qui nous occupe, étant démontrée à raison de l'étroitesse du bassin, il falloit, sans considération pour l'enfant dont la mort étoit certaine, choisir le moyen le plus doux pour la mère, & sous ce point de vue, la section de la symphyse méritoit la préférence sur l'opération césarienne. Il est malheureux que l'événement n'ait pas justifié la bonté de notre choix; mais il ne peut, selon notre manière de voir, fournir aucun argument contre la section de la symphyse.

Françoise M... D.... est morte du progrès d'une inflammation à la matrice déjà décidée, lorsque cette femme fut transportée à l'hôtel-dieu.

Le jeu des instrumens a bien pu accélérer la terminaison gangréneuse : tout autre moyen auroit-il été exempt de ce reproche ?

Réflexion.

L'observation de M. *D....* offre des remarques qui étonneront le praticien.

1°. L'enfant avoit été reconnu mort avant l'accouchement, & la tête, dit M. *D....*, *déjà atteinte de putréfaction, avoit perdu sa forme & sa solidité.*

Quoique nous foyons convaincus qu'il y ait des cas où il faille frayer à l'enfant mort une route artificielle, lorfque la naturelle lui eft interdite; ou augmenter l'efpace de celle-ci, dans l'opinion des profélites de la fection de la fymphyfe, nous ne croyons cependant point que le cas en queftion exigeât l'une ou l'autre de ces opérations.

La forme & la folidité de la tête font ordinairement, ainfi que M. *D....* l'a judicieufement obfervé, des obftacles qui rendent l'accouchement impoffible à travers le baffin vicié; ici ils n'avoient point lieu; l'accouchement étoit donc poffible, indépendamment des opérations citées : il l'étoit d'autant mieux que les diamètres grand & moyen étoient fort évafés.

Nous croyons inutile de citer quelques obfervations à l'appui de ce que nous avançons (1).

2°. Les pubis écartés, M. *D....* porte la main dans la matrice fortement contractée fur la tête de l'enfant, retenue au-deffus du détroit fupérieur; elle eft faifie deux fois avec le forceps qui quitte prife; enfin on s'apperçoit qu'on peut terminer l'accouchement en tirant l'enfant par les pieds, & l'on réuffit.

Le praticien traitera fans doute d'inutile une opération grave qui ne peut éviter des procédés toujours très-dangereux après elle; il fentira qu'on a fini ici par où l'on auroit dû commencer.

Une faute très-commune & bien dangereufe

---

(1) Nous penfons cependant qu'il eft des cas femblables à celui dont il eft ici queftion, où l'accouchement ne peut être fpontané.

que je me féliciterois de déraciner , c'eſt celle
d'uſer de moyens pour terminer un accouchement, avant d'avoir examiné & peſé ſcrupu-
leuſement toutes les circonſtances qui accompagnent cette fonction pénible ; d'où il réſulte
que ſouvent on choiſit le pire.

Cet avis importe tellement au jeune praticien ,
que je ne croirois point remplir l'objet que je
me propoſe, celui de l'inſtruire , ſi je ne le
mettois en garde contre cet abus.

3°. M. *D* .... donne comme remarque importante , la déviation de la ſymphyſe & des parties qui, la recouvrent, lorſque le baſſin eſt
vicié.

Cette remarque, utile en ſoi, n'a point échappé
aux Accoucheurs inſtruits qui ont vu de plus
la déviation & l'abaiſſement de la ſaillie du
ſacrum , d'autant plus remarquables que le vice
du baſſin étoit plus conſidérable.

4°. Il dit « qu'il ſe donnera bien de garde
» de déduire de cette obſervation, aucune
» conſéquence favorable ou nuiſible à la ſection
» de la ſymphyſe , parce que l'opérée n'a pas
» ſurvécu aſſez pour donner aux accidens conſé-
» cutifs, le temps de ſe développer » ; & cependant il avoue que les ſymphyſes ſacro-iliaques
étoient écartées ; que les ligamens qui affermiſſent ces ſymphyſes étoient dans une putréfaction plus ou moins conſidérable, ſelon qu'ils
avoient plus ou moins ſouffert ; que la lèvre
poſtérieure de l'orifice de la matrice , le vagin ,
le méat , urinaire , l'urètre & l'épiploon étoient
affectés de gangrène ; que la partie inférieure
de ce dernier étoit en partie fondue.

Si

Si ces défordres dépendent de la fection de la fymphyfe , comme on n'en peut douter, l'opérée a donc vécu affez pour que les accidens, même confécutifs, aient pu fe développer; car la gangrène, la putréfaction ne peuvent être des accidens primitifs.

5°. Malgré l'opinion favorable où paroît être M. *D....* à l'égard de la fection de la fymphyfe , fa franchife le force d'avouer *qu'il partage encore les craintes qu'ont eues de cette opération grave les praticiens les plus confommés.* Et de fuite, il convient que fi la tête de l'enfant eût été ce qu'elle devoit être , l'enfant auroit péri & probablement fa mère, des fuites de cette opération.

Peu-après , flottant entre l'évidence & l'incertitude, il ne peut regarder la fection de la fymphyfe & les procédés violens , inévitables après l'opération, comme caufe de l'inflammation & de la gangrène de la matrice , ainfi que de celle des parties génitales qui en ont été affectées : il l'attribue à une caufe antécédente.

La confiance que nous avons aux talens de M. *D....* nous perfuade que, trop prévenu, il s'en eft impofé à foi-même ; il fait de refte que les violences exercées fur la matrice & fur les autres parties génitales , y caufent promptement l'engorgement, l'inflammation & la gangrène ; que vingt-quatre heures font plus que fuffifantes pour le développement de ces accidens, & l'opérée a furvécu à la fection, cinquante-deux heures ; ce que je fais , ce que j'ai vu me fait attefter comme vérité inconteftable , que le cas en queftion étoit un de ceux où la

V

section de la symphyse fera toujours périr l'enfant & la mère qui pourroient être conservés par l'opération césarienne.

Exposé de quatre sections de symphyses, faites à Mons par M. C... Mère conservée; enfant mort.

La femme de *Joseph Loutre* (1), avoit été accouchée deux fois avec le forceps ; les enfans avoient été tirés morts : enceinte de son troisième, à terme & en travail le 28 mars 1778, M. C... fut mandé ; la tête de l'enfant se présentoit précédée du cordon ombilical ; elle fut saisie plusieurs fois avec le forceps, mais infructueusement. La symphyse fut alors divisée & l'enfant reconnu vivant : les os pubis s'écartèrent aussitôt de deux pouces ; l'enfant sortit promptement, & cependant il vint mort.

Il n'arriva aucun accident à l'opérée ; la plaie fut pansée à plat & très-simplement. Le bandage de corps a soutenu les os iléum & pubis. La malade a toujours uriné à volonté & a été guérie le trente-deuxième jour après l'opération. Elle marche sans difficulté.

Réflexions.

A l'instant où M. C.... opère, il dit que l'enfant étoit vivant ; qu'il sort promptement, mais mort.

L'honnêteté qui ne permet pas de révoquer

---

(1) Tailleur de pierre.

en doute la vérité de la narration, ne met
point à l'abri de l'étonnement où l'on est,
de voir cheminer promptement un enfant vivant, & de ne voir arriver qu'un cadavre.

IIe O̲b̲s̲e̲r̲v̲a̲t̲i̲o̲n̲. *Section de symphyse suivie de
l'usage du forceps. Mère & enfant conservés.*

Le 25 septembre 1779, la femme du sieur....
marchand épicier (1), âgée de trente-sept ans,
très-contrefaite & de petite stature, ressentit les
douleurs de l'enfantement à onze heures du
matin : M. *C*.... n'ayant pu glisser sa main,
quoique petite, à travers le détroit inférieur,
fit la section de la symphyse en présence de
deux de ses Confrères, le vingt-six dans la matinée. Il y eut un écartement de deux pouces :
la tête de l'enfant glissa aussi-tôt dans l'excavation, la face vers une des parties latérales du
bassin ; cette position détermina M. *C*.... à saisir
la tête avec le forceps.

Trente jours après l'accouchement, l'opérée
étoit en état de marcher, & l'enfant le portoit bien.

Réflexions.

Que de choses étonnantes dans cette observation ! La tête de l'enfant est retenue au-dessus
du détroit supérieur, l'inférieur est si étroit
qu'une main petite ne peut le traverser. La section est faite ; aussi-tôt la tête glisse dans l'ex-

—————————————————————

(1) Rue d'Havré, à Mons.

cavation ; malgré cette promptitude heureuse, le forceps devient nécessaire pour terminer l'accouchement ; à la vérité ce n'a été qu'à raison de la position de la tête, position défavorable selon M. C...., & selon nous, telle qu'elle devoit être.

Ou le bassin étoit en total très-étroit ; ou le détroit superieur étoit d'autant plus évasé, que l'inférieur étoit plus étréci.

Dans la première supposition, la tête, malgré la section de la symphyse, n'eût pu descendre aussi facilement qu'elle l'a fait.

Dans la deuxième, elle n'auroit point été retenue au-dessus du détroit supérieur, mais dans l'excavation & très-près de l'inférieur.

Quelque supposition qu'on fasse, on ne reconnoîtra point la nécessité du forceps, sans être en même temps convaincu de l'inutilité de la section.

IIIᵉ Observation. *Section de symphyse. Mère & enfant conservés.*

Le 15 janvier 1780, la femme *Loutre*, à terme de sa quatrième grossesse, ressentit les premières douleurs de l'enfantement : elle manda M. C... qui attendit que l'orifice fût bien dilaté, & qui défendit à la femme de faire aucun effort, de crainte que les membranes n'en fussent rompues.

Le matin 16, les choses étant comme il les désiroit, il convoqua deux de ses Confrères qui opinèrent pour la section de la symphyse : elle fut faite comme la première fois ; la symphyse

étoit plus ferme & plus ſolide; les os pubis s'é-
cartèrent moins promptement; la tête de l'enfant qui étoit ſur le détroit ſupérieur, deſcendit
auſſi-tôt dans l'excavation & ſortit avec facilité,
ainſi que le reſte de l'enfant qui étoit une groſſe
fille.

Les ſoins furent les mêmes que la première
fois. Il n'y eut d'accident qu'un rhume épidé-
mique.

Le 12 février, l'opérée parfaitement guérie,
marchoit comme auparavant & nourriſſoit ſon
enfant.

Réflexions.

D'après ce que mes travaux multipliés m'ont
appris des réſultats de la ſection de la ſymphyſe, je ne puis croire ici à l'utilité de cette
opération, ou à la facilité citée de l'accouchement : ſi je me trompe, je n'ai plus qu'à
m'écrier, *ô altitudo !*

IVe OBSERVATION. *Section de la ſymphyſe ſuivie
de l'uſage du forceps & de la mort de la mère &
de l'enfant.*

La nommée *Hucq*, âgée de vingt-un ans, reſ-
ſentit les douleurs de l'enfantement, le 9 avril
1781, à neuf heures du matin; on fit uſage du
forceps, pluſieurs fois infructueuſement : divers
examens du baſſin avoient été faits.

M. *C....* mandé, onze heures après les pre-
mièrs inſtans du travail, pratique la ſection
de la ſymphyſe; les cuiſſes n'étoient point ſou-
tenues, les pubis s'écartèrent de deux travers

de doigt. Malgré cet écartement, & quoique la matrice fît de violens efforts, qu'il y eût de vives douleurs & qu'on ait patienté suffisamment, la tête ne put franchir le détroit supérieur ; ce qui força de recourir encore au forceps qui quitta prise, à cause de l'étroitesse du détroit. L'instrument réappliqué, la tête ne put être emmenée dans l'excavation, qu'après des efforts redoublés : en ce moment les os pubis furent écartés de quatre doigts, & l'on entendit un craquement semblable à celui d'un bâton qui se casse. L'accouchement fut aussi-tôt terminé ; la face de l'enfant étoit antérieurement, eu égard au détroit supérieur, & l'enfant avoit dix-huit pouces de longueur.

Le petit diamètre de la tête étoit de trois à quatre pouces, & le grand de quatre à cinq.

Le petit diamètre du détroit supérieur du bassin avoit deux pouces quelques lignes, & le grand trois pouces au plus.

L'opérée est morte le cinquième jour après l'opération : elle a été, durant sa maladie, en proie aux symptomes & aux accidens semblables à ceux de la femme *Souchot ;* & les ravages observés après la mort, ont été à-peu-près les mêmes que ceux de la femme *Vespres.*

De l'ouverture du corps.

La plaie offroit un ovale de deux pouces de largeur sur trois de longueur ; les bords en étoient renversés.

L'intervalle des os pubis étoit d'un pouce, le gauche plus saillant & plus élevé que le droit.

La partie latérale de la veffie changée de couleur par un pus verdâtre qui inondoit la cavité iliaque droite & le petit baffin.

Les mufcles iliaque & pfoas, du côté droit, étoient verdâtres ; après les avoir enlevés , on s'eft apperçu que le pus fiégeoit fur l'os iléum qui en étoit coloré ; que le périofte qui le re-couvroit, avoit été rongé par ce pus , qui étoit fi abondant qu'il s'en étoit gliffé jufqu'à la cap-fule du fémur droit.

L'os iléum droit & le facrum étoient écar-tés de fept à huit lignes , mobiles & nullement parallèles.

Il a paru fourcer du pus de la fymphyfe facro-iliaque droite ; les ligamens de la gauche étoient feulement écartés , & les parties de ce côté , faines.

Du fond au col de la matrice, partie laté-rale droite & un peu poftérieure , étoient trois ouvertures : le pus avoit communiqué fa cou-leur à toute cette partie de la matrice ; rien d'extraordinaire à l'extérieur de ce vifcère : l'endroit où le placenta y avoit été adhérent, étoit d'un rouge - brun.

Le petit diamètre du détroit fupérieur du baffin , revêtu des parties molles , avoit deux pouces quelques lignes ; le grand, trois au plus.

Réflexions.

Quoi de plus propre que cette obfervation , à prouver ce que j'ai avancé ! Ici le baffin eft étroit en total ; la fection de la fymphyfe eft faite ; on n'eft pas moins obligé de recourir au forceps ; & malgré l'avantage que procure cet inftrument, l'accouchement eft des plus pénibles, & d'habiles Accoucheurs réunis ne peuvent éviter la mort des deux êtres qui leur étoient confiés, & qu'ils auroient pu conferver par l'opération céfarienne.

Les partifans de la fection de la fymphyfe attribueront les défordres affreux qui ont fuivi l'opération, à l'application réitérée du forceps ; & moi, je conclus que l'opération a pu feule les produire.

L'on en fera convaincu, fi l'on fe rappelle que la femme *Vefpres* a fuccombé aux mêmes accidens, quoique l'on n'ait point fait ufage du forceps.

Réfumé des fections de la fymphyfe.

De trente-fix êtres pour lefquels la fection a été pratiquée, vingt morts.

Des dix-huit opérations citées, trois fuivies d'hémorragie, dont une mortelle.

Cinq, infuffifantes, ont néceffité l'ufage du forceps.

Deux, l'opération céfarienne.

Cinq, fuivies d'incontinence d'urine.

Une fymphyfe divifée n'a pu être réunie ; de-là la claudication.

De deux fymphyfes offifiées, l'une a forcé de recourir à la fcie, moyen inconcevable dans le projet & dans l'exécution ; l'autre a néceffité l'opération céfarienne.

Conféquences tirées des Obfervations ci-deffus.

De ces obfervations, nous concluons:

1°. Que le gain qu'on obtient pour le vice du petit diamètre du détroit fupérieur, prefque le feul qui ait lieu, n'eft au plus que de quatre à cinq lignes (1);

2°. Que pour obtenir ce gain, il faut néceffairement que les fymphytes facro-iliaques foient écartées, les ligamens prefque toujours rompus, le périofte déchiré, & s'attendre à des accidens horribles, même à la mort;

3°. Que plus le baffin fera vicié, moins on obtiendra de gain par la fection de la fymphyfe, à raifon de la preffion plus prompte des os des îles fur le facrum, qui en fera pouffé intérieurement;

4°. Que l'on n'évitera la rentrée du facrum & la perte du gain qui en réfulte, qu'en faifant de l'enfant un coin qui, engagé par les efforts violens entre les parties refferrées du baffin, les éloignera les unes des autres, en les défarticulant entiérement; ce qui eft inévitable pour les baffins dont le petit diamètre du détroit fupérieur a au deffous de trois pouces; d'où réfultera infailliblement la mort de tout être pour qui la fection fera pratiquée alors;

5°. Que la fection de la fymphyfe, qui femble offrir un avantage certain, lorfque le

____

(1) Sur mille baffins viciés, à peine y en a-t-il deux dont le détroit inférieur foit mal conformé.

petit diamètre du détroit supérieur a trois pouces, ne devroit être pratiquée que quand la tête ne se présente pas la première, puisque, dans le cas contraire, le forceps est victorieux de l'obstacle; bien plus, dans la supposition faite, le succès de la section doit encore être un problême aux yeux de l'homme instruit;

6°. Qu'un autre avantage accordé à la section de la symphyse par des hommes de mérite, celui d'augmenter l'étendue du détroit inférieur, est du moins aussi gratuit, puisqu'il n'auroit lieu que quand les tubérosités sont les seules trop approchées; ce qui est très-rare, le coccix, dans ces cas, étant presque toujours trop près de la symphyse;

7°. Qu'il est démontré que cette opération a fait & fera périr plus d'êtres qu'elle n'en sauvera.

8°. Que toutes les femmes qui ont survécu à l'operation, excepté une ou deux, quoique plusieurs fussent bien conformées, ont été en proie à des accidens terribles, & exposées au péril le plus imminent, même la femme *Souchot*, qui a été si mal, que j'ai vu les Médecins en désespérer, & ce n'étoit pas sans raison.

9°. Enfin, qu'une opération qui n'offre qu'un avantage spécieux & mille dangers certains, doit être, ainsi qu'elle l'a été autrefois, proscrite à jamais.

Ce qu'on doit conclure de l'opération césarienne.

1°. Que celui qui pratique l'opération césarienne, même sans principe & sans art, peut répondre sur sa tête, de la moitié des êtres qui lui font confiés ; ce que ne peut faire même l'homme inftruit qui pratiqueroit la fection de la fymphyfe.

2°. Qu'une grande partie de l'autre moitié, peut-être toute, fera confervée ; fur-tout aujourd'hui que l'opération céfarienne eft perfectionnée.

3°. Que la fection de la fymphyfe ne mérite point la préférence fur la céfarienne, pût-elle la fuppléer ; ce qui n'eft point ; parce que celle-là conferve moins d'individus que celle-ci.

4°. Enfin, que toute fection de fymphyfe couronnée de fuccès, étoit inutile, & le fuccès eft ma preuve.

Mon ouvrage étoit fini, lorfque j'ai été inftruit des faits fuivans. C'eft pourquoi on les trouve ici en *P. S.*

Dernier tableau de la fection de la fymphyfe & de l'opération céfarienne.

J'aurois tu ce qui fuit, s'il n'étoit de mon devoir d'éclairer le Chirurgien & le Public, fur une opération peinte comme *fimple, douce, point douloureufe* & faite pour fuppléer l'incifion céfarienne ; fi les Journaux n'avoient fait retentir l'Europe entière, des éloges de la fection de la fymphyfe, dans le temps où, par elle, on faifoit avec une efpèce d'acharnement (1), des victimes fous nos yeux. L'expérience a prononcé

---

(1) Ce mot n'a été placé ici que pour faire antithèfe avec celui d'*acharné*, inféré dans la deuxième lettre de M. *Alp. L....*

de reste qu'elle est plus compliquée, plus cruelle, & qu'elle sacrifiera plus d'êtres que l'opération césarienne. On n'imaginera donc jamais ce qui a fait prôner une opération qui auroit dû être ensevelie dans le plus profond oubli, à l'instant où l'on y a pensé ; on croira moins encore à l'intrigue qu'on a employée pour soutenir la vogue qui lui avoit été gratuitement donnée. Ce qu'on va lire prouvera ce que j'avance.

Au mois d'avril 1785, n°. 4, on lisoit dans le Journal de Médecine :

« La section de la symphyse du pubis est une
» des plus intéressantes découvertes qui aient été
» faites en France, dans ce siècle. Par cette opé-
» ration, on sauve avec certitude & facilité,
» une mère & un enfant qui sembloient aupara-
» vant destinés, & sur-tout la mère, à une mort
» presque certaine & très-douloureuse », &c.

Ce préambule & l'observation qui le suit, sont de M. *Alphonse Leroy*, sous le nom de M. *de Mathys*, chirurgien envoyé de Naples, qui depuis a divulgué le secret. M. *Alp. L....* s'est prodigué des éloges, imaginant qu'on ne sauroit jamais qu'il les publioit lui-même.

Je n'analyserai point l'observation ; je dirai seulement qu'il est étonnant qu'on ait annoncé pompeusement *que la section de la symphyse sauvoit avec certitude une mère & un enfant*, & laissé ignorer le sort du dernier. C'est à M. *Alp. L....* à nous l'apprendre : du reste, peu importe ; puisque M. *de Mathys* a dit depuis, que le bassin auroit permis, sans opération, la sortie de l'enfant.

Le 17 du même mois, n°. 107, M. *Alp. L....*

a fait inférer dans le Journal de Paris, la lettre fuivante.

« La fection de la fymphyfe du pubis (1), dit
» M. *Alp. L....*, a beaucoup de contradicteurs
» encore, malgré les fuccès que j'en ai conftam-
» ment obtenus pour les mères & pour les enfans.
» On s'eft acharné à pratiquer plus que jamais,
» l'opération céfarienne prefque toujours mor-
» telle. Qu'oppofer à ceux qui, fans donner de
» raifons, la préfèrent à notre nouveau moyen,
» fimple, facile & toujours falutaire? une fuite de
» fuccès. C'eft pourquoi, toutes les fois que les
» circonftances me ferviront, je me ferai un
» devoir de rendre compte des avantages qu'aura
» procurés une opération importante au progrès
» des accouchemens (2).

Le procès-verbal qui fuit cette lettre nous
apprend que l'opération a été fuivie de fuccès.
On a négligé de nous inftruire des dimenfions
du baffin. J'ai fu depuis qu'on avoit eftimé l'é-
tendue du petit diamètre du détroit fupérieur,
à deux pouces & demi ; cinq femaines après,
M. *Baudelocque* l'a évalué à deux pouces trois
quarts. Il ne feroit pas raifonnable de croire
aveuglément à cette évaluation, puifqu'il eft
impoffible d'apprécier rigoureufement l'étendue
du détroit fupérieur par des recherches intérieures, lorfque la matrice & le vagin font ren-

______

(1) Je paffe à M. *Alp. L....* ces mots, *du pubis* : il
ignore peut-être qu'il y ait deux pubis.

(2) Ce Médecin a tenu parole avec beaucoup d'exactitude ; mais avec une bien plus grande encore, il a tu
fes infuccès.

trés dans l'état naturel ; & c'eſt alors , & d'après les recherches citées, que M. *B....* & *A....* ont prononcé ſur les dimenſions du détroit ſupérieur. D'ailleurs , ce qu'a dit M. *de Mathys* nous autoriſe à croire que la première opération étoit inutile. Le temps nous apprendra ce que nous devons penſer de la dernière.

Lorſque ces lettres affirmoient , du ton le plus déciſif , le ſalut des mères & des enfans, par la ſection de la ſymphyſe , de quatre êtres pour leſquels elle étoit pratiquée , trois périſſoient par elle.

Je ne me permettrai aucune réflexion ſur les vues de l'auteur de ces deux Lettres : on les ſent de reſte, lorſqu'on fait attention qu'elles ſe trouvent dans des Journaux différens , & dans le même mois. Quel tableau pour le public !

Section de la ſymphyſe des os pubis faite à la femme .... , rue Plumet , par M. de *M........ , ſous les yeux de M. Alp. L......*

Quelle ſera la ſurpriſe du Lecteur, de voir pratiquer la ſection de la ſymphyſe à une femme qui avoit eu ſpontanément un premier enfant vivant ? A la vérité , les deux ſuivans étoient venus morts. Voilà le motif de l'opération : on s'inquiète peu de la cauſe de leur mort. L'impéritie peut les avoir tués ; ils pouvoient même avoir perdu la vie dans le ſein de leurs mères. Qu'importe , dit - on ! la perte de ces enfans nous ſuffira pour en impoſer au public , & notre objet ſera rempli. On ne met point en balance la vie du premier enfant avec la perte des derniers. La symphyse est divisée ; elle ne s'écarte point ; l'instrument est replongé ; il se brise dans l'os, où il en reste deux parcelles, qui ont été vues à l'Académie royale de Chirurgie. Ce n'est pas le tout, l'enfant & la mère perdent la vie ; l'on ne continue pas moins de publier que la section de la symphyse est avantageuse (1). En effet, dans cette circonstance-ci, elle a tellement favorisé l'extraction de l'enfant, que, pour y parvenir, il n'a fallu que les plus grands efforts, & ne lui fracturer qu'un bras & une jambe (2).

Section faite par M. Alp. L...., à la nommée...., rue des Boucheries, Fauxbourg S. Germain.

La nommée..... a été opérée par M. *Alp. L....* L'enfant a été tiré vivant ; mais la mère, en proie aux accidens les plus terribles, a péri peu de jours après l'opération.

D'après les procès-verbaux, les accidens qui ont assailli ces infortunées, peuvent être mis en parallèle avec ceux de la femme *Vespres*, à peu de chose près.

Lecteur impartial, décide aujourd'hui ce que tu dois penser du ton tranchant avec lequel on prononce *que la section de la symphyse sauve avec certitude & facilité, une mère & un enfant....*

---

(1) Dans le temps où ces êtres étoient sacrifiés, on lisoit les lettres & les observations citées.

(2) Je tiens ceci de personnes qui ont assisté à l'opération.

J'ai connu des perfonnes de l'art, dont l'opinion fur la fection de la fymphyfe, varioit à
chaque circonftance : j'ignore ce qu'ils penfent
aujourdhui : quant à moi, je fuis perfuadé que
le vrai Chirurgien ne peut admettre cette opération.

Malgré l'avantage réel de l'opération céfarienne fur la fection de la fymphyfe, on ne
peut difconvenir qu'elle n'ait des inconvéniens.

Les obfervations fuivantes ne prouvent que
trop ce que j'avance. A la vérité, l'opération
a été pratiquée fur la ligne blanche.

Obfervation de la nommée Pitt, *femme* Fouard.

Anne Pitt, femme *Fouard*, âgée de trente-un
ans, rachitique dès fa plus tendre enfance,
avoit les extrémités, la colonne épinière con-
tournées, & le baffin très-vicié. Sa fanté étoit
parfaite, & fon tempérament robufte : elle fe
maria à la fin de juin 1785 : elle étoit près
du terme de fa première groffeffe, lorfque je
la vis avec MM. *By* & *Mercadier* : fa hauteur étoit de trois pieds cinq pouces. L'examen du baffin nous convainquit que le petit
diamètre du détroit fupérieur avoit environ
deux pouces d'étendue, & nous prononçâmes
que l'opération céfarienne étoit d'une néceffité
abfolue pour la fortie de l'enfant vivant : différentes perfonnes de l'art, très-inftruites, vifi-
tèrent plufieurs fois cette femme ; toutes furent
de notre fentiment : je fus chargé de faire l'o-
pération. J'y confentis à condition que la femme
Fouard accepteroit un logement vafte & bien
aéré ;

aéré ; que je la préparerois à l'opération, par les remèdes généraux que j'ai indiqués p. 104, & que je pourvoirois à fes befoins : de ces précautions dépend fouvent le falut de l'opérée. J'ai été bercé de cet efpoir jufqu'au dernier inftant où j'ai appris que M. *B....*, moins rigorifte que moi, s'étoit chargé de l'opérer chez elle ; le local étoit fort étroit & peu élevé. Ce fut le matin 18 juillet que cet Accoucheur fut mandé ; & à midi, il fit l'opération fur la ligne blanche, en préfence de plufieurs Médecins.

Les tégumens & la ligne blanche incifés, la matrice le fut enfuite. Elle donna beaucoup de fang ; le placenta qui correfpondoit à la plaie, fut incifé ; les membranes rompues, on fut forcé d'agrandir la plaie qui ne pouvoit permettre la fortie de l'enfant dont les épaules & le dos fe préfentoient ; il fut alors tiré vivant & avec facilité. Le placenta vint aifément : bientôt après l'opération, la femme reffentit les douleurs les plus vives : elles le furent un peu moins dans la nuit. Le premier panfement fut fimple, ainfi que l'appareil qui fut contenu par le bandage de corps ; le lendemain, à la levée de l'appareil, des circonvolutions d'inteftins & une portion d'épiploon fe préfentoient à la partie fupérieure de la plaie par laquelle s'écouloient les lochies ; la matrice étoit engorgée & fort volumineufe ; le ventre très-tendu.

On fit des injections émollientes par la plaie de la matrice, & l'on y introduifit un féton qui fortoit par l'orifice & par la vulve, & qui étoit tiré par cet endroit, à chaque panfement. On appliqua des compreffes entre ce qu'il y avoit

X

d'inteſtins & d'épiploon ſortis, & la matrice. Les premiers furent réduits & contenus. Les remèdes adminiſtrés & variés ſelon les circonſtances, ne purent s'oppoſer à la ſuppreſſion des lochies, à celle des urines, à la tenſion du bas-ventre, aux hoquets, aux vomiſſemens de matières poraceés, aux vents qui s'échappoient par haut & par bas, à la fièvre, à la conſtipation, à l'aridité des lèvres de la plaie & à quelques taches gangréneuſes.

Tel étoit l'état de la malade à la fin du troiſième jour ; on preſcrivit, pour le quatrième, de l'eau de Sedlitz ; Mais l'opérée étant morte le matin, le purgatif devint inutile.

Procès-verbal de l'ouverture du corps.

La femme *Fouard*, âgée de trente-un an, étoit rachitique, & n'avoit que trois pieds cinq pouces de hauteur.

Le diamètre antéro-poſtérieur (1), meſuré avec le pelvimètre de M. *Coutouly*, a été eſtimé avoir un pouce ſept lignes : ce diamètre meſuré extérieurement, de la ſymphyſe des pubis au ſommet de l'apophyſe épineuſe de la dernière vertèbre lombaire, avoit cinq pouces moins une ligne.

Le ventre étoit tuméfié ; la plaie avoit quatre pouces de longueur, ſur trois de largeur ; l'écartement de cette plaie étoit occupé inférieurement par la matrice, ſupérieurement par deux circonvolutions d'inteſtins grêles, le tout

---

(1) C'eſt-à-dire, petit diamètre.

adhérent aux parois de l'abdomen : du cartilage xiphoïde partoit l'angle fupérieur de l'incifion, pour fe rendre à l'inférieur, diftant des os pubis de deux pouces : les inteftins étoient météorifés, & enflammés aux environs de la plaie ; celle de la matrice avoit trois pouces & demi ; elle commençoit un pouce au-deffous de fon fond, & fe terminoit à deux pouces trois quarts du mufeau de tanche : la partie fupérieure des lèvres de la plaie étoit gonflée, livide, voifine de la mortification ; le .rein gauche étoit gorgé de fang.

Le baffin féparé des autres parties, mefuré avec le pelvimètre de M. *Coutouly*, le petit diamètre avoit un pouce onze lignes ; la matrice & le rectum enlevés, l'étendue du grand diamètre, en paffant par l'axe du baffin, prife avec le compas, avoit trois pouces huit lignes ; paffant immédiatement devant la faillie du facrum, il avoit quatre pouces un quart.

L'étendue de la partie inférieure de la fymphyfe au coccix pouffé en arrière, étoit de quatre pouces moins un quart ; celle d'une tubérofité à l'autre, de trois pouces une ligne ; la fymphyfe des pubis avoit un pouce quatre lignes de longueur.

L'enfant, mefuré quatre jours après l'accouchement, avoit dix-neuf pouces de la tête aux pieds ; fa tête avoit, d'une boffe pariétale à l'autre, trois pouces & demi ; du front à l'occiput, quatre pouces ; du menton à l'extrémité poftérieure de la future fagittale, cinq pouces.

Qu'il me foit permis de faire ici quelques réflexions.

X 2

1°. L'incifion des tégumens étoit trop élevée & trop étendue ; ce qui a facilité la fortie des parties flottantes du bas-ventre.

2°. La plaie de la matrice, quoique commencée très-près de fon fond, fe terminoit trop près de fon col, vice inévitable de l'incifion longitudinale.

Qu'on ne s'abufe point fur l'étendue de deux pouces trois quarts, citée dans le procès-verbal, de l'angle inférieur de la plaie de la matrice au mufeau de tanche. On fait qu'après l'accouchement, le col reftitué a deux pouces ou environ de longueur : il reftoit donc à la partie inférieure de la matrice très-peu de cavité ; inconvénient annexé à l'incifion longitudinale, duquel réfulte infailliblement l'iffue extérieure des lochies, ou l'épanchement dans le bas-ventre : ce qui fera évité par l'incifion tranf-verfale.

3°. On auroit dû engager la mère à allaiter fon enfant ; cette attention, après l'opération céfarienne, peut en favorifer le fuccès.

4°. Il eft non-feulement inutile, mais même pernicieux, de réduire les parties forties, & de les contenir réduites, tant que l'abdomen eft très-météorifé : on doit alors feulement apporter la plus grande attention à les mettre à l'abri de l'air.

5°. On ne conçoit point ce qui a déterminé à faire ufage du féton ; ce moyen a dû être très-nuifible.

Deuxième opération pratiquée par M. B..........,
le 21 septembre 1786.

Nous n'entrerons point dans le détail de cette opération ; nous nous bornerons à dire qu'elle a été pratiquée de la même manière que la première, & qu'elle a eu les mêmes fuites.

L'aveu que nous faifons ici, proûve que notre plume n'a point été guidée par l'efprit de parti, reproché à tort aux Chirurgiens (1) ; que loin d'imiter ceux qui s'efforcent d'enfevelir leurs infuccès, nous avons le courage d'avouer nos malheurs ; qu'enfin la perte des deux opérées ne peut être imputée à celui qui a pratiqué les opérations, mais bien au procédé opératoire ; qu'il faut donc y renoncer, pour adopter celui que je publie.

> .... *Si quid novifti reftiùs iftis ;*
> *Candidus imperti ; fi non, his utere mecum.*

-----

(1) Par les fefateurs de la feftion de la fymphyfe.

F I N.

E R R A T A.

Page 9, lig. 11, iſchium , *liſez* iſchions.

— 20, — 22, *après* parties génitales, *ajoutez* externes.

— 26, — 13, rémittens, *liſez* rénittens.

— 28, — 28, avoient, *liſez* avoit.

— 40, — 25, les paroi, *liſez* les parois.

— 45, — 11, leſquels, *liſez* leſquelles.

— 57, — 6 & 7, Rhuiſch, *liſez* Ruiſch.

— 62, — 2, parties du bas-ventre , *liſez* parties latérales du bas-ventre.

— 80, — 1, *après* la même , *ajoutez* femme.

— 87, — 25, de ſa groſſeſſe , *liſez* de la groſſeſſe.

— 98, — *dern.* ſi elles , *liſez* s'ils.

— 99, — 10 & 16, M. *Roſe*, *liſez* M. *Boſc.*

— 102, — 9, après celles-ci, *liſez* après celle-ci.

— 129, — 10, proéminente, *liſez* éminente.

— 178, — 5, les incidens, *liſez* ces incidens.

— 208, — 24, que je l'aie lu, *liſez* que je ne l'aie lu.

— 302, — 27, réflexion, *liſez* réflexions,

TABLE

Des Chapitres, Articles, Sections & Observations contenus dans cet Ouvrage.

PREMIÈRE PARTIE.

---

(1) Cette Observation se trouve dans la Bibliothèque choisie de Médecine, tirée des Ouvrages périodiques, tant François qu'étrangers, Tome I, p. 213, par M. *Planque*, D.-M.

Fin de la Table.

faire imprimer ledit Ouvrage autant de fois que bon
lui femblera, & de le faire vendre & débiter par
tout notre Royaume, pendant le temps de cinq années
confécutives, à compter du jour de la date des Préfentes. FAISONS défenfes à tous Imprimeurs, Libraires
& autres perfonnes, de quelque qualité & condition
qu'elles foient, d'en introduire d'impreffion étrangere
dans aucun lieu de notre obéiffance. A la charge que
ces Préfentes feront enregiftrées tout au long fur le
Regiftre de la Communauté des Imprimeurs & Libraires
de Paris, dans trois mois de la date d'icelles; que l'impreffion dudit Ouvrage fera faite dans notre Royaume &
non ailleurs, en bon papier & beaux caracteres; que
l'impétrant fe conformera en tout aux Réglemens de
la Librairie, & notamment à celui du 10 Avril 1725,
& à l'Arrêt de notre Confeil du 30 Août 1777, à peine
de déchéance de la préfente Permiffion; qu'avant de
l'expofer en vente, le Manufcrit qui aura fervi de copie
à l'impreffion dudit Ouvrage fera remis dans le même
état où l'Approbation y aura été donnée, ès mains de
notre très-cher & féal Chevalier Garde-des-Sceaux de
France, le fieur HUE DE MIROMESNIL, Commandeur
de nos Ordres; qu'il en fera enfuite remis deux Exemplaires dans notre Bibliotheque publique, un dans celle
de notre Château du Louvre, un dans celle de notre
très-cher & féal Chevalier, Chancelier de France, le
fieur DE MAUPEOU, & un dans celle dudit fieur HUE
DE MIROMESNIL; le tout à peine de nullité des Préfentes; du contenu defquelles vous MANDONS & enjoi-
gnons de faire jouir ledit Expofant & fes ayans-caufe
pleinement & paifiblement, fans fouffrir qu'il leur foit
fait aucun trouble ou empêchement. VOULONS qu'à la
copie des Préfentes, qui fera imprimée tout au long,
au commencement ou à la fin dudit Ouvrage, foi foit
ajoutée comme à l'original. COMMANDONS au premier
notre Huiffier ou Sergent fur ce requis, de faire, pour
l'exécution d'icelles, tous actes requis & néceffaires,
fans demander autre permiffion, & nonobftant clameur
de Haro, Charte Normande & Lettres à ce contraires:
Car tel eft notre plaifir. Donné à Verfailles, le vingt-
huitième jour du mois de Mars, l'an de grace mil fept

eent quatre - vingt - fept , & de notre Règne le treizième.
Par le Roi en fon Confeil.

Signé LE BEGUE.

Regiftré fur le Regiftre XXIII de la Chambre Royale &
Syndicale des Libraires & Imprimeurs de Paris , n°. 838,
fol. 231 , conformément aux difpofitions énoncées dans la
préfente Permiffion ; & à la charge de remettre à ladite Chambre
les neuf Exemplaires prefcrits par l'Arrêt du Confeil du
16 Avril 1785. A Paris , le 11 Mai 1787.

Signé KNAPEN, Syndic.

A PARIS, de l'Imprimerie de STOUPE.